全国中医药行业中等职业教育"十三五"规划教材

中药炮制技术

（第二版）

（供中药和中药制药专业用）

主　编◎李逢菊

中国中医药出版社
·北　京·

图书在版编目（CIP）数据

中药炮制技术 / 李逢菊主编 . —— 2 版 . —北京：中国中医药出版社，2018.8（2023.9重印）

全国中医药行业中等职业教育"十三五"规划教材

ISBN 978－7－5132－4933－1

Ⅰ.①中…　Ⅱ.①李…　Ⅲ.①中药炮制学—中等专业学校—教材　Ⅳ.① R283

中国版本图书馆 CIP 数据核字（2018）第 085989 号

中国中医药出版社出版

北京经济技术开发区科创十三街 31 号院二区 8 号楼

邮政编码　100176

传真　010-64405721

三河市同力彩印有限公司印刷

各地新华书店经销

开本 787×1092　1/16　印张 19　字数 391 千字

2018 年 8 月第 2 版　2023 年 9 月第 6 次印刷

书号　ISBN 978－7－5132－4933－1

定价　62.00 元

网址　www.cptcm.com

服 务 热 线　010-64405510

购 书 热 线　010-89535836

维 权 打 假　010-64405753

微信服务号　zgzyycbs

微商城网址　https：//kdt.im/LIdUGr

官 方 微 博　http：//e.weibo.com/cptcm

天猫旗舰店网址　https：//zgzyycbs.tmall.com

如有印装质量问题请与本社出版部联系（010-64405510）

李伏君（千金药业有限公司技术副总经理）

李灿东（福建中医药大学校长）

李建民（黑龙江中医药大学佳木斯学院教授）

李景儒（黑龙江省计划生育科学研究院院长）

杨佳琦（杭州市拱墅区米市巷街道社区卫生服务中心主任）

吾布力·吐尔地（新疆维吾尔医学专科学校药学系主任）

吴　彬（广西中医药大学护理学院院长）

宋利华（连云港中医药高等职业技术学院教授）

迟江波（烟台渤海制药集团有限公司总裁）

张美林（成都中医药大学附属针灸学校党委书记）

张登山（邢台医学高等专科学校教授）

张震云（山西药科职业学院党委副书记、院长）

陈　燕（湖南中医药大学附属中西医结合医院院长）

陈玉奇（沈阳市中医药学校校长）

陈令轩（国家中医药管理局人事教育司综合协调处副主任科员）

周忠民（渭南职业技术学院教授）

胡志方（江西中医药高等专科学校校长）

徐家正（海口市中医药学校校长）

凌　娅（江苏康缘药业股份有限公司副董事长）

郭争鸣（湖南中医药高等专科学校校长）

郭桂明（北京中医医院药学部主任）

唐家奇（广东湛江中医学校教授）

曹世奎（长春中医药大学招生与就业处处长）

龚晋文（山西卫生健康职业学院 / 山西省中医学校党委副书记）

董维春（北京卫生职业学院党委书记）

谭　工（重庆三峡医药高等专科学校副校长）

潘年松（遵义医药高等专科学校副校长）

赵　剑（芜湖绿叶制药有限公司总经理）

梁小明（江西博雅生物制药股份有限公司常务副总经理）

龙　岩（德生堂医药集团董事长）

前言

中医药职业教育是我国现代职业教育体系的重要组成部分，肩负着培养新时代中医药行业多样化人才、传承中医药技术技能、促进中医药服务健康中国建设的重要职责。为贯彻落实《国务院关于加快发展现代职业教育的决定》（国发〔2014〕19号）、《中医药健康服务发展规划（2015—2020年）》（国办发〔2015〕32号）和《中医药发展战略规划纲要（2016—2030年）》（国发〔2016〕15号）（简称《纲要》）等文件精神，尤其是实现《纲要》中"到2030年，基本形成一支由百名国医大师、万名中医名师、百万中医师、千万职业技能人员组成的中医药人才队伍"的发展目标，提升中医药职业教育对全民健康和地方经济的贡献度，提高职业技术院校学生的实际操作能力，实现职业教育与产业需求、岗位胜任能力严密对接，突出新时代中医药职业教育的特色，国家中医药管理局教材建设工作委员会办公室（以下简称"教材办"）、中国中医药出版社在国家中医药管理局领导下，在全国中医药职业教育教学指导委员会指导下，总结"全国中医药行业中等职业教育'十二五'规划教材"建设的经验，组织完成了"全国中医药行业中等职业教育'十三五'规划教材"建设工作。

中国中医药出版社是全国中医药行业规划教材唯一出版基地，为国家中医中西医结合执业（助理）医师资格考试大纲和细则、实践技能指导用书、全国中医药专业技术资格考试大纲和细则唯一授权出版单位，与国家中医药管理局中医师资格认证中心建立了良好的战略伙伴关系。

本套教材规划过程中，教材办认真听取了全国中医药职业教育教学指导委员会相关专家的意见，结合职业教育教学一线教师的反馈意见，加强顶层设计和组织管理，是全国唯一的中医药行业中等职业教育规划教材，于2016年启动了教材建设工作。通过广泛调研、全国范围遴选主编，又先后经过主编会议、编写会议、定稿会议等环节的质量管理和控制，在千余位编者的共同努力下，历时1年多时间，完成了50种规划教材的编写工作。

本套教材由50余所开展中医药中等职业教育院校的专家及相关医院、医药企业等单位联合编写，中国中医药出版社出版，供中等职业教育院校中医（针灸推拿）、中药、护理、农村医学、康复技术、中医康复保健6个专业使用。

本套教材具有以下特点：

1. 以教学指导意见为纲领，贴近新时代实际

注重体现新时代中医药中等职业教育的特点，以教育部新的教学指导意

见为纲领，注重针对性、适用性以及实用性，贴近学生、贴近岗位、贴近社会，符合中医药中等职业教育教学实际。

2. 突出质量意识、精品意识，满足中医药人才培养的需求

注重强化质量意识、精品意识，从教材内容结构设计、知识点、规范化、标准化、编写技巧、语言文字等方面加以改革，具备"精品教材"特质，满足中医药事业发展对于技术技能型、应用型中医药人才的需求。

3. 以学生为中心，以促进就业为导向

坚持以学生为中心，强调以就业为导向、以能力为本位、以岗位需求为标准的原则，按照技术技能型、应用型中医药人才的培养目标进行编写，教材内容涵盖资格考试全部内容及所有考试要求的知识点，满足学生获得"双证书"及相关工作岗位需求，有利于促进学生就业。

4. 注重数字化融合创新，力求呈现形式多样化

努力按照融合教材编写的思路和要求，创新教材呈现形式，版式设计突出结构模块化，新颖、活泼，图文并茂，并注重配套多种数字化素材，以期在全国中医药行业院校教育平台"医开讲－医教在线"数字化平台上获取多种数字化教学资源，符合职业院校学生认知规律及特点，以利于增强学生的学习兴趣。

本套教材的建设，得到国家中医药管理局领导的指导与大力支持，凝聚了全国中医药行业职业教育工作者的集体智慧，体现了全国中医药行业齐心协力、求真务实的工作作风，代表了全国中医药行业为"十三五"期间中医药事业发展和人才培养所做的共同努力，谨此向有关单位和个人致以衷心的感谢！希望本套教材的出版，能够对全国中医药行业职业教育教学的发展和中医药人才的培养产生积极的推动作用。需要说明的是，尽管所有组织者与编写者竭尽心智，精益求精，本套教材仍有一定的提升空间，敬请各教学单位、教学人员及广大学生多提宝贵意见和建议，以便今后修订和提高。

国家中医药管理局教材建设工作委员会办公室

全国中医药职业教育教学指导委员会

2018 年 1 月

为提高中等职业教育院校学生的实际操作能力，实现中等职业教育与产业需求、岗位胜任能力严密对接，落实教育部中医药职业教育教学指导委员会《关于加快发展中医药现代职业教育的意见》和《中医药现代职业教育体系建设规划（2015—2020年）》精神，本着实用为本、够用为度的原则，编写了本教材。

中药炮制技术是中药、中药制药专业的一门专业核心课程，是根据中医药基本理论和中药材自身的性质以及调剂、制剂等的不同要求，对中药材进行的一整套加工制作技术。本教材适用于中等职业教育中药及中药制药专业。

本教材采取理论与实践相结合的形式，突出职业教育的特点，通过校企合作、行业专家参与等方式，重心由理论教学向实践操作转变，以培养目标为依据，以专业教学标准和课程标准为纲要，结合行业工种"中药炮制与配制工"的考核标准和卫生专业技术人员中药士资格考试大纲的"考点"以及新时期中医药行业的实际需求，形成了"学、做、练"一体化的中等中医药职业教育改革创新教材。以培养中药、中药制药技术技能型人才为主要目标，重点突出中药、中药制药岗位所必需的基本知识和基本操作技能。

本教材不仅可供在校学生课堂教学使用，也可作为中药饮片生产企业、中药制药企业、中药经营企业相关岗位的岗前培训教材或自学参考书。

教材的编写体例以模块为基本教学单位，每模块以"3+3"形式呈现。即目标要求、理论与实践和同步训练。引导学生进入情境，深入学习。结合课程标准，用简洁明了、便于理解、易于操作的词语描述具体要求，充分发挥"引导"的作用。理论与实践模块，理论部分设计了"知识链接"，同时也穿插了"图片"，以加深理解与记忆；实践部分依据实践目的，通过实践目的、实践材料、实践过程操作要点、结果记录、实践评定进行实践指导。同步训练是紧密结合教学过程、岗位需求和卫生资格考试的考点，设置了复习思考题进行检测。

本教材的编写分工如下：李逢菊编写模块五，丁丽编写模块七，张璐编写模块八，杨周编写模块三、四，姜仁禹编写模块六，迟栋编写模块九，吴少珍编写模块十，杨冰冰编写模块二、十一，孙景静编写模块一、十二，杨小兰编写模块十三，葛秀允统审。全书最后由李逢菊统稿与斧正。

鉴于各地炮制规范和中药材使用品种的差异，在使用本教材时可根据实际情况加以选择和补充。由于编者的水平和能力有限，实践经验不够丰富，参考文献不够全面，难免有疏漏和不足之处，恳请使用本教材的教师、学生及同行提出宝贵意见，以便再版时修订提高。

《中药炮制技术》编委会

2017 年 12 月

1

上 篇

中药炮制概论

【学习目标】

1. 掌握并运用中药炮制质量标准。

2. 了解中药炮制的起源及发展概况；了解中药炮制的专著及有关法律法规；了解中药炮制发展的各时期及其有影响的文献。

3. 培养学生对中药炮制的兴趣及献身中医药学的精神。

项目一　绪　论

一、基本概念

中药炮制是指为了医疗、配方、制剂的需要，依据中医药基本理论和中药材自身的性质对中药材进行的一整套加工制作技术。历史上又称"炮炙""修治""修事"等，从字义上看，"炮"和"炙"都离不开火，广泛代表了各种与火有关的加工处理技术。随着社会生产力的发展及医药知识的积累，对中药材的加工处理技术远远超出了火制的范畴，"炮炙"已不能确切反映和概括中药材加工处理的全部内容。因此，现代多用"炮制"一词，"炮"代表各种与火有关的加工处理技术，"制"代表各种更广泛的加工处理方法，是精心制药的总称。

中药炮制技术是研究中药炮制的理论、方法、原理、历史沿革及其发展方向的一门学科。目前，我国的中药炮制方法基本上还是以传统的经验鉴别为主，以眼看、手摸、鼻嗅和口尝为主要鉴别手段，仍然还停留在性状、色泽、质地和气味等外观形态上，有明确定

1

性和定量炮制标准的中药材还很少。因此，它是一门既传统又需要结合现代新理论及现代研究方法的新兴的综合性应用学科。

二、中药炮制的基本任务

中药炮制的基本任务是在继承中药传统炮制理论和技术的基础上，应用现代科学技术创新、研究和发展本学科。

（一）继承传统的中药炮制技术和理论，不断创新与发展中药炮制技术

中药炮制理论是我国历代医药学家在几千年医疗实践中逐步形成并发展起来的较为完整的理论体系，它是传统中医药学理论的一部分。探讨炮制原理，挖掘和继承传统的中国医药学这个伟大宝库，吸收和利用科技和人文成果，运用现代科学方法和手段进行深入而系统的研究，深化对中药炮制科学内涵的认识，丰富和发展中医药理论是中药炮制学的首要任务，我们要将中药炮制理论上升到现代科学的高度，使之更趋完善，从而进一步提高中医药在国际市场上的竞争力，让中医药造福于全人类的卫生健康事业。

（二）充分利用现代仪器和设备及加工技术，改进传统中药炮制工艺

中药种类多、品种杂，全国各地对中药的炮制方法也不尽一致。炮制工艺很多还属于手工业作坊生产，很难适应先进工业化生产。因此，研究炮制技术，改进和规范炮制工艺乃是当务之急。随着科技的发展、新的炮制设备的研发和应用，中药炮制工艺必将逐渐向机械化、自动化、科学化方向发展。

（三）制定质量标准

目前我国药典和各省、市炮制规范对中药炮制品的质量评价仍以传统的经验鉴别为主，如眼看、口尝、鼻嗅、手摸等手段，大部分还局限在外观或一般指标的描述，很少有明确的定性、定量的炮制标准，缺乏真正反映炮制品内在质量的评价体系，不可避免地带来一些误差。因此，制定科学合理的饮片质量标准是目前中药炮制的迫切任务。

项目二 中药炮制的起源及发展概况

一、中药炮制的起源

隋朝《黄帝内经太素》一书中写道，"空腹食之为食物，患者食之为药物"，即反映出"药食同源"的思想。所谓"药食同源"说明了食物与中药是共同起源和发展的，而中药炮制则是在中药的起源和发展中逐步产生的，其历史最早可追溯到原始社会。劳动人民在寻找食物的过程中逐渐发现，有些植物或动物经食用后会出现某些中毒或副作用较大的现象；但同时也在服用某些物质后会使自己的病痛减轻或消失，这就是人类在寻找食物的过

程中，逐渐积累形成的最初的药物知识。为了使药物便于服用，他们又将药物进行净洗、打碎、擘成小块或锉成粗末等，这些简单的加工方法便是中药炮制的萌芽。

火的出现和应用是人类文明的进步。随着火的逐步应用和知识的积累，一些制备熟食的方法应用于药物的制作，使一些药物有了生熟之分，这样便形成了中药炮制的雏形。

酒在我国历史非常久远，起源于旧石器时代，在新石器时代有所进展，在奴隶制社会广泛应用。把酒作为辅料应用于炮制药物，进一步充实了中药炮制的内容。

陶器的发明和应用大约在我国仰韶文化时期（前 5000 年左右），砂锅、陶罐等烹饪器和储存器，成了早期中药炮制以及存放中药汤剂等的必要工具，这又丰富和拓展了炮制的内容。

二、中药炮制的发展概况

中药炮制是我国历代医药学家在几千年的医疗实践活动中逐步积累和发展起来的一项独特的传统制药技术，古代生产技术落后，炮制技术多以洗净、切制、粉碎等简单加工为主，但随着社会生产的发展和科学技术的进步，中药炮制在方法上有了很大的变化，在逐渐摸索中前进。从古至今，中药炮制技术的发展大致可分为四个主要阶段：第一阶段，春秋战国至宋代（前 722 ~ 1279 年）；第二阶段，金元、明时期（1280 ~ 1644 年）；第三阶段，清代（1645 ~ 1911 年）；第四阶段，近、现代（1911 年后）。各个时期的主要特点如下：

（一）春秋战国至宋代（前 722 ~ 1279 年）

古文献中关于中药炮制的文字记载始于春秋战国时期，这一时期是中药炮制技术的起始和形成时期。

1977 年在安徽阜阳双古堆汝阴侯夏侯灶墓基挖掘出土的汉竹简《万物》，成书于西汉初年，记载有"煮""蜡"等较原始的炮制方法，以及"燔牡蛎""煮陈蒲"等，这是我国文献中最早的中药炮制记载。

《五十二病方》出土于湖南长沙马王堆三号汉墓中，大约成书于春秋战国时期，是迄今为止我国发现的最古老的医方书。书中详细记载了包括净制、切制、水制、火制、水火共制等的炮制内容，并记有具体操作方法。例如"止血出者，燔发，以安（按）其痏"，"燔发"即是血余炭。

《黄帝内经》大约为战国至秦汉时期的著作，是我国现存最早的一部医学专著，奠定了我国医学发展的理论基础，也对中药学发展产生了巨大影响，"治半夏"记载于《灵枢·邪客》中，"治"即指"修治"，"治半夏"即为修治后的半夏，因半夏有毒，通过修治以降低毒性，说明当时已注重对有毒药物的炮制。书中还提到"㕮咀"，即指当时的切制饮片。

上述古医书中的记载，表明中药炮制技术在春秋战国时期尚处于起始时期，但也已初具规模，炮制理论也开始创立。随着生产力和科学的发展进步，中医药知识进一步丰富发展，到了汉代，中药炮制的目的、原则已初步确立，并出现了大量的炮制方法和炮制品，现代沿用的多种炮制方法在当时已经成形。

《神农本草经》成书于汉代，是我国现存最早的一部药学专著，书中收载药物365种，它系统总结了西汉以前的药物知识，并记载了很多关于炮制的内容。在序录中就对中药炮制的理论有探讨，载有"凡此七情，合和视之……若有毒宜制，可用相畏相杀者，不尔勿合用也"和"药有酸、咸、甘、苦、辛五味，又有寒、热、温、凉四气，及有毒无毒，阴干、曝干，采造时月，生熟，土地所出，真伪新陈，并各有法"等，其中相畏相杀是对有毒药物炮制提出的传统制药原则，阴干、曝干是指产地加工，生熟则说的是药物炮制，这些内容强调了炮制可减轻毒性的方法和药物产地加工的作用。

《伤寒杂病论》集秦汉以来医药理论之大成，共记载药物183种，其中需要炮制的达73种之多，多散见于处方药物的脚注，对毒剧药物应用更谨慎，如附子要求"炮去皮，破八片"。

《雷公炮炙论》成书于南北朝刘宋时代，雷敩总结了前人炮制方面的技术和经验，并加以发展，是我国第一部炮制专著，对后世中药炮制的发展具有重要的指导意义。该书记载了多种药物的炮制方法与技术，内容十分丰富，其中许多方法是从前未记载的，提高了中药炮制的技术水平，其中有许多炮制方法至今仍有指导意义。书中主要涉及的炮制方法有蒸、煮、炒、焙、炙、煅、炮、炼、浸、飞等。据统计，书中不用辅料炮制的品种有51种，另135种皆用辅料炮制，合用两种以上辅料的炮制品有32种，说明用辅料炮制药物的方法已得到重视和广泛应用。

《肘后备急方》是东晋医药学家葛洪的著作，其中记载的"诸药毒救解方"，提出了用生姜汁、大豆汁等解半夏、附子毒性的炮制方法，为后世应用辅料炮制减轻药物毒性和不良反应的方法奠定了基础。

《本草经集注》为梁代陶弘景撰写，是我国第二部中药专著，本书首次将零星的炮制技术做了系统归纳总结，说明了部分炮制作用。如"诸虫先微炙""凡汤中用完物皆擘破""诸石皆细捣""阿胶，炙令通体沸起"等，内容丰富，方法众多，炮制工艺水平进一步提高。

到了隋唐至宋代时期，这一时期是中药炮制技术丰富和快速发展时期。唐代是我国封建社会发展的鼎盛时期，经济文化繁荣，科学技术发展迅速，医药学取得了巨大的成就，中药炮制方面也有进步。《新修本草》（又称《唐本草》）是由唐代政府组织修订和推行的，由苏敬等人执笔编写，反映了唐代本草学方面的辉煌成就，被认为是我国乃至世界上的第一部药典。这部著作首次规定"唯米酒、米醋入药"，将炮制用辅料列为法定内容，对矿物药的炮制做了详细的记载，使内容更加丰富。

由孙思邈编著的《备急千金要方》，对中药炮制方面有专篇讨论，书中指出"诸经方用药，所有熬炼节度，皆脚注之"。在论合和篇中，对药物炮制方法做了详细描述，例如"凡用甘草、浓朴、枳实、石南、茵芋、藜芦、皂荚之类皆炙之，而枳实去穣，藜芦去头，皂荚去皮子""凡用麦 、曲末、大豆黄卷、泽兰、芜荑皆微炒"等的记载。此书增加了许多新的炮制方法，内容更为详实，为后世的总结和归纳奠定了基础。

宋代是我国科技文化发展的高峰期，四大发明的诞生给世界和中国带来了巨大的变化。炮制技术有很大改进，炮制方法由简单到复杂，由单一到多元化，适用品种逐渐增多。炮制目的也开始多样化，重在缓和药物，减少毒性和不良反应的炮制技术大幅度增加。不仅强调用作汤剂饮片的炮制，同时重视中成药原料的饮片炮制。唐慎微编纂的《经史证类备急本草》，首先辑录了《雷公炮炙论》的大部分内容，并收载了《本草经集注》的合药分剂，广泛辑录了宋以前有关药学方面的文献，为后世保存了大量文献，使不致因原著散佚而失传。该书载药 1558 种，新增药物 476 种，每药还附以制法，为后世提供了药物炮制资料。该书集宋以前本草大全，是中国药学史上的第四次总结。

宋代政府对药学事业非常重视，成立了我国历史上最早的国家药局"太平惠民局"，组织了陈师文等人总结前人文献，并加以完善，编撰了《太平惠民和剂局方》。该书记载了 180 多种药物，并设专章介绍中药炮制的方法和要求，指出"凡有修合，依法炮制……"并特设"论炮炙三品药石类例"。该书还注意到药物经炮制后性味功效的变化，书中所详细记载的炮制工艺和炮制要求列为国家法定制药技术规范，在很大程度上保证了药品的质量。其中，水飞、醋淬、巴豆制霜、苍术米泔水浸制等炮制方法，至今仍广泛应用。

至此，中药炮制技术的发展已形成初步规模，是其起始、形成和快速发展的时期。

（二）金元、明时期（1280 ～ 1644 年）

金元、明时期，医学的发展促进了炮制工艺上升到理论层面，所以这一时期是炮制理论的总结和形成时期。

金元时期，百家争鸣。由于疾病流行，很多医家深入研究前人的医学经典，探讨药性理论，结合各自的临床经验，逐渐形成了不同的流派。最著名的当属"金元四大家"，即刘完素、张从正、李东垣和朱震亨。各家流派从理论上总结了各种炮制方法并注重完善辅料对炮制的作用，此外他们还重视中药炮制前后性味和功效的改变。这一时期的著作主要有张元素所编的《珍珠囊》、王好古的《汤液本草》等。

《汤液本草》是元代王好古撰写的一部中药学著作，书中记载有中药炮制前后药性的变化，李东垣的《用药法象》中诸多内容也保留于此书的上卷中，例如："黄芩、黄连、黄柏、知母，病在头面及手梢皮肤者，须用酒炒之。借酒力以上腾也。咽之下、脐之上，须酒洗之，在下生用。大凡生升、熟降。大黄须煨，恐寒则损胃气。至于川乌、附子须炮，以制毒也。黄柏、知母，下部药也，久弱之人，须合用之者，酒浸，曝干，恐寒伤胃气也。"

　　明代对医药更加重视，是中药炮制发展的一个重要时期，随着炮制技术的进步，炮制理论进一步完善，这一时期涌现出许多著名的医药学家，如陈嘉谟、李时珍等，他们在总结古代经验和更正前人错误的基础上，发展新方法，在医药领域特别是中药炮制方面取得了显著的成果。

　　明代陈嘉谟在《本草蒙筌》中强调了炮制质量的重要性，并且首创了"三类分类法"，即火制、水制和水火共制，"凡药制造，贵在适中，不及则功效难求，太过则气味反失"就是他在"制造资水火"中提出的基本原则。他还首次系统总结了炮制辅料对药物产生的作用，对减轻药物毒性和不良反应的炮制方法也有涉及，如"酒制升提，姜制发散，入盐走肾脏，仍仗软坚，用醋注肝经且资住痛，童便制除劣性降下，米泔制去燥性和中，乳制滋润回枯助生阴血，蜜制甘缓难化，增益元阳，陈壁土制窃真气，骤补中焦，麦麸皮制抑酷性，勿伤上膈，乌豆汤、甘草汤渍曝并解毒致令平和，羊酥油、猪脂油涂烧，咸渗骨容易脆断，有剜去瓤免胀，有抽去心除烦……"他的这些理论经久不衰，至今仍有沿用，极大地促进了后世中药炮制理论的发展。

　　举世瞩目的《本草纲目》成书于明代，是李时珍历时27年，集百家本草之大成的药学著作。该书共有52卷，载药1892种，收录的大多数药物都有"修治"这一项的解说，他在总结前人炮制经验的基础上，提出了自己的看法和理论，并对古代不完善、不适宜的炮制方法进行完善和修正，例如刘寄奴这味药，李时珍指出"茎、叶、子皆可用"，而前人方法是"去茎叶，只用实"。全书记载的炮制方法有近20类，有些炮制方法还结合了中医的理论，为临床应用不同炮制品来治疗疾病提供了理论指导。《本草纲目》不仅全面反映了明代炮制技术水平，也对人类近代科学产生了巨大的影响。

　　缪希雍所撰写的《炮炙大法》是我国第二部炮制专著，是在收集《雷公炮炙论》及明以前文献的基础上，对各种炮制方法进行归纳总结，形成著名的"雷公炮炙十七法"，包括炮、爆、熞、炙、煨、炒、煅、炼、制、度、飞等炮制方法。书中共收载了439种药物的炮制方法，简明叙述了药物的来源、采收时间、品质要求、炮制辅料、操作工艺、饮片贮藏等，并根据当时情况改进了某些炮制方法，对后世研究中药炮制有重要意义。

　　总之，金元、明时期在总结前人炮制经验的基础上，逐步形成了炮制理论，此时是中药炮制理论的形成时期。

　　（三）清代（1645 ～ 1911 年）

　　清代炮制理论的发展多在总结明朝及以前炮制理论的基础上增加炮制品种，并在医学文献中设有专项来记载炮制方法和作用，这一时期的本草著作有近400多种，进一步发掘和整理民间医药的成果，对中药药性、药理作用也有详细的阐述。

张仲岩所著的《修事指南》是我国第三部炮制专著，收录232种药物，本书主要参考了雷敩《雷公炮炙论》并广泛吸取了各家本草著作中有关炮制的文献资料，较为系统地叙述了各种炮制方法，认为炮制在医药学领域中非常重要，故此提出"炮制不明，药性不确，则汤方无准而病症无验也"。在炮制理论上也有所补充，如"吴茱萸汁制抑苦寒而扶胃气，猪胆汁制泻胆火而达木郁，牛胆汁制去燥烈而清润，秋石制抑阳而养阴，枸杞汤制抑阴而养阳，炙者取中和之性，炒者取芳香之性，浸者去燥烈之性，泡者去辛辣之性，蒸者取味足……"全书内容虽是总结历代炮制文献的相关内容，但经过综合归纳分析，在炮制理论方面进一步提升总结。

炭药品种的应用，在清代有相当大的发展，是这一时期的炮制技术特色。赵学敏的《本草纲目拾遗》，目的是拾《本草纲目》之遗，全书共10卷，载药921种，其中《本草纲目》未收载的有716种，有240多种药物有炮制内容，而炭药记载达70多种。在书中还提出了对半夏长期浸泡的不同看法，曰："今药肆所售仙半夏，惟将半夏浸泡，尽去其汁味，然后以甘草浸晒……全失本性……是无异食半夏渣滓，何益之有。"

所以，清朝时期的炮制理论得到进一步发掘和整理，增加了许多炮制品种，是炮制品种和技术的扩大应用期。

（四）近、现代（1911年以后）

清末至民国时期，我国正处于内忧外患的时期，政治、经济和军事极度衰败，西方医学逐步进入我国，所以我国的医学发展出现了中西医并存的局面，由于西医西药作为新鲜血液注入我国医学事业，加上当时政府提出"废止旧医（即中医）"的口号，使得这一时期的中医药事业受到一定冲击，所以中药炮制乃至整个中医药事业发展处于缓速发展的状态，但是历经千百年风雨的中医药事业并未停滞不前，这一时期也涌现了许多中药炮制相关著作。中华人民共和国成立后，党和政府高度重视中医药这份宝贵遗产，使中医药事业走上健康发展的轨道，中药炮制事业也获得新生，取得巨大成果。

1.重视中药饮片生产　随着科学技术的不断发展，中药炮制的加工逐步由过去的手工转向机械化，各种炮制设备日渐更新。中华人民共和国成立后，全国各地新建了中药饮片厂，但仍然存在厂房简陋、设备陈旧、技术落后、标准不一等问题。改革开放后，从中药饮片实际生产和现代化的要求出发，加大了对中药生产加工方面的投资，重点研究中药饮片生产中的关键技术和设备，既改善了中药饮片生产条件和质量，又促使一些大型的中药企业得到快速的发展。

2.继承历代炮制经验　对散在民间和历代医籍中的炮制方法及地方炮制方法进行系统的整理，如《中药炮制经验介绍》《中药炮制经验集成》《历代中药炮制资料辑要》《历代中药炮制法汇典》等，形成了较为完整的文献资料。近年来，中药炮制历史文献的继承整理工作已开展了对重点典籍文献和单味药炮制沿革的系统整理，促进了中药炮制文献的研究整理工作。随着中药炮制实践和理论研究成果的发展，还涌现了许多反映中药炮制发展历史的书籍。

3. **教育教学迅速发展**　中华人民共和国成立后，全国各地相继创建了各类中医药院校，开设了中药炮制的课程，随之跟进教材建设。1979 年经卫生部组织，由成都中医学院编写出版了全国高等医药院校《中药炮制学》教材，此后又出版了不同层次、不同版本的中药炮制教材。这为全面继承和发扬中药炮制奠定了坚实的基础，从而也改变了"师带徒"的传统教育模式，并培养出一大批技能型、学术型人才，为继承和发扬中药炮制提供了思路。

4. **炮制科研成果丰硕**　随着科学技术的发展，中药炮制方面的研究在总结中医临床用药经验的基础上，运用多种现代科技手段，探索中药炮制的发展方向，制定合理的炮制方法，改进炮制工艺，提高了中药饮片的质量标准。在"七五"至"九五"计划期间，国家攻关项目中包含了中药炮制的研究，先后完成了 40 种中药饮片炮制工艺的研究，多采用现代科学技术对其进行综合研究，取得了巨大进展；"十五"期间，正式启动了"中药饮片炮制工艺及质量标准规范化研究"的攻关项目，国家又将 80 味中药品种分别列入重大科研课题，开展了中药饮片质量标准化、规范化研究，以现代化科学手段延续中药炮制技术这门古老学科的发展；"十一五"国家科技支撑计划设立了"炮制共性技术与相关设备研究"，选择 10 种具有共性的炮制方法进行研究，这是中药炮制发展以来首次进行共性研究，同时改进或研发新的炮制设备，这些项目的研究取得了突破性进展，研究思路带动了科研人员利用现代科学技术对中药炮制的原理、工艺、设备及质量标准进行科学探究，对炮制机理有了更深的认识，不断改进炮制工艺，制定了科学合理的质量标准，取得了显著的成果；"十二五"时期，中医药行业迎来了前所未有的发展战略机遇期，在中医药行业专项通报会中提出了对"《中国药典》有毒中药现代毒理学研究"，研究内容包括对药典 83 种有毒饮片开展现代毒理研究、毒效关系研究、炮制及配伍减毒机制研究等，希望传承中医药理论精华，开拓创新研究模式，建立和完善组分中药研制的关键技术和规范；"十三五"时期是我国全面建成小康社会的决胜阶段，党中央、国务院发展中医药的方针政策推动了中医药的振兴发展，涵盖中药饮片质量标准和中药材规范化生产等方面，科研迈上新台阶，带来了显著的社会效益和经济效益。

5. **炮制立法日益完善**　1994 年国家中医药管理局颁布了关于《中药饮片质量标准通则（试行）》的通知，属于部颁标准，通知中规定了饮片的性状、片型规格、水分杂质、包装等的要求。现施行的药品生产、使用、检验的基本法律是 2015 年 4 月 24 日修改通过的《中华人民共和国药品管理法》，其中明确规定："中药饮片必须按照国家药品标准炮制；国家药品标准没有规定的，必须按照省、自治区、直辖市人民政府药品监督管理部门制定的炮制规范炮制。省、自治区、直辖市人民政府药品监督管理部门制定的炮制规范应当报国务院药品监督管理部门备案。"这标志着我国对包括中药炮制在内的药品管理走向法制化道路。作为国家级药物标准的《中华人民共和国药典》(简称《中国药典》)中收录了炮制内容,四部中载有"炮制通则",采用了"三类分类法",即将炮制分为净制、切制、炮炙,规定了各种炮制方法的含义和具有共性的操作方法及质量要求。自中华人民共和国成立以来,中药炮制在继承经验、教育教学、科学研究等方面取得了巨大的成就,近现代是中药炮制的继承、振兴和发展时期。在 2006 年 5 月,中药炮制技术经国务院批准列入第一批国家级非物质文化遗产名录,在继承传统经验的基础上,中药炮制已进入一个崭新的阶段,利用现代科技技术手段使中药炮制领域健康快速发展,促进了中药炮制的科学化、规范化和标准化。

项目三　中药炮制有关的法律法规

一、中药饮片质量标准的有关法规

(一)国家药品标准

1.《中华人民共和国药典》简称《中国药典》　《中国药典》是国家监督管理药品质量的法定技术标准,是国家药品标准的核心,是药品现代化生产和质量管理的重要组成部分,是药品生产、经营、使用和行政、技术监督管理各部门应共同遵循的法定技术依据。自 1963 年版开始,均在第一部收载中药材品种,药材正文项下列有"饮片"或炮制项,附录中设有"炮制通则",规定了各种炮制方法的含义、操作方法及质量要求。2015 版《中国药典》2015 年 12 月 1 日正式实施,首次纳入了中药炮制用辅料的质量标准。

2.《全国中药炮制规范》　1988 年卫生部药政局组织编写了《全国中药炮制规范》,书中精选了全国各省、自治区、直辖市近代实用的炮制品、炮制工艺及相适应的质量要求,共收载 544 种常用中药及不同规格的炮制品,附录中收录了"中药炮制通则"及"全国中药炮制法概况表"。

3.《中药饮片质量标准通则》　1994 年国家中医药管理局颁布了"关于《中药饮片质量标准通则(试行)》的通知",该标准结合各地生产实际情况,对根及根茎、果实和种子、全草、叶类、皮类等不同种类中药饮片的净度、片型及粉碎粒度、水分以及饮片色泽要求、包装等做出了具体规定。

(二)地方药品质量标准

中药饮片必须按照国家药品标准炮制。但由于中药饮片品种多,规格不一,中药炮制具有较多的传统经验和地方特色,有些炮制工艺还不能做到全国统一,因此各省、自治区、直辖市药品监督管理部门结合其地方特色，制定了地方药品质量标准，即各省、自治区、直辖市的《中药炮制规范》，地方标准报国务院药品监督管理部门备案后，即可作为本地法定的强制性标准，但应与《中国药典》和《全国中药炮制规范》相一致，如有不同，应执行《中国药典》和《全国中药炮制规范》等国家标准，只有在国家标准中没有收载的中药饮片品种和炮制项目，才能使用地方标准。

二、中药饮片生产的有关法规

1.《中华人民共和国药品管理法》及实施条例 《中华人民共和国药品管理法》（简称《药品管理法》）于2001年12月1日起施行，其中第二章"药品生产企业管理"中第十条明确规定："中药饮片必须按照国家药品标准炮制；国家药品标准没有规定的，必须按照省、自治区、直辖市人民政府药品监督管理部门制定的炮制规范炮制。省、自治区、直辖市人民政府药品监督管理部门制定的炮制规范应报国务院药品监督管理部门备案。"它是目前药品生产、经营、使用和检验的基本法律法规。

2.《药品生产质量管理规范》（简称GMP） GMP是药品生产和质量管理的基本准则。从2004年7月1日起，我国中、西药品制剂和化学原料药实现了在GMP条件下生产，现行的《药品生产质量管理规范》（2010年修订）自2011年3月1日开始执行，共14章，313条，内容包括人员、厂房、设备、材料与产品、文件管理、生产管理、确认与验证、质量管理、质量控制与质量保证、产品发运与召回、自检等方面的要求。并有无菌药品、原料药、生物制品、血液制品、中药制剂五个附录部分，对药品生产的硬件及软件方面做出了规定。2003年国家药品监督管理局颁发《中药饮片GMP补充规定》，作为《药品生产质量管理规范》的附录执行，两者成为中药饮片全面实施GMP的规范。2004年10月26日，印发《关于推进中药饮片等类别药品监督实施GMP工作的通知》，规定自2008年1月1日起，所有中药饮片生产企业必须在符合GMP条件下生产，并补充制定了《中药饮片GMP认证检查项目》。2014年6月国家食品药品监督管理总局印发"关于发布《药品生产质量管理规范（2010年修订）》中药饮片等3个附录的公告"，作为新版《药品生产质量管理规范（2010年修订）》的配套文件，自2014年7月1日起施行。

《中药饮片GMP补充规定》《中药饮片GMP认证检查项目》《GMP（2010年）中药饮片附录》等文件根据中药饮片的特点进行具体规定。如在人员方面，规定"从事药材炮制操作人员应具备中药炮制专业知识和实际操作技能"；在厂房设施方面，要求"厂房与设施应按照生产工艺流程合理布局，并设置与其生产规模相适应的净制、切制、炮制等操作间"；突出对于毒性药材的生产管理，规定"毒性药材等有特殊要求的饮片生产应符合国家有关规定，并有专用的设备及生产线"，"毒性药材等有特殊需要的药材生产操作应有防止交叉污染的特殊措施"；贮藏方面，要求"中药材与中药饮片应分别设库，毒性药材等有特殊要求的药材应设置专库或专柜"；生产方面，规定"生产用水的质量标准应不低于饮用水标准，中药材的浸润应做到药透水尽，炮制后的中药饮片不得露天干燥"等。

3. 其他有关规章　2003 年 12 月国家药品监督管理局印发了"关于加强中药饮片包装监督管理的通知"，对中药饮片的包装做出了明确规定："中药饮片的包装必须印有或者贴有标签。中药饮片的标签注明品名、规格、产地、生产企业、生产批号、生产日期。实施批准文号管理的中药饮片还必须注明批准文号。""中药饮片在运发过程中必须要有包装。每件包装上必须注明品名、产地、日期、调出单位等，并附有质量合格的标志。"

2011 年国家食品药品监督管理局印发"关于加强中药饮片监督管理的通知"，规定了中药饮片生产及经营必须具备的条件。2001 年 7 月国家药品监督管理局印发《中药配方颗粒管理暂行规定》，要求"中药配方颗粒将从 2001 年 12 月 1 日起纳入中药饮片管理范畴，实行批准文号管理"。2002 年 3 月国家计委、经贸委和外经贸部第 21 号令《外商投资产业指导目录》规定，"传统中药饮片炮制技术的应用及中成药秘方产品的生产"属于禁止外商投资的产业。

这些法律法规的制定和实施，加强了对中药饮片生产的规范化管理，促进了中药炮制的机械化，扩大了中药饮片的生产规模，极大地推动了中药炮制的发展。

复习思考

一、选择题

【A 型题】（单项选择题）

1. "雷公炮炙十七法"的总结者是（　　）

　　A. 雷敩　　　　　　B. 李时珍　　　　　　C. 缪希雍　　　　　　D. 陈嘉谟

2. 第一部炮制专著是（　　）

　　A.《雷公炮炙论》　　　　　　　　　　B.《本草经集注》

　　C.《神农本草经》　　　　　　　　　　D.《修事指南》

3. 中药炮制理论的形成时期是（　　）

　　A. 汉代　　　　　　B. 唐代　　　　　　C. 元、明代　　　　　　D. 宋代

4. 提出"凡药制造，贵在适中，不及则功效难求，太过则气味反失"的作者是（　　）

　　A. 陶弘景　　　　　　B. 陈嘉谟　　　　　　C. 缪希雍　　　　　　D. 张仲景

【X 型题】（多项选择题）

1. 中药炮制的专著有（　　）

　　A.《雷公炮炙论》　　　　　　　　　　B.《神农本草经》

C.《炮炙大法》   D.《修事指南》

2. 五类分类法包括（　　　）

　　A. 修治　　　　　B. 水制　　　　　　　　C. 火制　　　　　　　D. 水火共制

二、填空题

1.《中华人民共和国药典》中的"炮制通则"采用了 ＿＿＿＿＿＿＿ 分类法，即将炮制分为 ＿＿＿＿＿＿＿ 、 ＿＿＿＿＿＿＿ 、 ＿＿＿＿＿＿＿ 。

2. "雷公炮炙十七法"是由 ＿＿＿＿ 代 ＿＿＿＿＿＿＿ 所总结。

扫一扫，知答案

模 块 二

中药炮制的目的及对药物的影响

【学习目标】
1. 掌握中药炮制的目的；掌握中药炮制对药物性能的影响。
2. 熟悉炮制对含生物碱类、苷类、挥发油类、鞣质类药物的影响。
3. 了解常用毒性中药的炮制机理。

项目一 中药炮制的目的

中药材来源于自然界的植物、动物和矿物等，有野生，也有家种（养殖）。虽在采收时经过简单产地加工，但它们或者因质地坚硬、个体粗大，影响药效的发挥；或者因含有杂质、泥沙等非药用部位，影响调配剂量的准确性；或者因含有毒性成分，影响临床用药的安全性等而不可直接应用于临床，必须经专门的加工炮制使之成为饮片后才能入药。

中药成分复杂、疗效多样，因此中药炮制目的也是多方面的，一种中药用不同方法炮制就会具有多种作用。这些作用间既有主次之分、又有密切联系。归纳起来，中药炮制的目的主要有以下六个方面。

一、降低或消除药物的毒性或副作用

很多药物虽然疗效较好，但由于毒副作用较大，影响临床应用的安全性，通过炮制，即可达到降低其毒副作用，充分发挥其疗效的目的。

1. 降低或消除药物的毒性　历代医家对有毒中药的炮制都非常重视，如乌头、附子、半夏、天南星、甘遂、大戟等，可采用浸渍、漂洗、蒸煮等多种方法降低其毒性。现代研究揭示了许多有毒中药炮制的解毒机理，毒性中药炮制时应根据药物性质和所含的毒性成分，选用恰当的炮制方法，在降低毒性的同时确保临床疗效。如乌头中含有毒性极强的乌

13

头碱，用水浸泡后，经过蒸煮使乌头碱水解而降低毒性。斑蝥中的斑蝥素，既是毒性成分又是有效成分，经过米炒以减少斑蝥素的含量来降低毒性。巴豆中含毒性较强的巴豆油，经过制霜使脂肪油含量降低，缓和了原有的峻泻和刺激作用。朱砂通过水飞降低其游离汞和可溶性汞盐的含量而降低毒性。

2. 降低药物的副作用　柏子仁有宁心安神、润肠通便的作用，将其制成霜后可消除呕吐和致泻的副作用，用于心神不宁、失眠健忘而又大便溏泄者；槟榔有驱虫消积、行水利气的作用，炒后能减少恶心、腹泻、腹痛的副作用，用于食积气滞、痢疾里急后重而体质较好者；远志生品"戟人咽喉"，甘草汁制后能消除刺激咽喉的副作用，便于内服。

二、改变或缓和药物的性能

中药是以四气五味来表示中药的性能。性味偏盛的中药，在临床应用时会给病人带来一定的副作用。如太寒伤阳，太热伤阴，过辛耗气，过甘生湿，过酸损齿，过苦伤胃，过咸生痰。为了更好适应不同病情和不同体质病人的需要，可通过炮制来改变或缓和药物的偏盛之性，使之更好地发挥疗效。

1. 改变药物的性能　生甘草，性味甘凉，具清热解毒、清肺化痰之效，常用于咽喉肿痛、痰热咳嗽、疮痈肿毒；炙甘草，性味甘温，善于补脾益气、缓急止痛，常入温补剂中使用。由此可见，炮制后的甘草，药性由凉转温，功能由清泄转为温补，改变了原有药性。生地黄性寒，具清热、凉血、生津的作用，蒸制成熟地黄后，其药性变温，具有滋阴补血、益精填髓的作用。天南星辛温燥烈，温化寒痰，用胆汁制成胆南星后，药性由温转凉，有清化热痰之功。

2. 缓和药物的性能　缓和药性是指缓和某些药物的刚烈之性。一些中药由于药性过猛，易伤元气，通过炮制，以制其偏性。如麻黄生用辛散解表作用较强，蜜炙后其所含具辛散解表作用的挥发油含量减少，辛散作用缓和，且炼蜜可润燥，能与麻黄起协同作用，故止咳平喘作用增强。芥子炒后能缓和其辛散走窜之性，以免耗气伤阳。瓜蒌仁去油制霜后，能降低脂肪油含量，滑肠作用显著减弱。大黄经蒸或炖后，苦寒性缓和，结合性蒽醌含量下降，泻下效力降低。后人常用炒制、蜜炙等炮制方法来缓和药性，并总结出"甘能缓""炒以缓其性"的规律。

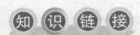

中药的四气五味

"四气"：寒、热、温、凉；"五味"：辛、甘、酸、苦、咸。

三、增强药物的疗效

中药入药的形式大多为饮片，药物活性成分能否较好地从药材组织细胞内溶解释放出来，将直接关系到药效成分的生物利用度。在药材切制、饮片炮制过程中所产生的如细胞破损、表面积增大等变化及炒、蒸、煮、煅等热处理都会增加某些药效成分的溶出率。如生黄连经炮制后，其所含小檗碱在水中的溶出率明显提高。多数种子类、果实类药物（如王不留行、牛蒡子等）炒黄后，表皮爆裂或产生裂隙，使其质地疏脆，有效成分便于煎出而提高疗效。所含活性成分在水中溶解度小的药物，如矿物药赭石和贝壳类药石决明等，经煅制后，可使其质地变疏脆，利于煎出有效成分。延胡索醋制后，使所含的难溶性游离生物碱形成易溶性的醋酸盐，可提高其行气止痛的作用。款冬花、紫菀等化痰止咳药经蜜炙后，因蜂蜜甘缓益脾、润肺止咳的协同作用而增强其润肺止咳作用。

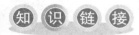

逢子必炒

古人认为，"决明子、菜菔子、芥子、韭子、青葙子，凡药用子者俱要炒过，入药方得味出"。这是因为多数种子外有硬壳，其药效成分不易被煎出，经加热炮制后种皮爆裂，便于成分煎出。这就是后人"逢子必炒"的根据。

四、改变或增强药物的作用趋向

李时珍在《本草纲目》中有"升者引之以咸寒，则沉而直达下焦；沉者引之以酒，则浮而上至颠顶"。中医对药物作用的趋向是以升、降、浮、沉来表示的，它与中药的性味有密切的关系。炮制时加入盐、酒等辅料，能使一些药物因药性的改变而引起其作用趋向的变化。如生黄柏作用于下焦，有清热燥湿、泻火除蒸的作用，酒炙后，能借酒的升腾作用，引药上行，清上焦之火；盐炙后则能增强滋肾阴、泻相火、退虚热的作用。莱菔子能生能降，生莱菔子涌吐风痰，升多于降；炒后降气化痰，消食除胀，降多于升。

五、便于调剂和制剂

药材因个体较大或质地坚硬等原因，给调剂和制剂带来诸多不便。通过炮制能将个体较粗大的植物类药材（如黄芪、厚朴、牛膝、葛根等）切制成一定规格的片、丝、段、块等饮片，便于分剂量、配药方，保证调剂制剂的准确性。质地坚硬的矿物类、甲壳类、动物化石类药物（如煅自然铜、煅牡蛎、砂烫醋淬鳖甲等）经煅或烫后使其质地酥脆，易于粉碎，便于有效成分的煎出及调剂制剂。

六、利于服用和贮藏

紫河车、五灵脂、僵蚕等动物类药，乳香、没药等树脂类药及马兜铃、柏子仁、瓜蒌子等植物类药，往往因气味恶劣，为病人所厌恶，服后出现恶心、呕吐、心烦等不良反应。将该类药物采用漂洗、炒制、酒制、醋制、蜜制等方法炮制后，能矫臭矫味，利于病人服用。

含淀粉、糖类、蛋白质、油脂等成分的植物类药，在适宜的外界条件下容易出现虫蛀、发霉、泛油等变异现象，通过干燥或加热炮制，降低其含水量，便于贮藏。果实、种子类药经过炒、蒸或加热处理，能终止种子发芽而便于保存。黄芩、苦杏仁等含苷类成分的药物经加热炮制，能破坏与苷共存的酶的活性，以免苷类成分被酶解而降低疗效，以此来长久保存。昆虫类和动物类药经加热炮制，能杀死虫卵和附着的微生物，避免霉变和虫卵孵化而便于贮存。

项目二 中药炮制对药性的影响

药性是指各种中药本身所具有的性质和作用，是中药独特理论体系的重要标志，是我国历代医家在长期医疗实践中，以阴阳、脏腑、经络等学说为依据，根据中药的各种性质及所表现出来的治疗作用，对中药性质与功能的高度概括。

炮制对药性的影响包括对性味、升降浮沉、归经、毒性等的影响。

一、炮制对药物四气五味的影响

四气五味是中药的基本性能之一，它是按照中医理论体系，把临床实践中所得到的经验进行系统的归纳，以说明各种药物的性能。性味（即气味）是每味药物固有的，并且各有所偏，中医就是借助其偏性来治疗阴阳偏胜偏衰的病变。炮制对性味的影响大致有以下情况：

1. 通过炮制，纠正药物过偏之性　太寒伤阳，太热伤阴，过酸损齿伤筋，过苦伤胃耗液，过甘生湿助满，过辛损津耗气，过咸易助痰湿，故通过炮制纠正药物过偏之性，以缓和药性。如栀子苦寒之性甚强，经过辛温的姜汁制后，能降低苦寒之性，即以热制寒；补骨脂辛热而燥，易于伤阴，用咸寒润燥的盐水制后，能缓和辛燥之性，即以寒制热。这种以热制寒或以寒制热的方法，称为"反制"。

2. 通过炮制，使药物性味增强　有些药物因其药性缓和，药效不强或起效太慢，故通过炮制来增强药物性味，提高药物疗效。如以苦寒的胆汁制黄连，能增强黄连苦寒之性，即寒者益寒；性味辛热的仙茅，经辛热的酒炮制后，增强了仙茅温肾壮阳作用，即热者益热。这种寒者益寒或热者益热的方法，称为"从制"。

3.通过炮制，改变药物性味，扩大药物用途　如生地黄甘寒，具有清热凉血、养阴生津作用；制成熟地黄后则转为甘温之品，具有滋阴补血的功效。天南星辛温，善于燥湿化痰、祛风止痉；加胆汁制成胆南星，则性味转为苦凉，具有清热化痰、息风定惊的功效。

二、炮制对药物升降浮沉的影响

升降浮沉是指药物作用于机体的趋向，它是中医临床用药应当遵循的规律之一。升降浮沉与性味有密切的关系。一般而言，性温热、味辛甘的药，属阳，作用升浮；性寒凉、味酸苦咸的药，属阴，作用沉降。

药物经炮制后，由于性味的变化，可以改变其作用趋向，尤其对具有双向性能的药物更明显。明代李时珍指出："升者引之以咸寒，则沉而直达下焦；沉者引之以酒，则浮而上至颠顶。"药物大凡生升熟降，辅料对其影响更明显，通常酒炒性升，姜汁炒则散，醋炒能收敛，盐水炒则下行。如黄柏原系清下焦湿热之药，经酒制后作用向上，兼能清上焦之热。黄芩酒炒可增强上行清头目之热的作用。砂仁为行气开胃、化湿醒脾之品，作用于中焦，经盐炙后，可以下行温肾，治小便频数。莱菔子能升能降，生品以升为主，用于涌吐风痰，炒后则以降为主，长于降气化痰、消食除胀。由此可见，药物升降浮沉的性能并非固定不变，可以通过炮制改变其作用趋向，以更好适应临床辨证施治需要。

三、炮制对药物归经的影响

药物作用的部位常以归经来表示，它是以脏腑经络理论为基础的。所谓归经就是指药物有选择性地对某些脏腑或经络表现出明显的作用，而对其他脏腑或经络的作用不明显或无作用。

中药炮制很多都是以归经理论作指导的，特别是用某些辅料炮制药物，如醋制入肝经、蜜制入脾经、盐制入肾经等。许多中药都能归几经，可以治几个脏腑或经络的疾病。临床上为了使药物更准确地针对主证，作用于主脏，发挥其疗效，需通过炮制来达到目的。如益智味辛性温，入脾、肾经，具有暖肾、固精缩尿、温脾止泻、摄涎唾等功效；盐炙后则主入肾经，专行下焦，长于固精缩尿。生地黄味甘性寒，可入心经，以清营凉血为长；炮制后的熟地黄，味甘性微温，则主入肾经，以补血滋阴、益精填髓见长。

四、炮制对药物毒性的影响

古代所谓的"毒"主要是指药物的偏性，利用"毒"来纠正脏腑的偏胜偏衰。而近代所说的"毒"则是具有一定毒性和副作用的药物，用之不当，可导致中毒。

通过炮制，可降低或消除药物的毒性。去毒常用的炮制方法有净制去毒、水泡漂去毒、加热去毒、加辅料处理、去油制霜等。这些方法可以单独运用，也可以几种方法联合运用。比如蕲蛇去头，朱砂、雄黄水飞，川乌、草乌蒸或煮制，甘遂、芫花醋制，巴豆制霜等均可去毒。

炮制有毒药物时一定要注意去毒与存效并重，绝不可偏废，且应根据药物的性质和毒性表现，选取恰当的炮制方法。否则，顾此失彼，可能造成毒去效失，或是造成效失毒存的结果，达不到炮制目的。

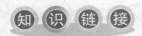

降低或消除药物的毒性或副作用的途径

降低或消除药物的毒性或副作用的途径主要有：①改变药物中具有毒副作用成分的化学结构来降低毒副作用，如川乌经炮制将毒性较大的乌头碱水解成苯甲酰乌头碱和乌头胺而毒性降低；②降低药物中具有毒性或副作用的成分含量来降低毒性和副作用，如马钱子经炮制后，士的宁和马钱子碱的含量降低；③利用特定辅料解毒，如半夏、天南星等用生姜炮制后，毒性基本消除；④改变毒性成分的溶解性而降低毒性，如苍耳子经加热炮制使具有毒性的蛋白质凝固而消除毒性；⑤改变毒性成分的存在环境而降低毒性，如牵牛子炮制后，将存在于树脂中的毒性成分凝固而使毒性成分无法溶出；⑥去掉有毒的部位而降低毒性，如动物药在净制时除去头、足、尾、翅等有毒的部位以保证用药安全。

项目三　中药炮制对药物成分的影响

药物的化学成分是药物发挥药效作用的物质基础。中药的化学成分组成相当复杂，中药治病是发挥多成分的综合作用，其所含各类成分间有的起协同作用，有的起拮抗作用。中药经炮制后，由于加热、水浸以及加酒、醋、蜜、盐、药汁等辅料处理，无疑可使中药的化学成分发生量变或质变，使某些成分的含量增加或减少，甚至消失，或者生成新的化合物。因此，研究中药炮制前后化学成分的变化，不仅为探讨中药炮制作用和原理提供科学依据，也为优选炮制工艺、制定饮片质量标准等提供指导。炮制对主要活性成分的影响分以下几个方面。

一、炮制对含生物碱类药物的影响

生物碱是一类含氮有机化合物，通常有类似碱的性质。多数生物碱均有较复杂的环状结构，氮元素多包含在环内，并且具有明显的生理活性。游离生物碱一般不溶或难溶于水，易溶于乙醇、三氯甲烷等有机溶剂，亦可溶于酸水结合成盐。大多数生物碱盐可溶于水，难溶或不溶于有机溶剂。

生物碱多分布于植物界，常常集中于植物体的某部位或某器官，在一些动物药如蟾酥中也含有生物碱。

1. 软化处理　大多数游离生物碱不溶于水，而有些小分子生物碱（如槟榔碱）和一些季铵类生物碱（如黄连小檗碱）可溶于水。因此在药材软化时，应尽量减少与水接触的时间，采取少泡多润的方法，以减少生物碱的损失，保证临床疗效。

2. 净制处理　生物碱在不同植物体内的分布部位不同，净制时除去不含生物碱的非药用部位或分离含量不同的药用部位，以确保疗效。如黄柏中的小檗碱集中在黄柏的韧皮部，净制时除去残存的外部粗皮和内部木质，留韧皮入药，以提高药用剂量的准确。麻黄茎含麻黄碱和伪麻黄碱较多，具有升高血压的作用，而麻黄根所含麻根碱则具有降低血压的作用，在净选加工时应严格区分不同药用部位，以确保疗效。

3. 加热处理　各种生物碱的耐热性不同，高温条件下某些生物碱不稳定，可发生水解、分解等结构变化，通过炒、炙、蒸、煮等加热炮制，以改变生物碱的结构，达到减毒增效的目的。

如川乌、草乌，通过加热炮制，其剧毒的双酯型乌头碱水解，生成毒性较低的苯甲酰单酯型乌头碱（乌头次碱）和几乎无毒性的乌头原碱；士的宁在加热条件下可转变为异士的宁或其氮氧化合物等，达到降低毒性、保证临床用药安全有效的目的。小檗碱高温加热易被破坏，故黄连、黄柏炮制时温度不可过高，时间不可过长。槟榔碱遇热易挥发散失，槟榔干燥时，不宜暴晒。

4. 辅料的影响　含生物碱类药物常用酒、醋等辅料炮制，以增加溶出率，提高疗效。酒为半极性溶剂（既有极性溶媒的性质，又有非极性溶媒的性质），游离生物碱及其盐类都易溶于酒中，因此生物碱类药物经酒制后能提高其溶出率。如黄连中的小檗碱在水中的溶出率为58.2%，而酒黄连溶出率可达90.0%。

醋是弱酸，能与游离生物碱结合成盐，提高其溶出率。如延胡索中含有难溶于水的延胡索乙素、去氢延胡索甲素等游离生物碱，醋制后这些游离生物碱与醋酸结合成醋酸盐，在水中的溶解度增加，提高止痛和镇静效果。在植物体内，所含的生物碱常与其体内的有机酸、无机酸结合成不溶于水的复盐（如鞣酸盐、草酸盐等），醋制后，醋酸能取代上述复盐中的一部分酸，形成可溶于水的醋酸盐复盐，从而增加有效成分在水中的

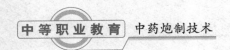

溶解度。

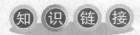

　　麻黄的茎与根，莲子的肉与心，含生物碱成分不同，作用也不同，需分别入药。

　　石榴皮、龙胆草、山豆根等所含生物碱为药效成分，遇热活性降低，应少加热或不加热，宜生用。

二、炮制对含苷类药物的影响

苷系糖分子中环状半缩醛羟基与非糖部分（苷元）中的羟基（或酚羟基）失水缩合而成的环状缩醛衍生物。苷在自然界中分布极广，广泛存在于植物体内，尤其在果实、树皮和根部含量最多。苷的溶解性能常无明显规律，一般易溶于水或乙醇中。在酸性溶液或相应酶的作用下，苷易被水解成苷元。

　　1.软化处理　苷类成分一般易溶于水，因此主含苷类成分的药材如大黄、甘草、秦皮、桔梗、知母等在软化处理时，应尽量采用"少泡多润"的原则，以免苷类成分溶于水而流失，或发生水解而降低其含量。

　　2.加热处理——杀酶保苷　含苷类成分的药物往往在不同细胞中含有相应的分解酶，在一定温度和湿度条件下可被相应的酶所分解，如槐花、苦杏仁、黄芩等含苷类药物，采收后若长期放置，相应的酶便可水解所含的芦丁、苦杏仁苷、黄芩苷，从而降低其含量，使这些药物疗效降低。花类药物所含的花色苷也可因酶的作用而变色脱瓣，所以为保证含苷类药物的有效物质免受酶解，保存药效，常采用炒、蒸、烘或暴晒的方法以破坏或抑制酶的活性。

　　3.辅料的影响　酒作为炮制常用辅料，可提高含苷药物的溶解度，增强疗效。如红花酒炙后红花苷的含量多于生品；黄芩经酒炙后，水煎液中黄芩苷的含量较生品水煎液的含量增高。

苷类成分在酸性条件下容易水解，不但降低了苷的含量，也增加了成分的复杂性。因此，苷为药物的有效成分时，除医疗上有专门要求外，一般少用或不用醋处理。

三、炮制对含挥发油类药物的影响

挥发油（也称精油）是一种具有治疗作用的活性成分，是经水蒸气蒸馏所得到的挥发性油状成分的总称。在常温下为易流动的油状液体，可自行挥发而不留任何油迹，具有芳

20

香性和挥发性。大多数挥发油比水轻，在水中的溶解度极小，能溶于多种有机溶剂及脂肪油中，在 70% 以上的乙醇中可全溶。

1. **软化处理**　挥发油在植物体内，多数是以游离状态存在，有的则以结合状态存在。对以游离状态存在的挥发油类药材，如薄荷、荆芥等宜在采收后趁鲜切制或喷润软化后迅速切制，不宜带水堆积久放，以免发酵变质而影响质量。而以结合状态存在的挥发油类药材，则宜堆积发酵，使其香气逸出。如厚朴必须经过"发汗"后，才能逸出香味，生产出优质的饮片。

2. **干燥和加热处理**　加热易使挥发油含量散失，或产生新的成分。若挥发油具有治疗作用，则应尽量避免加热处理，干燥时宜阴干或于 60℃ 以下烘干，以免挥发油含量减少而影响疗效，如茵陈、薄荷、藿香等。若挥发油具有毒性或刺激性，则应通过加热处理使其挥发油散失，以降低毒性或刺激性，达到临床需要。如苍术含挥发油较多，有刺激性，麸炒后可降低其含量，减少"燥性"。

四、炮制对含鞣质类药物的影响

鞣质是一类复杂的多元酚类化合物，广泛存在于植物体内，具有一定的生理活性，在医疗上常作为收敛剂，具有收敛、止血、止泻、抑菌、保护黏膜等作用，有时也用作生物碱及重金属中毒的解毒剂。

1. **软化处理**　鞣质含有多元酚羟基，极性较强，易溶于水，尤其易溶于热水。故含鞣质为主要药效成分的药物，如地榆、虎杖、侧柏叶、石榴皮等在软化处理时要减少与水接触的时间。

2. **加热炮制**　鞣质耐高温，高温处理对鞣质影响不大，但温度过高也易被破坏。如大黄含有致泻作用的结合型蒽苷和具有收敛作用的鞣质，经酒蒸、炒炭炮制后，结合型蒽苷含量明显减少，而鞣质含量变化不大，故可使大黄致泻作用减弱，而收敛作用相对增强；若煎煮时间过长，蒽苷被破坏殆尽。但也有一些含鞣质药物经高温处理会影响疗效，如地榆炒炭时温度过高，其抑菌作用则大大降低。

另外，鞣质为强的还原剂，暴露于日光和空气中易被氧化，生成鞣红，导致药物片面颜色加深。如槟榔、白芍等切片后露置于空气中有时出现色泽泛红，就是鞣质被氧化所致。因此，在干燥药物时，不宜暴晒或长时间晒制。鞣质在碱性溶液中变色更快，所以在炮制过程中要特别注意。

3. **忌用铁器**　鞣质遇铁能发生化学反应，生成墨绿色的鞣质铁盐沉淀，因而在炮制含鞣质成分的药物时，忌用铁器，洗涤时选用木盆，煎药时要用不锈钢锅或砂锅，避免鞣质与铁发生反应。

五、炮制对含有机酸类药物的影响

有机酸广泛存在于植物细胞液中，特别是未成熟的肉质果实内。有机酸种类很多，有的是脂肪族羧酸，有的是芳香酸。药物中常见的有机酸有琥珀酸、苹果酸、酒石酸、枸橼酸、草酸、原儿茶酸、没食子酸、甲酸、乙酸、乳酸等，对人体营养及生理活动都有重要作用。

1. 软化处理　有机酸在植物体内一般呈游离状态存在，也有与钾、钠、钙、镁、镍、钡等离子结合成盐类存在的。低分子的有机酸大多能溶于水，因此该类药材软化时宜采用"少泡多润"的方法，以防止有机酸类成分的损失。有的植物体内含有较多可溶性草酸盐，往往具有毒性，如酢浆草，动物食后可产生虚弱、抑制，甚至死亡，可通过水处理将其除去。

2. 加热处理　加热炮制可使某些有机酸破坏。大多数有机酸为药物有效成分，应尽量避免加热处理，或加热处理时控制火候。具强酸性的有机酸对口腔黏膜、胃黏膜刺激性较大，宜加热处理，以适应临床需要。如山楂含有大量的有机酸，炒焦后，部分有机酸被破坏，酸性降低，减少对胃肠道的刺激。

有的药物经加热后，有机酸会发生变化，如咖啡经炒后，绿原酸被破坏，生成咖啡酸和奎宁酸。

六、炮制对含油脂类药物的影响

油脂主要成分为长链脂肪酸的甘油酯，大多数存在于植物的种子中，通常具有润肠通便或致泻等作用，有的作用峻烈，有一定毒性。油脂不溶于水，易溶于石油醚、苯、三氯甲烷等有机溶剂。

1. 加热炮制　炮制过程中经加热能除去部分油脂的含量，故含油脂较多的种子类药物，不宜久炒或炒制温度不宜过高，以免失效，如酸枣仁久炒会油枯。

2. 去油制霜　去油制霜也能降低药物中油脂的含量，以降低药物的毒性或滑肠致泻的副作用。如巴豆、千金子、木鳖子去油制霜降低毒性，缓和泻下作用。瓜蒌仁、柏子仁去油制霜，能消除或降低滑肠的副作用。

七、炮制对含树脂类药物的影响

树脂是一类复杂的混合物，多由萜类化合物在植物体内经氧化、聚合等作用而生成，通常存在于植物组织的树脂道中。植物体在外伤的刺激下，即能分泌出树脂，形成固体或半固体物质，分为油树脂、胶树脂、油胶树脂三种。树脂多有一定生理活性，具有防腐、祛痰、消炎、镇静、镇痛、解痉、活血、止血等作用。

1. 加热处理　加热炮制可破坏部分树脂，降低毒性。如具泻下去积作用的牵牛子树脂，经炒后部分树脂被破坏，缓和泻下作用；藤黄有剧毒，经高温处理后，抑菌作用增强，可更好地适应医疗需要。但有的树脂加热不当反而影响疗效，如乳香、没药中的树脂若炒制温度过高，可使树脂变性而影响疗效。

2. 辅料的影响　树脂一般不溶于水，而溶于乙醇等有机溶媒。炮制含树脂类药物时，可用酒、醋为辅料，以提高树脂类成分的溶解度，增强疗效。如五味子的补益成分为一种树脂类物质，酒蒸后可提高疗效；乳香、没药醋制后能增强活血止痛作用。

八、炮制对含蛋白质、氨基酸类药物的影响

蛋白质是一类大分子的胶体物质，多数可溶于水，生成胶体溶液。蛋白质水解产生多种氨基酸，很多种氨基酸都是人体生命活动所不可缺少的。纯净的氨基酸多是无色结晶体，易溶于水。

1. 软化处理　蛋白质、氨基酸类成分易随水流失，应尽量少用水处理，必须用水浸泡时要"少泡多润"，以免有效成分损失，影响疗效。

2. 加热处理　加热炮制时可使蛋白质凝固变性，多数氨基酸遇热不稳定。因此，一些富含蛋白质、氨基酸类成分的药物，如雷丸、天花粉、蜂毒、蛇毒、蜂王浆等以生用为宜；一些含有毒性蛋白质的药物通过加热处理，使毒性蛋白变性而降低或消除毒性，如巴豆、白扁豆等；蛋白质加热处理，往往能产生一些新的物质，取得一定治疗作用。如鸡蛋黄、黑大豆等经干馏处理，能得到含氮的吡啶类、卟啉类衍生物而具有解毒、镇痉、止痒、抑菌、抗过敏等作用。

3. 其他反应　氨基酸还能在少量水分存在的条件下与单糖产生化学反应，生成具特异香味的环状化合物。如缬氨酸和糖能生成味香可口的褐色类黑素，亮氨酸和糖类能产生强烈的面包香味。所以麦芽、稻芽等炒后变香而具有健脾消食作用。

蛋白质能与许多蛋白质沉淀剂，如鞣酸、重金属盐等产生沉淀，因此，一般不宜和鞣质类药物一起加工炮制。酸碱度对蛋白质和氨基酸的稳定性、活性影响很大，加工炮制时也应据药物性质妥善处理。

九、炮制对含糖类药物的影响

糖类在植物体内的存在种类很多，有单糖、低聚糖和多糖。单糖及小分子低聚糖易溶于水，在热水中溶解度更大。多糖难溶于水，但能被水解成低聚糖、单糖。

糖类成分对于植物体意义重大，是植物细胞与组织的重要营养物质和支持物质。许多植物多糖具有良好的生理活性。如柿霜，主成分为甘露糖，是治疗小儿口疮的良药，并有轻微致泻作用；猪苓多糖、茯苓多糖、香菇多糖等成分，有明显的提高机体免疫功能及较广泛的抗癌活性作用。

糖与苷元可结合成苷，一些含糖苷类药物在加热处理后，可分解出糖。如生地黄制成熟地黄后甜度增加；何首乌制后还原糖含量亦随之增加。

十、炮制对含无机化合物类药物的影响

无机成分大量存在于矿物、动植物化石和甲壳类药物中，在植物药中也含有较多的无机盐类，如钠、钾、钙、镁盐等，它们多与有机酸结合成盐而存在。

1. **水处理**　含有水溶性无机盐类成分的植物药，在水处理时能使无机盐流失。如夏枯草含有大量的钾盐，水处理时间长，其成分会大量流失，降压作用减弱；朱砂水飞后，不仅使其纯净细腻，还可除去所含的可溶性汞盐和游离汞等有毒成分。

2. **加热炮制**　加热能改变药物的理化性质。矿物类药物采用煅烧或煅烧醋淬的方法，除了可改变理化性质之外，还能使药物易于粉碎，利于有效成分溶出。

某些含结晶水的矿物药，经煅制后失去结晶水而改变药效，如明矾、石膏等。但朱砂、雄黄（As_2S_2）煅烧后会生成剧毒成分，应避免加热炮制。水飞法可除去部分有毒的无机物。

总之，中药经过不同的加工炮制处理后，其所含各类成分均有可能发生变化，这些变化有些已被人们所了解，但绝大多数还有待于深入研究。这就要求我们必须以中医药理论为指导，应用现代科学方法和技术，通过对药物理化性质的研究，来解析中药炮制机制，使传统中药炮制技术在新的历史条件下得到更好的发展。

项目四　炮制对临床疗效的影响

尽管中医临床常用中药有几千种甚至上万种，但人类遇到的疾病是千变万化的，用有限种类的药物去适应千变万化的临床需要，中医通常采取两种方法达到目的：一是组方配伍，二是中药炮制。通过炮制药物，使药物发生生、熟的变化而影响药性，降低毒副作用，增强或突出某种疗效，以满足临床用药需求。

炮制方法的确定以临床需求为依据。炮制工艺是否合理，方法是否恰当，直接影响到临床疗效。

一、净制对临床疗效的影响

净制是中药炮制的第一步，也是最基本的炮制手段，净制效果如何，直接影响着临床用药是否安全、有效。

1. **除去非药用部分**　中药材绝大部分是天然药物，常常混有一些杂质或非药用部分，若不除去，会影响药用剂量的准确。如桔梗的芦头、巴戟天的木心、花椒里面的果梗、麻

黄里面的木质茎均为非药用部分，且占的比例较大（约2/3），若不除去，则用药剂量不准，降低疗效。所以，传统用药认为根与根茎类要去芦头、去毛，也要去根皮，种子类要去种皮，果实要去果皮等以保证临床疗效。

2. **不同部位，功效不同，分别入药**　有的药物部位不同，功效则不同，若一并入药，则难以达到治疗目的，药用时必需分别入药，否则就会影响疗效。如麻黄的草质茎具有发汗作用，而根具有止汗作用，二者作用不同，必须分开药用。

3. **外形相似，需要挑选**　有的原药材中还可能混有外形相似的其他药物，如连翘里面混有丁香的果实可降低疗效，八角茴香中混入莽草、黄芪中混入狼毒等，则会中毒或造成死亡。

4. **去除有毒部位**　有很多的药物带有有毒部位，必须去除，否则会影响用药安全。例如蛇类药的头部、昆虫类药的头足鳞翅、蛤蚧的头眼等。

二、切制对临床疗效的影响

切制对临床疗效也有很大的影响。例如切制饮片前的软化方法，切制饮片的大小、厚薄，干燥时方法、温度等都会影响药物疗效的发挥。

1. **切制前**　药材切制前需经过润泡等软化操作，软化的方法及对水处理的时间、温度和吸水量的控制很重要。若浸泡时间过长，吸水量过多，则药材中的成分大量流失；若时间太短，软化不足，则影响切片，二者都会降低临床疗效。

2. **切制中**　饮片切制的厚薄、长短、形状直接影响临床疗效。若片太厚，有效成分难以煎出，若片太薄或粒度太碎，在煎煮过程中会出现浮漂等现象，影响有效成分的煎出，从而影响临床疗效。

3. **切制后**　切制后的饮片需要干燥。干燥方法的选择、温度的设定，也直接影响药材内部成分的含量，进而影响临床疗效。干燥不及时，也会造成有效成分损失，甚至霉烂变质，不堪药用。

三、加热炮制对临床疗效的影响

加热是中药炮制的常用手段。许多中药经过加热，质地变得疏松，使有效成分易于煎出。例如种子和细小果实类药物炒后不但有香气，而且质地疏松，因此有"逢子必炒"之说。锻制常用于处理矿物类、动物甲壳及化石类药物或者需要制炭的植物药。矿物类或动物甲壳类药物，锻后不但能变得质地酥脆，利于煎熬和粉碎，而且作用也会发生变化，有的产生新的疗效。炒焦可以使药物产生或增强健脾胃助消化的作用，炒炭可以使药物产生或增强止血的作用。

另外，加热还能使药物产生其他作用。如炒黄葶苈子可以缓和药物的寒性，生地黄加热蒸制成熟地黄，其性味、功效都发生明显的变化。川乌、草乌加热煮制后，其毒性显著降低，保证了临床用药安全有效。但是，在加热过程中，加热时间长短和加热方法的选择和用水量会直接影响药物疗效。

四、辅料炮制对临床疗效的影响

辅料本身具有一定的作用，甚至有的辅料本身就是药物而具有一定的疗效，因此中药经过辅料制后性能会发生变化，能最大限度地满足临床需要。明代陈嘉谟有"酒制升提，醋制入肝，盐制入肾，蜜制甘缓而润肺"之说。根据炮制目的的不同，选择不同的辅料炮制药物，可以达到各种临床需要的疗效。如苦寒药通过酒制，借助酒的辛热、上行作用，既可缓和苦寒之性，免伤脾胃，又可使其寒而不滞，更好地发挥清热作用；温肾助阳药经盐制后增强补肝肾作用，如盐炙补骨脂；姜制药物可增强其降逆止呕的作用，如姜半夏、姜竹茹；蜜制能增强润肺止咳或补中益气的作用，如百合、甘草。

总之，中药炮制与临床疗效有着密切的关系。通过炮制，可以增强药物的疗效，也可以降低药物的毒副作用，以满足临床需要。

复习思考

选择题

【A 型题】（单项选择题）

1. 炮制后能缓和性能的药物是（　　）

　　A. 大黄　　　　　　　　B. 鳖甲　　　　　　　　C. 鹿茸

　　D. 王不留行　　　　　　E. 甘草

2. 下列炮制后可降低毒性的药物是（　　）

　　A. 当归　　　　　　　　B. 独活　　　　　　　　C. 党参

　　D. 石膏　　　　　　　　E. 附子

3. 炮制后可矫正不良气味的药物是（　　）

　　A. 瓜蒌仁　　　　　　　B. 百部　　　　　　　　C. 荆芥

　　D. 马兜铃　　　　　　　E. 地榆

4. 通过醋炙，有助于引药入肝的药物是（　　）

　　A. 桑白皮　　　　　　　B. 柴胡　　　　　　　　C. 黄柏

　　D. 白术　　　　　　　　E. 枳壳

5. 一般要求密闭贮存的炮制品是（　　）

　　A. 盐制品　　　　　　　B. 醋制品　　　　　　　C. 砂烫品

D. 蜜炙品　　　　　　　　E. 炒制品

6. 炮制后可缓和辛散之性的是（　　　）

    A. 麻黄　　　　　　　　　B. 相思子　　　　　　　　C. 商陆

    D. 黄连　　　　　　　　　E. 蒲黄

7. 蜜制甘草属于（　　　）

    A. 相资为制　　　　　　　B. 相反为制　　　　　　　C. 相畏为制

    D. 相恶为制　　　　　　　E. 以上都不是

8. 川乌炮制的主要目的是（　　　）

    A. 提高成分浸出　　　　　B. 缓和药物性能　　　　　C. 降低药物毒性

    D. 矫臭矫味赋色　　　　　E. 利于贮藏保存

9. 酒制黄连属于（　　　）

    A. 相资为制　　　　　　　B. 相反为制　　　　　　　C. 相畏为制

    D. 相恶为制　　　　　　　E. 以上都不是

10. 通过盐制，有助于引药入肾的药物是（　　　）

    A. 桑白皮　　　　　　　　B. 柴胡　　　　　　　　　C. 黄柏

    D. 甘草　　　　　　　　　E. 厚朴

11. 炮制中药材，用米醋可以引药入（　　　）

    A. 肺经　　　　　　　　　B. 肾经　　　　　　　　　C. 肝经

    D. 三焦经　　　　　　　　E. 脾经

12. 黄芩用冷水润软切片晒干呈（　　　）

    A. 红色　　　　　　　　　B. 绿色　　　　　　　　　C. 黑褐色

    D. 白色　　　　　　　　　E. 黄棕色

13. 炮制中药材，盐炙可以引药入（　　　）

    A. 肺经　　　　　　　　　B. 脾经　　　　　　　　　C. 肾经

    D. 肝经　　　　　　　　　E. 三焦经

14. 含苷类的中药，一般不用哪种辅料处理（　　　）

    A. 酒　　　　　　　　　　B. 醋　　　　　　　　　　C. 盐

    D. 姜　　　　　　　　　　E. 蜜

15. 米炒斑蝥的主要目的是（　　　）

    A. 提高成分浸出　　　　　B. 缓和药物性能　　　　　C. 降低药物毒性

    D. 矫臭矫味赋色　　　　　E. 利于贮藏保存

16. 在炮制处理过程中"忌铁器"的药物成分是（　　　）

    A. 生物碱类　　　　　　　B. 鞣质类　　　　　　　C. 油脂类

    D. 树脂类　　　　　　　　E. 苷类

17. 含挥发油成分的药物，一般不宜采用的方法是（　　　　）

    A. 切制　　　　　　　　　B. 喷淋　　　　　　　　C. 阴干

    D. 抢水洗　　　　　　　　E. 加热炮制

18. 苍术，中医临床称为"燥性"的成分是（　　　　）

    A. 苷类　　　　　　　　　B. 挥发油　　　　　　　C. 鞣质类

    D. 有机酸类　　　　　　　E. 生物碱

【X型题】（多项选择题）

1. 中药炮制的主要目的有（　　　　）

    A. 降低药物毒性　　　　　B. 增强药物疗效　　　　C. 缓和药性

    D. 便于调剂　　　　　　　E. 便于服用

2. 能杀酶保苷的炮制方法有（　　　　）

    A. 清炒法　　　　　　　　B. 蒸法　　　　　　　　C. 烘法

    D. 炙法　　　　　　　　　E. 煅法

3. 能缓和药性的炮制方法主要有（　　　　）

    A. 炒黄　　　　　　　　　B. 蜜炙　　　　　　　　C. 净制

    D. 蒸法　　　　　　　　　E. 煮法

4. 增强药物疗效的途径有（　　　　）

    A. 炮制　　　　　　　　　B. 煎煮　　　　　　　　C. 配伍

    D. 诊断　　　　　　　　　E. 辨证

5. 能缓和药性的炮制方法主要有（　　　　）

    A. 炒黄　　　　　　　　　B. 蜜炙　　　　　　　　C. 净制

    D. 蒸法　　　　　　　　　E. 煮法

6. 中药炮制降低药物毒性的途径有（　　　　）

    A. 使毒性成分改变　　　　B. 减少毒性成分含量　　C. 辅料解毒

    D. 改变毒性成分化学结构　E. 去掉有毒部位

7. 传统的制药原则有（　　　　）

    A. 相资为制　　　　　　　B. 相反为制　　　　　　C. 相恶为制

    D. 相畏为制　　　　　　　E. 相克为制

8. 以生用为宜的药物有（　　　　）

    A. 石榴皮　　　　　　　　B. 龙胆草　　　　　　　C. 山豆根

D. 苍术   E. 茵陈

9. 下列药物主含生物碱的是（   ）

A. 大黄   B. 黄连   C. 麻黄

D. 黄柏   E. 硫黄

扫一扫，知答案

模块三

中药炮制方法的分类及常用辅料

【学习目标】

　　1. 掌握各种辅料的性能、适应范围和使用目的。

　　2. 熟悉中药炮制的分类方法，对比各种分类法的优缺点；熟悉《中国药典》的三类分类法。

　　3. 了解各种辅料的来源。

　　本模块讲述中药炮制的方法分类及炮制辅料的来源、性能、使用目的和适用范围。炮制中使用的辅料是炮制学里的重要组成。

项目一　中药炮制方法的分类

　　炮制方法大约有六十余种，对它们进行科学的归纳和研究，是对中药炮制这门学科的知识进行继承和发展，科学的分类不仅要能体现炮制内容的完整性和系统性，还要便于学习和掌握中药炮制的内容，这对我们的教学和指导生产有很大的帮助。

一、炮炙十七法

　　我国医药史上的第一部炮制专著是南北朝雷敩所著的《雷公炮炙论》，其全面总结了南北朝刘宋时期以前的中药炮制技术和经验，是中国历史上对中药炮制技术的第一次大总结，同时其也是关于制药的著作，《雷公炮炙论》也初步奠定了炮制学作为一门学科的基础。而到了明代，缪希雍等人编写的《炮炙大法》是一部以制药为主要内容的书，按照药物类别分成水、火、土、金、石、草木等类，共记述了 439 种药物的炮制方法，并且还把《雷公炮炙论》中的炮制方法具体归纳为 17 种。

（1）炮：将药物用火进行直接加热，以冒烟起为度，如炮姜。

（2）熻：将药物放入沸水中烫，主要针对种子类药物，能脱去种皮为目的，如苦杏仁。又有谓熻即火焚。

（3）煿：将药物放于火上直接烘干。

（4）炙：药物与液体辅料进行充分混合，用小火拌炒药物至干身，如炙黄芪。

（5）煨：使用湿面或湿纸对药物进行包裹，埋于火灰当中，至包被物焦黑为度，如煨肉豆蔻。

（6）炒：将药物投置锅中，清炒药物至表面黄，以不焦为度，如炒谷芽。

（7）煅：矿石、介壳类等药材多用此法，将药物投入炭火中，烧至通红或者灰白色，如煅赭石、煅牡蛎。

（8）炼：将药物置锅中，使用小火煎熬，如炼蜜。矿物类药材置锅中或罐中用火烧之，也可称炼，如炼丹。

（9）制：药物加入相应辅料共制，以克制药物的烈性或偏寒偏热之性，从而缓和其药性。制的方法多样，通常有醋制、酒制、蜜制、盐制、米泔水制、药汁制等。

（10）度：测量药物直径和长度的方法，即度量衡里面的一种。

（11）飞：药物与水进行混合，研磨为细粉，搅拌加水，分取上层悬浮的极细粉末，如飞朱砂。

（12）伏：土类，如伏龙肝，在拆灶时将灶心烧结成的月牙形土块取下，除去四周焦黑部分及杂质，取中心红黄色者入药。用煤火烧者则不供药用。

（13）镑：用多刃工具对坚硬的药物进行加工，制成薄片，如镑犀角、镑羚羊角。

（14）搯：用工具对药物进行捣击至破碎。

（15）暵：通过日照干燥。

（16）曝：即曝晒。

（17）露：将药物置于露天，任其日晒夜露，如海螵蛸。

二、三类分类法

明代陈嘉谟的《本草蒙筌》中提出三类分类法，即以火制、水制、水火共制三类炮制方法为主纲，主导各类中药的炮制，并能反映出其炮制的特色。他在《本草蒙筌》中说："……火制四：有煅、有炮、有炙、有炒之不同；水制三：或渍，或泡，或洗之弗等；水火共制造者：若蒸、若煮而有二焉，余外制虽多端，总不离此二者。"

由于明代以前对中药炮炙方法分类的资料比较缺乏，《本草蒙筌》对后代中药炮制的发展，乃至整个中医中药事业都产生了较大影响，其除了介绍和总结古代及当代经验外，还常提出自己的独创见解，对使用辅料炮制药物所起的作用等进行明确的论述。例如：对中药炮制是否得法，会直接影响中药的临床使用效果，陈嘉谟首次在理论层面上提出了炮制原则，"凡药制造贵在适中，不及则功效难求，太过则气味反失"。火候是中药炮制工作中最为核心的基础理论之一，他总结前人用火经验，吸取生活中烹调用火方式，首创"紧火"的运用，何为紧火者，即持续猛烈之明火。李时珍评价此书"名曰蒙筌，诚称其实"，陈嘉谟也因此书被称为古代著名药物学家，其中一些宝贵经验在李时珍的《本草纲目》、缪希雍的《炮炙大法》中均被全文收录。

三、五类分类法

结合炮制实际工作，后世在陈嘉谟的三类分类法的基础上演生出了五类分类法。具体分类包括：修治、火制、水制、水火共制、其他制法（不水火制）。弥补了炮制方法漏缺，可是并没将切制法包含在分类法内，是其最大的不足和缺点。

四、工艺与辅料结合分类法

1. 本分类法多为教材所采用。因其能较好地体现中药炮制工作的条理性与系统性，既能体现完整的炮制工艺程序，又便于说明辅料对药物所起的作用。

2. 分类方法主要有两种方式，一是辅料为纲，工艺为目；二是为工艺为纲，辅料为目。

3. 工艺分成三大类，即净制、切制和炮炙。如炒法，可分为清炒法和加辅料炒法，其中加辅料炒法又根据所用辅料的不同，分为米炒、麸炒、砂炒、土炒、滑石粉炒和蛤粉炒等。

五、《中国药典》的通则分类法

《中国药典》在炮制通则中，将炮制法分为净制、切制、炮炙三类，其中净制包括挑拣、风选、水选、筛选、剪、切等内容；切制项中除鲜切和干切外，药材需经喷淋、抢水洗、浸泡、润或漂等软化处理后切制成片、段、块、丝等形状，不宜切制的药材可捣碎后用；炮炙包括炒、烫、煅、制炭、蒸、煮等17项内容，所以基本包括了所有加热处理的方法以及制霜法和水飞法等。这样的分类法突出了传统特色与炮制程序，但此类分类方法仍不足之处，如未包括发酵、发芽等重要的不水火共制的方法。

项目二 中药炮制常用辅料

为了降低毒性、缓和药性或增强疗效，使中药在性味、功效、作用趋向、归经和毒副作用等方面发生改变，常在中药中加入不同类型的辅料进行炮制，使之更加适合临床治疗需求。比如晋代的《肘后备急方》中提到"生姜解半夏毒"，"大豆汁、远志汁解附子、乌头毒"；明代李时珍在《本草纲目》中提出白芍"今人多生用，惟避中寒以酒炒"。

辅料的种类繁多，一般我们将其分为液体辅料和固体辅料两大类。

一、液体辅料

1. 酒　制药用酒分为黄酒和白酒两大类：① 黄酒为米、麦、黍等粮食酿造而成，含乙醇10%～20%，尚含有糖、醇、酯、矿物质、氨基酸等成分。一般为黄色透明液体，为醇甜香气味。② 白酒为米、麦、黍、高粱等粮食酿造后经蒸馏而成，含乙醇40%～70%，尚含有醇、酯、醛、酸等成分。一般为无色透明液体，气味醇香浓烈。

酒性味甘辛、大热，具有活血通络、祛风散寒、上行药势、矫嗅矫味等功效，并且有很好的增溶和助溶作用。常用于炮制含生物碱、苷类等成分的药物，能增加成分的溶出，从而增强疗效。

常用酒制的药物多为药性苦寒，或作用于上焦的药物，气味腥臭的动物药，以及活血化瘀、祛风通络、补肾助阳类药物。如大黄、黄柏、当归、蕲蛇、蛤蚧等。炮制用酒以黄酒为主，用于酒炙、酒蒸（炖）、酒浸淬等方法；白酒则多用于浸泡药物和制药酒。

用酒炮制的目的在于：① 酒制引药上行，升提药势（黄柏、大黄）；② 热以制寒，缓和药性（大黄、黄连）；③ 协同增效（丹参、当归、蕲蛇）；④ 消除副作用（熟大黄、酒常山）；⑤ 矫嗅矫味（五灵脂）；⑥ 改变药性（熟地黄）；⑦ 助溶作用（酒蒸女贞子）；⑧ 便于粉碎（阳起石、蟾酥）。

2. 醋　炮制药物多用食用醋，如米醋等，其由米、麦、麦麸或高粱等酿制而成。醋酸含量为4%～6%，主要化学成分为醋酸（乙酸），含有有机酸、还原糖、维生素等。醋以存放时间长久为佳。

醋性味苦温、酸，功能散瘀止血、理气、止痛、行水、消肿、解毒、收涩、矫嗅矫味。此外，醋尚有杀菌防腐作用。常用醋炮制的药物为入肝经血分的药物，以及峻下逐水、活血散瘀、疏肝理气、收敛固涩类药物，以及气味腥臭的动物药。

醋常用于炮制为：① 含生物碱类的药物，可以形成生物碱的醋酸盐，增加溶出从而增强疗效。② 含苷类成分的药物，除了临床上有特殊要求外，一般不用醋制，以防止成分水解。醋制的方法有醋炙、醋蒸、醋煮、醋浸淬等。

用醋炮制的目的为：① 引药入肝，疏肝止痛（青皮、柴胡）；② 加强活血散瘀作用（乳香、三棱）；③ 降低毒性（商陆、芫花）；④ 酸涩收敛（五味子）；⑤ 增加成分溶出（延胡索）；⑥ 矫嗅矫味（五灵脂、乳香）；⑦ 便于粉碎（赭石、自然铜）。

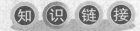

酒、醋矫嗅矫味的机理

动物的腥膻气味为蛋白质经细菌分解后生成的三甲胺、氨基戊醛类等具有特异气味的成分。

① 酒制时腥膻气味能随酒挥发而除去；酒有酯类等醇香物质，也可以矫嗅矫味。如酒制乌梢蛇。

② 醋能和具腥膻气味的三甲胺类结合成盐而无臭气，故可矫嗅矫味。如醋制五灵脂。

3. **蜂蜜** 蜂蜜为蜜蜂采集各种植物的花粉酿制而成，所以品种比较复杂。优质蜂蜜的标准为淡黄色，半透明，黏度大，味极甜，气香，相对密度在 1.349 以上者为佳。蜂蜜的主要成分是果糖和葡萄糖，两者约占蜂蜜的 70%，除此以外还含少量蔗糖、麦芽糖、维生素、氨基酸、矿物质、酶类、含氧化合物、蜡质等物质，而水分含量为 13%～20%。贮藏时间长，蜂蜜的颜色会加深，葡萄糖就会以结晶的形式析出；如果在存放的过程中，蜂蜜出现发酵，味道变酸，质地变清稀，则不宜再用。

蜂蜜性味甘平，具有补中、润燥、止痛、解毒、矫味矫嗅等作用。炮制常用的是炼蜜，需要加热炼制之后方能使用。

用蜜制的目的：① 常用蜜制药物有增强止咳化痰之功，如麻黄、款冬花、百部、远志等；② 蜜能与药物起协同作用，增强其润肺止咳、补脾益气作用，如甘草、黄芪；③ 矫味，缓和药性及降低药物的副作用等。

4. **食盐水** 食盐水为食盐的结晶体加水溶解，经过滤而得的澄明液体。主要成分为 NaCl，尚含少量的硫酸钙、氯化镁、硫酸镁等。

食盐水性味咸寒，能强筋骨、软坚散结、清热凉血、解毒、防腐，并能矫嗅矫味。药物经盐制后，能引药入肾，增强滋补肝肾（杜仲、巴戟天、菟丝子、金樱子、砂仁）、滋阴降火（知母、黄柏）、疗疝止痛（荔枝核、小茴香）等作用。

5. **生姜汁** 生姜汁为鲜姜经捣碎加水榨取的浓汁，或者生姜切片后与水共煎去姜渣而得到的黄白色液体。其主要成分为挥发油、姜辣素，另含多种氨基酸、淀粉等。

生姜汁性味辛温，能发表、散寒、止呕、化痰、解毒。药物经姜制后，其目的是抑制药物的寒性，增强疗效，降低毒性。例如厚朴生品辛味峻烈，对咽喉有刺激性，一般内服均不生用。炮制中常用姜制的药物有半白附子、竹茹、半夏、南星、黄连、草果仁等。

6. 甘草汁　甘草汁为甘草饮片加适量水共煎去渣而得的黄棕色至深棕色液体。甘草主要成分为甘草甜素及甘草酸，淀粉及胶类物质等。

甘草汁性味甘平，具有和中缓急、润肺、补气健脾、和药解毒等作用。药物经甘草汁制后能降低毒性，缓和药性。常用甘草汁制的药物有川乌、草乌、远志、吴茱萸、巴戟天、法半夏、淡附片等。

7. 米泔水　米泔水为淘米时第二次滤出之白色混浊液体，主要成分含有淀粉和维生素。现代药物炮制生产，一般用 2% 大米粉加水搅匀代用，即 2 公斤大米粉加水 100 公斤，搅拌混合。

米泔水性味甘寒，利尿和中、清热凉血，特别对油脂有吸附作用，因此多用于浸泡含油质较多的药物如白术、苍术等，除去其部分油质，缓和辛燥之性。

8. 胆汁　胆汁是猪牛羊的新鲜胆汁，其中以黄牛胆汁为佳，系绿褐色或暗棕色的黏稠液体，有特异臭气，性味苦寒，主要含有胆色素、胆酸钠、脂类及无机物等。其功效是清肝利胆、清热泻火、除热明目等。例如天南星用牛胆汁制后，可减其毒性及燥性，并具清热息风作用。

9. 食用油脂　食用油脂以菜油、麻油和羊脂为主。菜油、麻油主要含不饱和脂肪酸甘油酯。其性质寒、滑，能起到清热润滑的功效。在加热时，可以产生 200℃ 以上的高温。其炮制目的为酥脆体质、降低药物的毒性，如炸酥骨类药材和有毒的马钱子。也可制作油砂，从而提高砂的润滑程度。

羊脂是羊身体上的脂肪，主要是饱和脂肪酸甘油酯，性味热、甘。其功效为补肾壮阳、温散寒邪。炮制目的为增强补肾壮阳的作用。如油炙淫羊藿。

10. 黑豆汁　黑豆汁系黑色大豆煎煮后，去掉豆渣得到的黑色混浊液体。主要含有脂肪、蛋白质、维生素、淀粉和色素等。

黑豆汁性味平、甘。有养血祛风，滋补肝肾，活血，解毒，利水等作用。

黑豆汁炮制的目的主要是增效，解毒。例如制何首乌，增强其滋阴补血的功效；制川乌、草乌，是为了降低其毒性。

二、固体辅料

1. 麦麸　麦麸即麦皮，是小麦磨面后剩下的黄色种皮，呈片状或粉状。其主要成分为蛋白质、淀粉、维生素等，性味甘，平，淡，具有和中化滞、健脾开胃、吸附油脂等作用。

麸制的目的是增强疗效，减少药物燥性，消除腥臭气味等。常用于制健脾胃及有刺激性的药物，如炒白术、炒僵蚕、炒肉豆蔻。

2. 米　常以大米、糯米作辅料，其主要成分为蛋白质、淀粉、维生素等，性味平、甘，具有健脾和胃、补中益气的作用，并具有一定程度的吸附能力。

使用该辅料的目的是减少药物的毒性，或是缓和药物的燥性，或增强药物补中益气作用。如米炒斑蝥和红娘子等，就是为了降低毒性；米炒党参就是为了增强党参补中益气作用。

3. 豆腐　豆腐系大豆经磨粉、浆化，凝结而成的白色半固体。其主要成分为淀粉、蛋白质等。由于加入了石膏，所以具有碱性。其性味凉、甘，具有生津润燥、清热解毒、益气和中的功效。

使用该辅料的目的是去垢，降毒。如豆腐煮制硫黄、珍珠和藤黄等。

4. 河沙　河沙为处理了泥土杂质的中等粗细的干燥河沙，主要成分是二氧化硅。其结构性质很稳定，具有很好的传导热量的作用，并且耐高温。

砂制的目的是酥脆药物的质地，去毛及降低毒性。如炮制质地坚硬的药材，如龟甲、鳖甲、穿山甲等，用河沙作中间体，能使药物受热均匀，达到酥脆易碎、便于制剂和溶出有效成分的目的。去毛的药材为金毛狗脊、骨碎补等。

5. 土　本辅料为灶心土、黄土、陈壁土或赤石脂的干燥细粉，供制药用。灶心土系土灶中的焦土，以久经火炼者为佳（灶中的土不能药用），为黑褐色块状物，坚硬如石。其主要成分为硅酸盐和多种碱性氧化物，如氧化钠、氧化钾和氧化钙等。其性味辛、温，能温中和胃、止血止呕、涩肠止泻。黄土，即山地挖掘的洁净黄色土，性味甘平，能止痢、止血、解毒。以上均须碾粉备用。

土制的目的是增强止呕止泻，减少润燥滑肠的作用。多用于制补脾胃的药物，如土炒白术。

6. 滑石粉　滑石粉为单斜晶系鳞片状或斜方柱状的天然矿石，质地滑腻，以白色细粉为佳。其性味甘寒，具有利水通淋、清热解暑的作用。滑石粉在炮制时作为传导热量的中间体，能使药物受热均匀。使用该辅料的目的是使药物的质地酥脆，易于煎出有效成分和粉碎药物。其多用于炒制韧性强的动物药，如制玳瑁，象皮等。

7. 海蛤粉　海蛤粉为海产蛤类的贝壳研磨制成的白色粉末。其性味苦咸、平，具有软坚散结、清热化痰之功。作为传导热量的中间体，海蛤粉能使药物受热均匀，多用于炒制胶类药物，如炒阿胶。

8. 明矾　明矾为硫酸盐类矿物明矾石的加工提炼品，无色透明，有玻璃样光泽。主要成分为含水硫酸铝钾。其性味酸寒，具有收敛燥湿、解毒杀虫的功效。能溶于水，溶解后生成氢氧化铝凝胶，具有吸附作用。

使用该辅料的目的是增强疗效，降低毒性，防腐等。常用以煮制或浸制毒性药物，如制半夏。

9. **面粉**　面粉为小麦细粉，具有一定程度的吸附能力，富含淀粉。使用该辅料的目的是增强疗效、降低毒性、促进发酵和黏合的作用。如用于裹煨肉豆蔻或是做六神曲等。

10. **萝卜**　萝卜是指新鲜的白萝卜，其中含有大量的水分和粗纤维、维生素、蛋白质等。其性味温、甘，能降气利尿。炮制方面主要用萝卜切成块与芒硝共煮，以达到精制的目的。

复习思考

1. 试述中药炮制的分类及其主要内容，比较各法的优劣之处。

2. 试述常用炮制辅料的分类及其炮制作用。

3. 试述酒、醋矫嗅矫味的机理。

4. 白术适用于土炒和麦麸，但使用目的是否相同？

扫一扫，知答案

中药炮制品的质量要求及储藏保管

【学习目标】

　　1.掌握炮制品质量基本要求。

　　2.熟悉炮制品的变异现象类型；熟悉炮制品常用贮藏方法及管理原则；熟悉中药炮制品养护方法。

　　3.了解变异现象发生的条件及其影响；了解炮制品贮藏方法的适用范围。

　　本模块讲述中药炮制品的质量要求，贮藏中常遇到的变异现象，影响药材变异的因素和炮制品在贮藏时常用的保管方法，是中药材及饮片贮藏养护中必须掌握的基本内容。

项目一　中药炮制品的质量要求

　　由于炮制品的质量优劣直接影响到临床疗效，因此，中药炮制品的质量是炮制工作中很受重视的内容。由于多方面的原因，特别是区域用药习惯的不同，制定统一炮制品质量标准是个十分复杂的问题。一般来说，除应符合规定的质量要求外，中药材炮制品还应符合以下基本要求。

一、净度

　　净度即炮制品中非药用部位和杂质的限量。炮制品中不应带有灰屑、泥沙、杂质、虫蛀品、霉烂品等，并且应去除非药用部位，以保证药物的调配剂量准确无误。另外，还要符合《中国药典》（2015年版）及《中药饮片质量标准通则》的要求（表4-1）。

表4-1 不同类型饮片净度要求

饮片类型	净度要求
果实类、种子类、全草类、树脂类、炒炭品、煨制品	3%
根类、根茎类、藤木类、叶类、花类、皮类、动物类、矿物类、炒焦品、麸炒品、明煅制品、药汁煮品、豆腐煮品、复制品	2%
炒黄品、米炒品、酒炙品、醋炙品、盐炙品、姜制品、燀制品、发酵品、发芽品	1%

二、片型及粉碎粒度

炮制品的片型及厚度应符合《中国药典》或《全国炮制规范》的规定，如薄片、厚片、斜片、直片、块、段、丝等。要求片型平整、均匀，炮制品中不得混有破碎的渣屑或残留的辅料，及无连刀、掉边等不合格的饮片出现。医疗上有特殊需求的药物或是不宜切制的药物，粉碎成颗粒状或粉末状的，则要求其粒粉应均匀和无杂质等。

三、色泽

炮制品应显其固定的色泽，当其受热、受潮或者是存放时间过久，有可能破坏原有的色泽，导致颜色发生变化。如果药物的色泽有明显变化，如变红、变黄等，则说明药物内部的化学成分已发生了变化。因此，生品饮片有其固有的色泽，在炮制操作中，常以饮片表面或其断面的色泽变化，作为判断炮制程度的重要标准，也是内在质量变化的一项重要标志。

四、气味

炮制品除了具有固有的自身气味以外，还应带有所用辅料的气和味。如酒炙品有酒香味。其气味不应有变异或有明显的散失，否则会直接影响药性而降低药物的疗效。此外，炮制品的气味散失与贮存时间也有关系，故不宜久贮。

五、水分

在贮藏过程中发生霉变、生虫，都会导致药物的有效成分变质分解，影响临床的治疗效果，导致这些问题出现的原因之一是炮制品的含水量过高。但是炮制品的含水量过低，也会出碎裂，从而影响外观等。由于中药炮制品种类繁多，性质各异，具体药物的合理含水量勾有不同。一般来说，炮制品的含水量应控制在7%～13%。

六、灰分

在高温或高温加强氧化条件下，有机物质分解，呈气态逸散，而药品中无机成分残留下来为药物的灰分。按其溶解性可分为：总灰分、水溶性灰分、水不溶性灰分和酸不溶性灰分。其中，水溶性灰分反映的是可溶性的钾、钠、钙、镁等的氧化物和盐类的含量；水不溶性灰分反映的是污染的泥沙和铁、铝等氧化物及碱土金属的碱式磷酸盐的含量；酸不溶性灰分反映的是污染的泥沙和药品中原来存在的微量氧化硅的含量。其中，将不含无任何杂质的干净炮制品进行高温灰化，所得的灰分称为"生理灰分"。炮制品的灰分应在规定的范围之内，如大黄的总灰分不能超过10%。如果测得的灰分数值大于正常范围值时，则说明有其他的无机杂质泥土、沙石等掺入。所以，药物的灰分测定是保证炮制品纯度的重要指标，对保证药物的质量具有重要意义。

七、浸出物

浸出物类型可分为醇溶性浸出物和水溶性浸出物。测定药材的浸出物含量多少是表示其质量优劣的一项重要指标，尤其对于尚无精确定量方法或有效成分尚不清楚的炮制品，具有重要质量判定意义。

八、显微与理化鉴别

1. 显微鉴别　显微鉴别系指利用显微镜来观察饮片的组织结构或粉末中的组织、细胞、内含物等特征，以鉴别饮片的真伪、纯度，甚至质量。显微鉴别的方法包括组织鉴别和粉末鉴别。

2. 理化鉴别　理化鉴别系指用化学与物理的方法对饮片中所含某些化学成分进行鉴别试验。主要包括显色反应与沉淀反应、荧光鉴别、升华物鉴别及薄层色谱鉴别等。

九、有效成分

测定中药饮片有效成分的含量，是评价饮片质量最可靠、最准确的方法。对于《中国药典》2015年版收载需要进行有效成分含量测定的药材及饮片，就要按照规定的检测方法进行检测。

十、有毒成分

为了保证临床用药安全、有效，对有毒中药饮片建立毒性成分限量指标是必不可少的工作。有毒成分的限量指标一般包括毒性和不良反应、成分含量、重金属含量、砷盐含量、农药残留量等，对上述指标进行必要的测量，保证临床用药安全性具有重要意义。

《中药药典》2015年版对有毒中药饮片的毒性成分限量指标做了规定，如制马钱子含士的宁应为1.20%～2.20%，含马钱子碱不得少于0.80%；马钱子粉含士的宁应为0.78%～0.82%，含马钱子碱不得少于0.50%。巴豆霜含脂肪油应为18.0%～20.0%等。

十一、卫生学检查

为了保证中药炮制品的质量，必须对细菌、霉菌及活螨等进行生化检查，并对其进行限量要求。主要检查指标有细菌总数、霉菌总数及活螨等，还应检查大肠杆菌、沙门菌等致病菌。

十二、包装检查

检查饮片的包装也是保证其质量的关键环节。为了保护药物不受污染，便于贮存、运输和装卸，也为了保护药物的完整性和清洁度，就要选择合适的包装容器，现在迅速发展起来的无菌包装，能够防止微生物、害虫等的侵蚀，也可避免外界温度、湿度和有害气体、阳光的影响。

项目二　中药炮制品贮藏中的变异现象

炮制品在保管过程中，由于其所含的水分、脂肪、淀粉、蛋白质、糖类等化学成分，会受到外界因素的干扰和影响，导致药物变质现象的出现，如药物的颜色、形态、气味、内部组织等出现多样性的变异。常见的变异现象可分为以下几种类型。

一、虫蛀

虫蛀，是指炮制品被成虫蛀蚀的现象，害虫的主要来源为药材自身已染虫卵，在加工净制时并没去除彻底；或是在加工的过程中，染上虫卵；或是库房、设备乃至包装的不洁净，也会引入虫卵。只要在合适的温度、湿度条件下，害虫就会大量繁殖，其先从虫卵孵化成幼虫，再生长为蛹，最后羽化为成虫，易在饮片的空隙处、裂痕亦或是重叠饮片的碎屑和缝隙中发生。虫蛀的过程一般是先从饮片表面的危害开始，继而深入内部为害，有的则在药材表面产卵，卵孵化为幼虫后，幼虫在内部为害。轻则蛀成圆形的孔洞和蛀痕，或者被虫丝缠绕成饼状及团状；严重的会被蛀空成粉末状。中药饮片中含淀粉、脂肪、糖类、蛋白质等成分，是有利于害虫生长繁殖的营养物质，故最易生虫，这将严重影响药物自身的质量甚至导致毒性的产生。

二、发霉

发霉又称霉变，是指炮制品在适宜的温度和湿度条件下，引发寄生在其表面或内部寄生和繁殖的霉菌所致的发霉现象。霉变对药物的贮藏危害最大，由于霉菌生存时只需少量的营养物质就可繁殖生长，几乎所有的植物类和动物类药材都会发生霉变的变异现象。另一方面，我国处于温带环境，尤其是长江以南区域，夏季潮湿炎热，为霉菌提供了良好的生存环境。发霉的一般过程：先是可见许多白色、黑色或者黄色的毛状、线状、网状物或斑点，继而成片状发展，最后基本覆盖药物表面，而药物的内部则萌发成绿色或黄色的菌丝，这些菌逐步分泌出溶蚀药材组织的酵素，导致多数的有机物分解、腐烂变质、气味走失等，药物的有效成分也遭到严重的破坏，以致不能药用，如当归、槟榔、独活、紫菀等。

三、泛油

泛油，又称"走油""浸油"，是指因炮制品中所含挥发油、油脂、糖类等成分，在受潮或受热时，导致其表面发生发黏、返软、颜色变深，并发出油败气味呈现油状物质的现象。其实泛油是一种酸败变质现象，会影响临床用药的疗效，甚至可发生某些不良反应。

含油脂多的炮制品，内部油脂易于溢出表面而造成走油现象。一般可分为四种：① 含挥发油的炮制品，其泛油是在特定的外界条件下，使其内部的挥发油加速外移聚集，随后逐渐在药材表面形成泛油变质现象，如丁香、当归等；② 含植物性脂肪油的炮制品，其泛油是因为其内部的脂肪酸变为游离脂肪酸后，透过其细胞壁慢慢地溢出表面，随后在外界环境的影响作用下氧化、分解、腐败，发生变质，如炒莱菔子、桃仁、苦杏仁、柏子仁、炒酸枣仁、当归等；③ 含糖量多的炮制品，常因受潮而造成返软而"走油"，如麦冬、天冬、牛膝、黄精、熟地黄等；④ 含蛋白质、脂肪的动物类炮制品，在受热受潮后，蛋白质和脂肪发生氧化分解，酸变后会产生强烈的刺激气体，药材表面出现油样，如狗肾、刺猬皮、九香虫、鹿筋等。

四、变色

变色，是指炮制品固有色泽发生了变化，如由浅变深或者由艳变暗等，各种药物都有固有的色泽，色泽也是检查中药饮片的质量标志之一。引起药物变色主要有三个方面的原因：① 酶的影响，药材在自身酶的作用下，其化学成分经分解、氧化和聚合过程，形成相应的有色化合物，从而导致颜色的加深，常见于蒽醌苷、黄酮苷等苷类成分的炮制品。② 非酶引起的变色，主要是发生在富含蛋白质、糖类的炮制品中，当其成分中的还原糖与蛋白质的氨基酸发生化学反应，可产生分子量大的棕色化合物。而糖受热分解后，产生具有羟基的糖醛化合物，可与含氮化合物形成棕色的色素。③ 日光和空气的影响，常见于含有花色素的花类炮制品，因花色素大部分不稳定，经过阳光的照射，会发生结构上的破坏，色泽变浅。由于贮藏保管不善，有些药物由深变浅，如黄柏、黄芪等；某些药物的颜色由浅变深，如白芷、泽泻、山药等；有些药物由鲜艳变淡，如花类药菊花、红花、金银花等。因此，色泽的变化改变炮制品的外观，同时也影响药物的内在质量，也影响了临床疗效。

五、气味散失

气味散失，是指在外界因素的影响下，炮制品固有的气味变淡薄，或者贮藏时间过长导致气味散失。药物固有的气味是其所含的各种化学成分决定的，这些成分大多是临床治疗的主要物质，如果气味散失，就会使药性受到影响，从而影响药效。同时，药物霉变、泛油、变色都能引起药物的气味散失。气味散失常见于含挥发油的药物，如沉香、肉桂、豆蔻等。

六、风化

风化，是指某些含结晶水的盐类药物，在干燥环境下与流动的空气接触，日久贮藏逐渐失去其结晶水，变为非结晶状的无水物质，状态从结晶固体变为粉末状，其质量及药性也随之发生了变化。如硼砂、胆矾、芒硝等。

七、潮解

潮解，习称回潮、返潮，是指固体炮制品吸收空气中潮湿的水分，在其表面慢慢溶化成液体状态的现象。如咸秋石、芒硝、青盐等药物，这些药物出现变异后更难贮藏。

八、粘连

粘连，是指炮制品因受热发黏而连结在一起，使原来形态发生改变的现象。主要发生于胶质、树脂的炮制品，如没药、阿胶、芦荟、乳香、儿茶、鹿角胶、龟甲胶等。而粘连主要造成调配不便和药材损失。

九、腐烂

腐烂，是指某些新鲜的药材，因受空气中微生物和贮藏环境的影响，引起闷热，有利于微生物大量繁殖和活动，导致腐烂败坏的现象，如鲜生地黄、鲜生姜、鲜石斛、鲜芦根等。药物一经腐烂，则不能再入药。

十、冲烧

冲烧常见于质地轻薄松散的植物药材，由于药材自身干燥程度不符合要求，或在包装码垛前已吸潮，在紧实状态中细菌代谢产生大量的热，不能及时散发，当温度积聚到67℃以上，热量便从堆垛的中心爆发冲出垛外，轻者使药材发黑、发焦；严重者发生起烟或着火等自燃现象，俗称冲烧，例如红花、菊花、蒲黄、甘松等。

项目三 影响中药炮制品变异的环境因素

炮制品的变异影响因素可分为外部因素和内在因素。外部因素分为温度、湿度、日光、空气等，这些也是环境的影响因素。

一、温度

药物在贮藏过程中，环境温度的改变会加快药物变质速度。当环境的温度升高，霉菌和害虫容易繁殖滋生，而饮片也易生虫、霉变。当贮藏温度在30℃以上时，炮制品挥发油的挥发速度会加快，使芳香气味减淡甚至消失，含黏液质及糖类的炮制品则容易发霉、生虫、粘连等。假如贮藏温度在35℃以上时，含油脂成分的炮制品会因受热引起自身的泛油酸败，树脂类及胶类炮制品质地容易变软而粘连成块，如阿胶、乳香等。因此，当环境温度在20℃以下时，贮藏中的药材一般都比较稳定。

二、湿度

药物的质量变异基本上都与环境的湿度有直接关系。湿度是指空气中含有水蒸气多少的程度，即空气潮湿的程度。当贮藏环境空气相对湿度达到75%，温度30℃，很多炮制品都能逐渐吸收空气中的水蒸气，而使自身的含水量增加，导致霉变现象的发生，尤其是含糖类、淀粉类、黏液质炮制品极易吸潮变质，如地黄、山药、天冬等，某些粉末状药物也易吸潮粘连结块。当贮藏环境空气相对湿度高于75%时，多数含盐类矿物药都容易潮解，如胆矾、芒硝；盐炙的饮片也容易吸收空气中的水分而变潮，如盐知母、盐杜仲等；有些蜜炙饮片，如炙黄芪、炙甘草、炙枇杷叶等，是极容易吸湿粘连，吸湿后饮片表面也容易生霉变质。因此，炮制品的绝对含水量应控制在7%～13%，储存仓库的相对湿度应控制在35%～75%之间，这样才能更好地贮藏炮制品，确保其质量。

三、日光

太阳光可分为不可见的紫外线和红外线，以及可见光线。红外线波长，紫外线波长短。可见光对某些饮片的色素有破坏作用而导致变色；而红外线具有大量的热能，能促使药物温度增高，质量发生变化，如含有挥发油的当归、丁香、川芎等；但紫外线却能杀灭霉菌，同时使药物中过多的水分蒸发，起到防霉散潮的作用。桑叶、益母草、玫瑰花等花、叶、草类饮片在日光照射下颜色易变浅，干燥易碎。

四、空气

炮制品在贮藏过程中始终与空气接触，而空气中含有多种气体成分，其中氧气和微量的臭氧是强氧化剂，以氧化反应影响饮片质量最为主要。如常见的大黄、黄精、牡丹皮等颜色变深，就是因为所含的糖分、油脂及鞣质等，与空气中的氧气接触而使其质量发生改变。另外，如薄荷的气味散失与变色，都是氧气作用的结果。有些炮制品接触的氧气越多，所发生的氧化反应越明显，产生变质的速度也就越快。

项目四　中药炮制品的贮藏与养护

炮制品从原药材切成饮片，相当于增加与空气的接触面积，被污染和吸湿的概率大大增加，往往在药材的切面先发生变异情况，加上各种的辅料，也增加药材变化的复杂性，使糖分、油脂、挥发油等氧化、外溢和挥发，给药物的存放带来许多困难。所以，需要明确炮制品的贮藏相关方法。

一、常用贮藏方法

1.炮制品在贮藏管理中，保管方针是预防为主，防治结合；管理原则是先进先出。入库前进行严格的药物质量检查。存放药物的库房必须具有较好的通风性、严密性、防潮性及隔热性，并具备防白蚁和老鼠的条件。饮片库房应保持通风、阴凉及干燥，避免日光的直接照射，室温应控制在 25℃ 以下，相对湿度保持在 70% 以下为宜。

2. 药材切制成不同规格的饮片后，由于截面积增加，与外界空气接触面扩大，吸湿及污染的机会也增多，因此应将饮片的水分严格控制在 7% ～ 13% 之间，且须根据饮片及所加辅料的性质，选用适当的容器贮存。

3. 饮片的贮存容器必须合适，可贮存于木箱、纤维纸箱、缸、坛或玻璃器皿中，最好置严密封口的铁桶、铁罐中，以防止湿气的入侵。某些药物则可置于陶瓷罐、瓮或缸中，同时加入硅胶或石灰等干燥剂。暂时贮存，并量多者可用竹篓、筐，但不宜久放，以免霉蛀。贮藏管理中，重点应在易发霉、虫蛀、变色和泛油的品种上。毒剧药品应做到专人专柜保管，并按《医疗用毒性药品管理办法》执行。

4. 对于使用不同炮制方法或含不同化学成分炮制的饮片，可根据其实际情况，确定不同的贮存方法。

（1）对含淀粉多的饮片，如山药、泽泻、葛根、天花粉等，贮于通风、干燥阴凉处，以防虫蛀，防潮。

（2）凡含挥发油多的饮片，如荆芥、薄荷、当归、川芎、木香等，存放时室温不易太高，否则容易香气散失或泛油，应置阴凉、干燥处贮存。

（3）对含油脂、黏液质及糖分较多的饮片，如扁豆、紫苏子、熟地黄、肉苁蓉、天冬、党参等，宜于阴凉、通风、干燥处贮存，注意防潮、防热。

（4）种子类药材因炒制后香气大增，如薏苡仁、扁豆、紫苏子、莱菔子等，如果包装不坚固易受虫害及老鼠的侵咬，所以多密闭贮藏于罐、缸中。

（5）酒制的炮制品，如常山、当归、大黄等，以及加醋制的炮制品，如香附、芫花、大戟、甘遂等都应贮于密闭的容器中，并置干燥、阴凉处贮存。

（6）盐炙饮片，如知母、泽泻、巴戟天、车前子等，易吸收空气中的水分而受潮，若室内温度过高，盐分就会从其表面析出，故应贮于密闭容器内，置阴凉、通风和干燥处贮存。

（7）经蜜炙的饮片，如甘草、枇杷叶、款冬花等，易被污染、霉变、虫蛀或鼠咬，通常贮于密闭的缸罐内，置干燥、通风、阴凉处贮存，以免吸潮。

（8）某些矿物类饮片，如芒硝、硼砂等，在干燥空气中易失去结晶水而导致风化，故应贮于密闭的缸、罐中，置于阴凉处贮存。

（9）对于贵细饮片应与一般饮片区别分开，由专人管理。如贵细药品中的麝香，应用密闭瓶装，以防香气散失；牛黄也宜装瓶，在梅雨季时存放入石灰缸中，以防霉变受潮；人参极易受潮、虫蛀、发霉、泛油、变色，在梅雨季时也应放入石灰箱内贮存等。

（10）毒性中药应严格按照《医疗用毒性药品管理办法》执行。毒剧药品应做到专人专柜保管，并不可与一般饮片混贮，以避免意外事故发生。

贮存饮片的仓库需建立一套防护措施及温湿度管理办法，管理人员应定期做好药物的贮藏养护工作，并根据季节变化及炮制品的不同特性确定重点养护品种，对其实施分类保管养护。

二、养护方法

在贮藏期间，炮制品的各种变异几乎与温湿度有密不可分的关系，以下介绍几种常用的养护方法：

1. 除湿养护法　除湿养护法主要是利用自然吸湿物，如生石灰等在密封不严条件下吸湿，来改变库房的小环境，并可起到抑制害虫和霉菌生长的作用。常用的方法有通风法、吸湿防潮法。

（1）通风法：是利用自然环境气候来调节药物库房的温湿度，从而达到降温防潮作用。贮藏环境中通风合理，可使干燥的炮制品不受潮。一般情况下，应在室外相对湿度低及晴天无雾时开窗开门通风，反之则关窗关门，同时应在仓库内安装排风扇或其他通风设备。如不考虑库内外温湿度的实际情况，盲目通风处理则反而会导致药物受潮，甚至带来诸多不良后果。

（2）吸湿防潮法：除采取上述通风法来降低库房内湿度外，也可用除湿机保持环境的干燥，也可采用干燥剂来吸收药物或空气中多余的水分。通常吸潮方法有以下几种：

① 选择条件较好的面积较小的库房进行全部密封后，放入干燥剂，以减少库内湿度，保持贮存环境的干燥。

② 选择一定的容器（如缸、罐、铁桶、皮箱、密闭木箱等），投入适量的生石灰，利用薄木板分隔，将药物放置在木板上方，以便吸取药物的水分，保持其干燥。

常采用的干燥剂有：生石灰，又称氧化钙，其吸湿率可达 20% ～ 25%。无水氯化钙，是种无定形白色的固体，呈块状、颗粒状或粉状，吸潮率可达 100% ～ 120%。氯化钙吸湿后即溶化变成液体，将其溶化物重新加热，蒸发所含水分，仍能恢复固体块状，可重复利用。

2. 密闭（密封）养护法　本法主要采用密闭或密封养护的方法使饮片及其炮制品与外界环境的空气、光线、温度、湿度、霉菌、害虫等隔离，尽量减少这些因素对药物的影响，保持炮制品应有的质量，以防霉变、虫蛀。但在密闭处理前，炮制品所含水分不能超过安全值，且无任何变质现象，否则反而会诱导虫蛀霉变的产生。一般采用缸、罐、瓶、坛、柜、箱、铁桶等容器，密闭或密封贮存。如果密闭或密封前后，因密闭、密封处理不严或库房内湿度较高，外界空气中潮气会不断入侵，则可加入硅胶、木炭、生石灰等吸湿剂，这种密封和吸湿手段结合，可取得更好的养护效果。传统方法中对遇热敏感炮制品的养护，还可用稻糠、干沙、花椒等进行密封。现有密封性能更好的新材料如塑料薄膜、袋，更能增强干燥防霉、防虫的效果。当各种霉菌、害虫生长繁殖旺季时，或者贮藏环境气温逐渐升高时，或空气中相对湿度增大时，都宜采用密闭法或密封法。

3. 对抗贮藏法　对抗贮藏法是利用一些有特殊气味的物品同贮或采用两种或两种以上药物同贮在密闭容器里，相互制约从而起到防止霉变、虫蛀的养护方法。其原理是这些药物自身具有杀菌、杀虫的挥发性成分。如细辛与人参同贮，泽泻与牡丹皮同贮，花椒与蛤蚧、吴茱萸或荜澄茄同贮，冰片与灯心草同贮，硼砂与绿豆同贮等。如山苍子油、花椒、樟脑、大蒜、白酒等具有特殊气味的物品与药物密封同贮，也可达到良好的防霉、防蛀效果。如含糖饮片黄芪、大枣、枸杞子、龙眼肉等，含挥发油类饮片当归、瓜蒌、川芎等，动物昆虫类炮制品乌梢蛇、地龙、蛤蚧等，贵重饮片鹿茸、冬虫夏草等，喷洒少量 95% 药用乙醇或 50 度左右的白酒在这些药物上再进行密封保存，其防霉、防蛀效果也是很好的。

4. 冷藏法和低温贮藏法　采用低温贮藏炮制品，可以有效地防止发霉、防虫、变色等变质现象发生。对于贵重中药也大多采用冷藏法或低温贮藏法。

在湿度大的梅雨季节来临时，利用空调机或冷风机，可使冷藏库房的温度控制在 3 ～ 8℃之间，将炮制品贮藏于冷藏库之中，不仅能防霉、防虫、防变色、防走油，同时还不影响药材质量，也使害虫麻痹僵冻甚至死亡。但此法需要一定的设备，支出费用较大，冷藏最好在梅雨季节前进行，并且梅雨季节过后药物才能出库，同时温度不能低于 2℃，以免降低炮制品的质量。例如人参、蛤蟆油、银耳等常用低温贮藏法。

5. **高温养护法** 该法的原理是利用药物中害虫在高温的影响下，其抵抗能力均很差，所以利用高温（如烘烤或暴晒）处理中药炮制品，可有效地预防虫害的侵袭。一般情况下，环境温度高于40℃害虫就停止发育与繁殖，当环境温度高于50℃时，害虫会在较短时间里死亡，但含挥发油的饮片烘烤时温度不能超过60℃，否则其挥发成分散失明显，会影响炮制品的质量。

随着现代科技的发展和应用，用于中药饮片养护的新技术新手段也越来越先进，越来越多，如干燥养护技术（包括远红外加热干燥技术、微波干燥技术等）、Co-γ射线辐射杀虫灭菌养护技术、蒸气加热养护技术、气幕防潮养护技术、气调养护技术、气体灭菌养护技术、包装防霉养护法等。

复习思考

1. 炮制品质量基本要求包括哪几个方面？
2. 贮藏过程中炮制品的含水量应控制在什么范围？水分过高或过低有何种影响？
3. 温度、湿度、日光和空气会对贮藏的炮制品产生何种影响？
4. 炮制品常用贮藏方法有哪些主要内容？
5. 药物的养护方法有几种？

扫一扫，知答案

下 篇

净选与简单加工

【学习目标】
1. 掌握去除非药用部位的方法及适应的药物。
2. 熟悉常用清除杂质的方法。
3. 了解中药净制的目的。

项目一 净选加工的目的

一、净制的含义

中药材在切制、炮制或调剂、制剂前，选取规定的药用部位，除去非药用部位与变质、霉变品及虫蛀品等，使达到药用的净度称为净制。

净制是药材制成饮片或制剂前的基础工作，是中药炮制的第一道工序，也是影响中药饮片质量的首要环节。在古代，医药学家就很重视药用部位、品质和修治，如在《修事指南》中有："去芦者免吐，去核者免滑，去皮者免损气，去丝者免昏目，去筋脉者免毒性，去鳞甲者免毒存也。"

二、净制的目的

1. 除去泥沙杂质及虫蛀霉变品　除去药材在产地采收、加工、运输、贮藏等过程中混入的泥沙杂质、虫蛀品和霉变品。

49

2.除去非药用部位　为使调配时剂量准确或减少服用时产生的副作用，要除去残留的非药用部位。如去粗皮、去心、去毛、去核、去瓤等。

3.分离药用部位　将作用不同的药用部位区分开来，使之更好地发挥疗效。如麻黄茎与麻黄根、莲子心与莲子肉、花椒与椒目等。

4.药材分档　在净选时，将药材进行大小、粗细分档，使其均匀一致，便于进一步炮制。如半夏、天南星、大黄、白术等。

项目二　净选加工的方法

任务一　清除杂质

清除杂质的目的是为了使药物洁净或便于进一步加工处理。根据方法的不同，可分为挑选、筛选、风选、水选等，用以清除药物中所含的杂质或对药物进行大小分档。在生产中一般根据药材所含杂质的类型采取相应的去杂方法。

1.挑选　挑选是清除混在药材中的杂质、霉变品及虫蛀品等，或将药材按大小、粗细等进行分档，便于进一步炮制。如乳香、没药等常含有木屑、沙石等，紫苏叶、菊花、藿香等常夹有枯枝、腐叶及杂草，枸杞子、百合等常有霉变、泛油现象，这些杂质、非药用部位或变异品均须采用挑选法去除。半夏、天南星、川乌、大黄等药材需要按大小、粗细分开，以便分别浸润或炮制。

2.筛选　筛选是根据药材和杂质的体积大小不同，选用不同规格的药筛（或箩、簸箕），以筛去药材中的杂质或混在饮片中的辅料（如麸皮、河沙、滑石粉等），使其洁净；或将大小不等的药材用不同孔径的筛子筛选分开，如延胡索、半夏、鸡内金等，以便分别浸润、漂制和加热炮制。

在筛选方法上，传统多使用不同规格的竹筛、铁丝筛、铜筛、麻筛、马尾筛、绢筛等进行手工操作（马尾筛、绢筛一般用来筛去细小种子类的杂质，或药物研粉，需净细者）。现代多用振荡式筛药机、回旋式筛药机等进行操作。

3.风选　风选是利用药材和杂质的轻重不同，借助风力将杂质除去。操作时一般可用簸箕或风车通过扬簸或扇风，使杂质、非药用部位等和药材分开。该法多适用于果实种子类药材的净选，如车前子、紫苏子、吴茱萸、青葙子、莱菔子等。有些药物通过风选可将果柄、花梗、干瘪之物等非药用部位除去。

现在饮片生产企业多用风选机进行操作，分除重法和除轻法两种。除重法是指除去药材中的铁器、石块、泥沙，操作时逐渐提高风速至药材从上出料口排出，杂物则从下出料口排出；除轻法是指除去药材中的毛发等较轻的杂物，操作时逐渐减小风速，至药材从下出料口排出，杂物则从上出料口排出。风选时，若出料口药材中含有杂物时，则必须再次风选，以达到净度标准。

4.水选　水选是用水洗或漂的方法，除去附着于药材上的泥沙、盐分或不洁之物。如乌梅、大枣等药材需用水洗去泥沙；海藻、昆布等药材需不断换水漂洗，以漂净盐分；将蝉蜕、蛇蜕、土鳖虫等质地轻的药材在水中搅拌，使杂质漂浮于水面或沉于水中去除。水选时应掌握好时间，勿使药材在水中浸漂过久，导致有效成分流失，同时水选后的药物应及时干燥，防止霉变。根据药材的不同性质，水选可分为洗净、淘洗、浸漂三种方式。

按照GMP要求，淘洗或漂洗药材所用的水应为饮用水，浸洗过一种药材的水不得浸洗另一种药材，不同的中药材不得在一起洗涤；淘洗药材时，最后一遍水洗应用流水冲洗。水处理后的药材不得露天干燥，应及时淋干或甩干后装入洁净容器中，标明品名、重量、件数、生产日期、批号、工号，并迅速转入下一道工序。

任务二　清除非药用部位

一、去残根或残茎

全草类或根茎类药材须除去残留的主根、支根、须根等部位，如荆芥、薄荷、泽兰、藕节等。用根的药材须除去残留的茎，如续断、防风、柴胡、龙胆等。此外，一些药材（如麻黄）的根、茎均能入药，但两者作用不同，需分开药用部位后分别入药。

二、去芦

"芦"又称"芦头"，芦头一般是指残留于根或根茎类药材上的根头、根茎、残茎、茎基、叶基等部位，简称为芦。历代医药学家认为"芦"为非药用部位，去芦能免吐，如《修事指南》有"去芦头者免吐"。

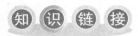

人参有必要去芦吗

古人将参芦作为涌吐剂。而经成分分析、动物实验、临床观察证明，参芦与人参成分相同，又无涌吐作用，人参去芦没有必要，《中国药典》一部（2015年版）对人参、桔梗、防风等药材已不做去芦要求。

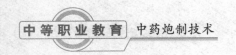

三、去心

"心"一般指根类药材的木质部或种子的胚芽。在实际操作中，去心主要包括去根的木质部分和枯朽部分、种子的胚、花类的花蕊、某些果实的种子以及鳞茎的茎等。近代有地骨皮、五加皮、白鲜皮、连翘等药材去心。

从历代文献中可归纳出去心的作用主要有：除去非药用部位、消除副作用（《修事指南》有"去心者免烦"等）、分离不同的药用部位。

现代研究认为，去心有两方面作用，一是除去非药用部位，如地骨皮、白鲜皮、五加皮等药材的心（即木质部）所占比重较大，又无药效，在产地趁鲜除去，能保证调剂用量的准确性。二是分离药用部位，如莲子心能清心热，而莲子肉能补脾涩精，一般在产地趁鲜用竹签插出莲子心，分别干燥入药。

四、去核

有些果实类药材常用其果肉（如乌梅等）或假种皮（如龙眼肉），而不用其核。过去认为，去核可消除副作用和分离药用部位，如《修事指南》总结为"去核者免滑"，《证类本草》中有，蜀椒"椒目冷，别入药用，不得相杂"。现代认为，去核主要是能增强果肉的药用效果，如山茱萸、诃子肉、乌梅肉等。去核一般在产地趁鲜剥取果肉去核，未做去核处理者，可将其软化后剥去核，干燥。

五、去瓤

有些果实类药材需去瓤后入药。《本草蒙筌》中载有"有剜去瓤免胀"，《修事指南》中也有相同的记述。现代研究表明，枳壳瓤及中心柱中挥发油含量甚少，瓤约占枳壳重量的20%，又容易霉变和虫蛀，其水煎液极为苦酸涩，且又有瓤会导致胀气的说法，故除去瓤是有一定道理的。历代要求去瓤的品种主要有枳壳、木瓜、瓜蒌皮等。一般洗净润软后去除。

六、去枝梗

去枝梗指除去某些果实、花、叶类药材中的非药用部位，如去除老茎枝、柄蒂（果柄、花柄）等，使药物纯净，用量准确。

现代常要求去枝梗的药材有五味子、连翘、花椒、辛夷、菊花、桑叶、侧柏叶、槐角、夏枯草等。一般常用挑选、切、剪、摘除等方法除去枝梗。

七、去皮壳

去皮壳的操作方法在《金匮玉函经》中就有记载，如"大黄皆去黑皮"，清代《修事指南》中提出"去皮免损气"，而现代对去皮壳则有新的认识。一是除去树皮类药材的栓皮，如厚朴、肉桂、杜仲、黄柏等用刀刮去栓皮、苔藓及其他不洁之物；二是刮去部分根及根茎类药材的外皮，如白芍、山药等一般多趁鲜在产地去皮；三是去种子类药材的种皮，如苦杏仁、桃仁等；四是去除部分果实类药材的果皮，如草果、使君子、大风子、莲子等。

厚朴、杜仲、肉桂、黄柏等药材的粗皮中有效成分含量较低，去除粗皮是合理的；但牡丹皮刮去皮后，其所含的丹皮酚含量降低，因此对其去皮不做要求。

八、去毛

一些药物表面或内部常着生有很多绒毛，历代认为服用带毛的药物后能刺激咽喉，引起咳嗽或其他有害作用，故须除去，以消除其副作用。根据药物特点及毛茸着生的位置不同，可分别采取下列方法去除毛茸。

（1）刷去毛 部分叶类药材如枇杷叶、石韦等，在叶的背面密生绒毛，一般量小时用毛刷刷除毛茸；量大时多采用去毛机除去毛茸。

（2）挖去毛 金樱子果实内部生有淡黄色绒毛，常在产地加工时趁鲜纵剖两瓣，挖去毛核。对于未去净的金樱子，可用温水浸润后纵剖，挖净毛核，干燥。

（3）烫去毛 某些根茎类药材如马钱子、狗脊表面着生有绒毛，可用砂烫法烫焦绒毛，取出稍晾，再撞净入药。

（4）刮去毛 如鹿茸去毛时，先用瓷片或玻璃片将其表面茸毛基本刮净后，再置酒精灯上稍燎，用布擦净毛屑。注意不可将茸皮燎焦，以免切片时破碎。

（5）撞去毛 如香附等药材表面生有毛须，先将其烫至毛焦后，放凉装入竹篓，再放入少许瓷片或瓦片，扶摇竹篓两头来回晃动，待其绒毛在撞击中被擦净，取出过筛。

九、去头尾、足翅、皮骨、残肉

部分动物类药材，须除去头尾、足翅、皮骨或残肉等部位，其目的是洁净药物或除去有毒部分。蕲蛇、乌梢蛇等要求去头尾及鳞片；斑蝥等须去头、足、翅；蛤蚧去鳞片及头足；龟甲、鳖甲等去皮肉、筋膜。操作时，常采用砍、切、剥、刮、掰、蒸等方法处理。如去头尾、皮骨一般采用浸润切除、蒸制剥除等方法；去头足翅，一般采用掰除、挑选等方法。

任务三　其他简单加工

1. 碾捣 某些矿物、动物、植物类药物，由于质地特殊或形体较小，不便于切制，常碾碎或捣碎后入药。传统上多用乳钵、冲筒、铁研船等工具进行操作，使药物充分发挥其疗效。采用碾碎或捣碎加工的药物，主要包括以下几类。

（1）矿物、化石类　如石膏、磁石、自然铜、花蕊石、龙齿、琥珀等。

（2）甲壳类　如穿山甲、龟甲、石决明、牡蛎、瓦楞子、蛤壳等。

（3）果实、种子类　如苍耳子、牵牛子、肉豆蔻、郁李仁、酸枣仁等。该类药物多含有脂肪油或挥发油，碾或捣碎后不宜储存，多在调剂时进行操作。

（4）根及根茎类　该类药物多切片后供临床应用，一些形体较小、不便切制的药物，如川贝母、三七等药物，须在调剂时捣碎入药。

2.制绒　将某些药物经碾、捣或捶打成绒状，以缓和其药性或便于应用。如麻黄碾成绒，能缓和其发汗作用，适用于老年、儿童和体质弱的患者服用；艾叶制绒，则便于制作"灸"法所用的艾条或艾炷。

3.拌衣　将药物表面用水湿润，使辅料黏附于药物上，从而起到一定的协同治疗作用。拌衣有朱砂拌和青黛拌两种。如用朱砂拌茯苓、茯神、远志等，能增强其宁心安神作用；青黛拌灯心草有清热凉血的作用。

4.揉搓　某些质地松软、纤维性强而呈丝条状或质地疏松易碎的药物，为了方便调配和煎煮，常揉搓成团状（如竹茹、谷精草）或小碎块（如荷叶、桑叶等），便于调剂和制剂。

复习思考

一、选择题

【A型题】（单项选择题）

1.炮制中需制绒的药物是（　　）

　A. 麻黄　　　　　　　B. 谷精草　　　　　　　C. 竹茹
　D. 苍耳子　　　　　　E. 灯心草

2.需采用挖去毛以清除毛核的药物是（　　）

　A. 鹿茸　　　　　　　B. 金樱子　　　　　　　C. 骨碎补
　D. 石韦　　　　　　　E. 枇杷叶

3.筛选是根据药物与杂质的（　　）不同来清除药物中杂质的方法

　A. 质量　　　　　　　B. 轻重　　　　　　　　C. 色泽
　D. 体积　　　　　　　E. 气味

4.净选时需要去心的药物是（　　）

A. 枳壳、桔梗　　　　　　B. 巴戟天、地骨皮　　　C. 厚朴、丹参

D. 黄柏、远志　　　　　　E. 五味子、山楂

5. 含挥发油成分的药物，一般不宜采用的方法是（　　　）

A. 切制　　　　　　　　　B. 喷淋　　　　　　　　C. 阴干

D. 抢水洗　　　　　　　　E. 加热炮制

6. 狗脊去毛宜采用的方法是（　　　）

A. 烫去毛　　　　　　　　B. 刷去毛　　　　　　　C. 燎去毛

D. 挖去毛　　　　　　　　E. 撞去毛

7. 与朱砂拌衣可增强宁心安神作用的药物是（　　　）

A. 茯苓　　　　　　　　　B. 艾叶　　　　　　　　C. 灯心草

D. 麦冬　　　　　　　　　E. 柏子仁

【X型题】（多项选择题）

1. 需要去毛的药物有（　　　）

A. 鹿茸　　　　　　　　　B. 枇杷叶　　　　　　　C. 狗脊

D. 金樱子　　　　　　　　E. 骨碎补

2. 常用清除杂质的方法有（　　　）

A. 挑选　　　　　　　　　B. 筛选　　　　　　　　C. 风选

D. 水选　　　　　　　　　E. 刮除

3. 其他加工包括（　　　）

A. 碾捣　　　　　　　　　B. 制绒　　　　　　　　C. 拌衣

D. 揉搓　　　　　　　　　E. 调配

二、简答题

1. 简述净选加工的目的及常用方法。

2. 麻黄根和麻黄茎为什么要分别入药？

3. 简述中药非药用部位包括的内容。

4. 去毛的方法有哪几种？请举例说明。

5. 去皮壳的药物主要有哪几类？请举例说明。

扫一扫，知答案

模块六

饮片切制

饮片是指可直接供中医临床调配处方或中成药生产用的所有中药。饮片切制则是将净选后的药材进行软化处理，切成一定规格的片、丝、段、块等的形状，且具有一定规格饮片的炮制工艺。其历史悠久，由"㕮咀"发展而来，㕮咀是指用口咬碎药材的意思，它是中药炮制的第二道工序。早在汉以前的《五十二病方》中，就载有"细切""削""剉"等早期饮片切制用语。历经汉、唐发展到南宋时期，制药事业日臻完善，如南宋末年周密在《武林旧事》中，曾记载杭州已有制售"熟药圆散，生药饮片"的作坊。明代陶华的《伤寒六书》制药法中明确提出了饮片一词，曰"一用川大黄，须锦纹者，佳。锉成饮片"。"饮片"一词直到清代吴仪洛在《本草从新》一书中的柴胡项下明确提出"药肆中俱切为饮片"，从此沿用至今。中药材切制主要具有以下目的：

1. 便于有效成分的煎出 饮片切制的厚薄直接影响到药效，药材切制成饮片后，表面积增大，内部组织显露，饮片与溶媒的接触面增大，提高有效成分的煎出率，并可避免药物在煎煮过程中的糊化、粘锅等现象。一般按照药材的质地不同而采取"质坚宜薄""质松宜厚"的切制原则。

2. 利于炮制 将药材切制成一定规格的饮片，便于炮制时控制火候，使受热均匀，有利于与辅料均匀接触，提高炮制效果。

3. 利于调配和制剂 药材切成饮片后，体积适中，方便调配；制备液体剂型时，能提高浸出效果；制备固体剂型时，利于粉碎；使处方中的药物分散均匀，比例相对稳定。

4. 便于鉴别 药材切成饮片后，显露了药材的组织结构特征，以示区别，防止混淆。

5. 方便药物贮运 药材切成饮片后，洁净度提高，水分含量降低，可减少霉变、虫蛀等变异现象的发生，有利于贮藏；同时还有利于规范包装，方便运输。

项目一 手工切制

除少数药材如鲜石斛、鲜芦根、鲜生地黄、竹茹、通草、灯心草等可在产地趁鲜切制外，绝大多数药材切制成饮片前必须经过水处理，目的是使药材吸收适量水分使其质地柔软适中，便于切制。明代《本草蒙筌》载："诸药锉时，须要得法，或微水渗，或略火烘，湿者候干，坚者待润，才无碎末，片片薄匀。"中药材的软化处理，要根据药材的种类、质地、内含物和季节等情况，灵活选用，严格控制水量、温度和时间。为减少有效成分的流失，在药材软化时应遵循"少泡多润、药透水尽"的原则，以软硬适度，便于切制为准。

一、中药材软化

（一）常用软化处理法

1. 淋法（喷淋法） 淋法是用饮用水喷淋或浇淋药材的方法。多适用于气味芳香、质地疏松的全草类、叶类、果皮类及有效成分易流失的药材，如荆芥、枇杷叶、细辛、陈皮、甘草等。操作时先将药材整齐堆放，用饮用水自上而下均匀喷淋，喷淋的次数应根据药材质地而异，一般喷淋2～4次后稍润，待茎部软化后即可切片。若采用喷淋法处理后，药材仍达不到切制要求，可选用其他方法再进行软化处理。

2. 洗法（抢水洗） 洗法系指用饮用水短时间、快速洗涤药材的方法。适用于质地松软，水分易渗入及有效成分易溶于水的药材，如合欢皮、五加皮、南沙参、石斛、瓜蒌皮等。操作时，将药材置饮用水中，快速洗涤，及时捞出后稍润，待软化后切制，以防药材"伤水"和有效成分流失。大多数药材洗一次即可，但对含泥沙或其他杂质较多的药材，则需要水洗数遍，以洁净为度。目前，大生产多采用洗药机洗涤药材。

3. 泡法（浸泡法） 泡法是将药材用饮用水浸泡一定时间，使其吸入适量水分的方法。适用于质地坚硬，水分难以渗入的药材，如大黄、川芎、莪术、泽泻等。操作时，先将药材洗净，再注入饮用水将其淹没，一般中间不换水，浸泡至一定程度，捞起，润软后切制。一些质轻能在水中漂浮的药材，要压一重物，使其沉入水中，以达到浸泡目的。以甲壳、骨骼入药的动物类药材，如狗骨等要加盖长时间浸泡，以除去皮、肉、筋、膜，留下所需的骨质。浸泡时间长短，视其质地、大小和季节、水温等灵活掌握。一般体积粗大、质地坚实的药材，泡的时间宜长些，体积细小、质轻者，泡的时间宜短些；春、冬季节浸泡的时间宜长些，夏、秋季节浸泡的时间宜短些，以防止"伤水"和有效成分的流失。要本着"少泡多润"的原则，使之软硬适中便于切制为准，保证药物的质量。

4. 漂法　漂法是将药材用多量水，多次漂洗的方法。适用于毒性药材、盐腌制过的药材及有腥臭气味的药材，如乌头、天南星、盐苁蓉、昆布、紫河车等。操作时，将药材放入大量的饮用水中，每日换水 2～3 次，漂去有毒成分、盐分及腥臭异味，漂后切制。一般毒性药材漂至切开无白心、口尝半分钟内不刺舌，含盐分的药材漂至无盐味，有腥臭气味的药材以漂去瘀血和腥臭味为度。漂后切制，干燥即得。

5. 润法　润法将经泡、洗、淋处理仍达不到切制要求的药材，用适当的器具盛装或堆积于润药台上，以湿物遮盖，或继续喷洒适量饮用水，保持湿润状态，使药材外部的水分徐徐渗透到组织内部，达到内外湿度一致。润制的具体方法有露润、浸润、伏润等。

（1）浸润　以定量的水或其他溶液浸润药材，经常翻动，使水分缓缓渗入其内部，以"药透水尽"为度。如酒润黄连、木香，水浸枳壳、郁金等。

（2）伏润（闷润）　经过水洗、泡或以其他辅料处理的药材，用缸（坛）等在基本密闭条件下闷润，使药材内外软硬一致，利于切制，如郁金、天麻、川芎、白芍等。该法多在气温较低时采用。

（3）露润（吸湿回润）　将药材摊放于渗水容器中或垫有篾席的阴湿地面上，盖以湿物，使其自然吸潮回润。适用于含油脂、糖分多的药材，如当归、玉竹、玄参、牛膝等。

（4）盖润　用湿物遮盖药材，使水分渗入内部，达到适合切制的程度。如丹参、板蓝根、桔梗、独活等。

（5）复润　有些药材一次难以润透，可在闷润至发热或稍发黏时取出，用清水洗涤，稍晾晒后再进行闷润，如此反复操作，直至药材润透，达到适合切制的程度。如大黄、何首乌、乌药等。

润药的优点：一是有效成分损失少；二是饮片颜色鲜艳；三是使水分均匀，饮片平坦整齐，减少炸心、翘片、掉边、碎片等现象。润药得当，既便于切制，又能防止有效成分的流失，保证饮片的质量。因此有"七分润工，三分切工"之说。润药操作时应注意：润法时间应视药材质地和季节而定，质地坚硬的宜长些，质地较软的宜短些。冬、春季润药时间宜长；夏、秋季宜短，并要防止药材霉变。大黄、何首乌等质地特别坚硬的药材，一次不易润透，要反复润制才能软化；山药、天花粉等含淀粉较多的药材，应防止发黏、变红、发霉、变味等现象出现，一经发现，立即以饮用水快速洗涤，晾晒后再适当浸润。为缩短润药时间，提高润药效果，生产上已开始采用润药机润制药材。

（二）加热软化处理法

一些性质特殊的药材宜采用加热法进行软化。如阿胶等一些胶类药材常采用干热软化法，先将整块阿胶放入烘箱内，60℃烘软，趁热切制成立方块后，再用蛤粉进行烫制；黄芩、木瓜、天麻等药材，常采用蒸、煮等湿热软化法软化药材，既能加速软化，又利于保存有效成分和保持片形美观。

二、药材软化程度的检查方法

药材在水处理过程中，需要检查其软化程度是否符合切制要求，习惯称"看水性""看水头"。常用的经验检查方法主要有以下四种。

1. 弯曲法　适用于白芍、山药、黄芪等长条状药材。药材软化后握于手中，大拇指向外推，其余四指向内缩，以药材略弯曲、不易折断为宜。如白芍、木香、山药等。

2. 指掐法　适用于白术、泽泻、川芎、苍术等团块状药材。以指甲能掐入药材表面为度。如白术、天花粉、白芷等。

3. 穿刺法　适用于大黄、何首乌、虎杖等粗大的块状药材。用钢钎适当用力能刺穿药材而无硬心感为宜。如大黄、泽泻、虎杖等。

4. 手捏法　适用于当归、独活等不规则的根及根茎类药材。软化后以手捏粗的一端，感觉其较柔软为宜。有些块状的根及根茎、果实、菌类药材，需将药材润至手握无"吱吱"响声或无坚硬感为度，如延胡索、槟榔、枳实、雷丸等。

为了缩短切制工艺生产周期，提高饮片质量，还可采用真空加温润药法和减压冷浸法以达到较好的效果。

三、常见的饮片类型

饮片切制的形状及规格，取决于药材自身的形状、质地、断面特征以及炮制及调配等不同需要，药材的自然状况对于饮片类型具有重要意义，因为它直接关系到饮片切制的操作和临床疗效。一般根据《中国药典》和各省市中药炮制规范指出的饮片类型为准。常见的饮片类型及规格见表6-1。

此外，中药配伍颗粒已被《中华人民共和国药品管理法》纳入中药饮片批准文号管理，是以符合中药炮制规范的中药饮片为原料，经现代科技手段精制而成的颗粒剂，为可供临床配方等使用的纯中药产品。

表6–1 常见饮片类型及规格

类型		规格	适用药材	举例
片	厚度	极薄片	厚1mm以下	木质类，动物骨、角质类药材	降香、羚羊角、鹿茸等
		薄片	厚1～2mm	质地致密坚实，切薄片不易破碎的药材	槟榔、乌药、白芍、天麻、当归等
		厚片	厚2～4mm	质地松泡，粉性大，黏性大，切薄片易破碎的药材	山药、天花粉、泽泻、丹参、升麻、南沙参等
	形状	横片（圆片）	厚1mm以下 厚1～2mm 厚2～4mm	长条形、断面特征明显的根、根茎类药材及球形果实、种子类药材	枳壳、白芍、白芷、何首乌等
		斜片	厚1mm以下 厚1～2mm 厚2～4mm	长条形而纤维性强的药材。斜度小的称瓜子片；斜度稍大而体粗者称马蹄片；斜度大而较细者称柳叶片	柳叶片（甘草、黄芪、银柴胡、漏芦、紫苏梗、鸡血藤、木香）、瓜子片（桂枝、桑枝）、马蹄片（大黄）
		直片（顺片）	一般厚2～4mm	形状肥大，组织致密，色泽鲜艳和鉴别特征突出的药材	天花粉、白术、附子、防己、升麻等
丝		细丝	宽2～3mm	皮类、果皮类药材	厚朴、黄柏、秦皮、合欢皮、瓜蒌皮等
		宽丝	宽5～10mm	叶类、较薄的果皮类药材	枇杷叶、淫羊藿、冬瓜皮、陈皮等
段		咀（短段）	长10～15mm	全草类和形状细长，有效成分易于煎出的药材	党参、怀牛膝、北沙参、薄荷、荆芥、香薷、白茅根、木贼、石斛、麻黄、忍冬藤、谷精草等
		节（长段）			
块			边长8～12mm的立方块	煎熬时易煳化的药材	神曲、茯苓、阿胶丁等

四、手工切制方法

手工用的切药刀全国各地不甚相同，但切制方法相似。手工切制具有操作方便、灵活，不受药材形状限制，所切出的饮片具有厚薄均匀、片型美观、规格齐全、损耗率低等优点，能很好地弥补机器切片的不足。但是手工切制存在着劳动强度大，切片速度慢，效率低等缺陷。

1. 切制 手工切制常用切药刀，主要由刀片、刀床、压板、装药斗、控药棍等部件组成，刀片装在刀床架上，可切制不同类型和规格的饮片。操作时，将软化好的药材，单个（俗称"个活"）或整理成把（俗称"把活"）置于刀床上，用左手握住药材向刀口推送，同时右手拿刀柄向下按压，即可切制成饮片。饮片的厚薄长短，以推进距离控制。有些"个活"，如槟榔可用"蟹爪钳""铁钳"夹紧后向前推进。某些贵重药材，还可采用特殊的工具切制，如专门用来加工鹿茸的切制刀。

2. 镑 用镑刀将软化后的药材镑成极薄片，适用于羚羊角、水牛角等动物角类药材。

镑片时，将软化的药材用钳子夹住，手持镑刀一端，来回镑成极薄的饮片。近年来，许多地方已经用镑片机替代镑刀。操作时，将药材装入木盒，盒子上加压力轮，将药物向下挤压，利用镑刀往复运动，将药物镑成极薄片。

3.锉　用钢锉将药材锉成粉末。一般不事先准备，而是依处方要求，在调配时将其锉为粉末。适用于质地坚硬的动物角质类药材，如羚羊角、水牛角等。

4.刨　用刨刀将药材刨成薄片。操作时，先将药材固定，用刨刀将药材刨成极薄片或薄片。适用于檀香、松节、苏木等质地坚硬的木质类药材。若利用机械刨刀，药材需预先进行软化处理。

5.劈、砍　利用斧头、砍刀之类工具，将动物骨骼类或木质类药材劈或砍成块状、段状等，如松节、苏木等。

项目二　机器切制

一、药材软化

为减少药材中所含有效成分的流失，提高药材软化效果，保证饮片质量，提高工作效率，目前在一些饮片厂开始采用真空加温润药、减压冷浸软化、加压冷浸软化等新技术。

1.真空加温润药法　将药材置于特制的密封容器内，利用真空泵尽量抽出容器及药材内部的空气，在负压状态下通入蒸汽，使药材内外保持一定的温度及湿度，药材软硬适中后取出切片。

2.减压冷浸软化法　用抽气机械将药材组织间隙中的气体抽出至接近真空状态，之后注入饮用水，恢复常压，使水分吸入药材组织内部，达到软化的目的。

3.加压冷浸软化法　应用加压机械，将水分强行压入药物组织内部而达到软化的目的。

二、药材软化程度的要求

依据药材适切的硬度要求，达到"药透水尽"软化目的，减少饮片干燥损耗，通过寻找药材相对硬度与含水量的关系、药材含水量与"易切性"的关系等，为药材软化工艺实施提供依据。经过实验，一般药材达到适合切制的含水量在15%～30%。

三、切制

机器切制具有劳动强度小、生产效率高，适用于工业化生产等特点，但存在着饮片类型少、片形不美观等不足。目前中药饮片生产企业主要采用机器切制，常用的切药机有：

1. **剁刀式切药机**　结构简单，适应性强，一般适合切制长条状的根及根茎类、全草类药材，不适合切制颗粒状药材。

2. **旋转式切药机**　药材经链条传送带送至进料口，由旋转的刀盘将药材切成所需规格的饮片。适用于切制颗粒状、团块状及球形药材，不适用于全草类药材的切制。

3. **多功能切药机**　具有体积小，重量轻，效率高，操作维修方便等特点。适用于切制根茎、块茎及果实类中药材，能切制横片、直片及多种规格斜形饮片。操作时可根据药材的形状、直径选择不同的进药口，以保证饮片质量。

4. **往复式切药机**　由于机械的传动，使刀片上下往复运动，原料经链条连续送至切药口，由往复式切刀切制成所需要厚度的饮片。有直线往复式切药机、斜片高速裁断往复式切药机、变频往复式直线切药机、数控高速裁断往复式切药机等类型。适用于各类药材的切制加工。

项目三　饮片干燥

药材切成饮片后，由于水分含量高，必须及时干燥，否则容易出现变色、酸败或霉烂等现象，影响饮片质量。由于饮片性质不同，其干燥方法也不尽相同，干燥方法是否适当，是保证饮片质量的关键。饮片的干燥有自然干燥和人工干燥两种，目前通过 GMP 认证的中药饮片企业主要采用人工干燥。

1. **自然干燥**　自然干燥是指把切制好的饮片置于日光下晒干或置于阴凉通风处阴干的方法。晒干是将潮湿饮片置阳光下，不时翻动，晒至干燥。阴干法是将潮湿饮片置阴凉通风处，使水分缓缓蒸发，晾至干燥。阴干法适用于气味芳香、含挥发性成分较多、色泽鲜艳和受日光照射易变色、易走油的饮片，如藿香、当归、槟榔等。自然干燥经济方便，但占地面积较大，干燥时间长，易受气候条件影响，饮片也容易受环境污染。晒干法和阴干法都不需要特殊设备，但易受气候的影响，饮片亦不太卫生。

2. **人工干燥**　人工干燥是利用一定的干燥设备，促使饮片干燥的方法。本法不受气候变化的影响，且清洁卫生，并能缩短干燥时间，降低劳动强度。采用该法时，应视饮片性质控制好温度和加热时间，否则有损药效。人工干燥的温度，应视药物性质而灵活掌握。一般性药材的饮片干燥时以不超过 80℃ 为宜；气味芳香、含挥发性成分的饮片以不超过 50℃ 为宜。干燥后的饮片水分含量一般要求控制在 7% ～ 13%。常用的干燥设备包括：翻板式干燥机，热风式干燥机，红外线辐射装置设备等。

自然干燥和人工干燥后的饮片均需晾凉后贮藏，否则，容易回潮和发霉。

近年来，全国各地在生产实践中，设计并制造出多种干燥设备，如直火热风式、翻板式、蒸汽式、电热式、红外线式、远红外线式、微波式等干燥设备。其干燥能力和干燥效果都有了很大提高。

项目四 饮片的包装

饮片的包装系指对饮片进行盛放、包扎并加以必要说明的过程，是饮片切制操作中很重要的一道工序。

1. 饮片包装的作用 饮片包装的作用主要有：①保存饮片的数量、美观、清洁、卫生和品质；②方便饮片的存取、运输和销售；③有利于促进饮片生产的现代化、标准化；④有利于中医临床调配使用。

大多数饮片包装沿用原药材的包装，包装材料采用麻袋、竹筐、蒲包等，混乱不一，致使饮片污染严重。饮片包装不善，会严重影响饮片的保管、贮存、运输和销售。

2. 饮片包装的主要类型

（1）小包装加大包装：适用于所有一般性质的饮片，如根及根茎类、果实种子类、叶类、花类、全草类、动物类、矿物类等。小包装多用无毒聚乙烯塑料透明袋，一般每袋装0.5kg、1.5kg、2kg。外形有钩刺的饮片可用双层或多层无毒聚丙烯塑料袋包装，以防泄漏。大包装可根据药材的质地和性质选用硬纸箱、大铁盒、无毒聚丙烯塑料编织袋等。大小包装外面都注明饮片品名、规格、数量、生产批号、企业名。必须注意，对于水制、火制或水火共制的饮片必须待凉透后方可包装，否则会出现结露和霉变现象。

（2）精细包装：对于毒性、麻醉性、贵细药材的饮片，宜用小玻璃瓶、瓷瓶、塑料瓶、食品袋、PVC 易拉罐等。装量一般不超过 200g，或分装到一日量或一次量的最小包装，并贴上完整的使用说明标签。对有特殊要求的饮片，在外包装上应有明显的规定性标志。

中药饮片作为一种特殊的商品，产品包装设计也相当重要。好的设计要充分体现出产品的价值及产品的特殊性，在充分发挥社会效益的同时，也能创造出良好的经济效益。

项目五 不合格饮片产生原因分析

在饮片切制过程中，由于软化不当或切制刀具不合床，切制机械调试不佳，或干燥不及时、干燥方法不当等，均会影响饮片质量，导致下列不合格饮片的产生。因此要对切制过程中及干燥后的饮片进行外观检查，以便及时采取措施，保证饮片质量。

1. 连刀片（拖胡须、挂须儿） 连刀片是饮片之间相互牵连、未完全切断的现象。产生的原因是药材软化不均匀，外部含水多或刀具不锋利、不合床，或操作技术欠佳。如厚朴、桑白皮等。解决办法是通过晾晒降低水分含量后再润至适于切制程度、磨刀或调整刀床。

2. **翘片（马鞍片）** 翘片是饮片边缘卷曲不平整或卷曲呈马鞍状。系药材软化时内部水分含量过多（"伤水"）所致。如槟榔、白芍等。解决办法是再润至适于切制程度。

3. **皱纹片（鱼鳞斑）** 皱纹片是饮片片面粗糙，呈鱼鳞样斑痕。系药材软化程度不够或刀具不锋利或刀与刀床不吻合所致。如三棱、莪术等。将药材再软化至适于切制程度或将刀具磨制锋利后切制。

4. **掉边与炸心** 药材切制后，前者出现饮片的外层与内层相脱离，形成圆圈和圆芯两部分；后者为药材切制时，其髓芯随刀具向下用力而破碎，系内外软硬程度不同所致。如郁金、桑枝、泽泻等。采用将药材润至内外软硬程度一致，以利于切制。

5. **油片（走油）** 饮片表面有油分、糖分或黏液质渗出，使饮片颜色加深或变味的现象。系药材软化时"伤水"或环境温度过高所致。如当归、白术、苍术、独活等。应采用露润法润药。

6. **发霉** 饮片表面长出菌丝的现象。系饮片干燥不及时、干燥方法不当或饮片未完全干燥，或贮藏环境潮湿等原因所致。如山药、白术、白芍、当归等。依据药物中所含成分确定干燥温度，另外，在干燥后收藏前测定饮片水分含量，控制在安全水分线内。

7. **变色与走味** 饮片干燥后失去了原有的色泽或气味。系药材软化时浸泡太过，或切制后饮片干燥不及时、干燥方法不得当所致。如黄芩、槟榔、白芍等。

- -

复习思考

一、选择题

【A型题】（单项选择题）

1. 以鲜切为宜的药物是（　　　　）

A. 大黄   B. 槟榔   C. 芦根

D. 益母草   E. 北沙参

2. 以干切为宜的药物是（　　　　）

A. 灯心草   B. 白芍   C. 桔梗

D. 北沙参   E. 益母草

3. 切制前，需用淋法软化的药材是（　　　　）

A. 大黄   B. 槟榔   C. 丹参

D. 益母草   E. 北沙参

4. 切制前，需用泡法软化的药材是（　　　）

A. 防风　　　　　　　　B. 槟榔　　　　　　　C. 丹参

D. 益母草　　　　　　　E. 北沙参

5. 鹿茸的软化方法宜用（　　　）

A. 淋法　　　　　　　　B. 洗法　　　　　　　C. 泡法

D. 烘法　　　　　　　　E. 酒软化法

6. 极薄片的厚度是（　　　）

A. 0.5mm 以下　　　　　B. 0.5 ～ 1mm　　　　C. 1 ～ 1.5mm

D. 1 ～ 2mm　　　　　　E. 2 ～ 4mm

7. 薄片的厚度是（　　　）

A. 0.5mm 以下　　　　　B. 0.5 ～ 1mm　　　　C. 1 ～ 1.5mm

D. 1 ～ 2mm　　　　　　E. 2 ～ 4mm

8. 厚片的厚度是（　　　）

A. 1 ～ 2mm　　　　　　B. 2 ～ 3mm　　　　　C. 2 ～ 4mm

D. 3 ～ 4mm　　　　　　E. 4 ～ 5mm

9. 宽丝的宽度是（　　　）

A. 2 ～ 3mm　　　　　　B. 2 ～ 4mm　　　　　C. 5 ～ 10mm

D. 10 ～ 15mm　　　　　E. 8 ～ 12mm

10. 细丝的宽度是（　　　）

A. 2 ～ 3mm　　　　　　B. 2 ～ 4mm　　　　　C. 5 ～ 10mm

D. 10 ～ 15mm　　　　　E. 8 ～ 12mm

11. 短段的长度是（　　　）

A. 2 ～ 3mm　　　　　　B. 2 ～ 4mm　　　　　C. 5 ～ 10mm

D. 10 ～ 15mm　　　　　E. 8 ～ 12mm

12. 长段的长度是（　　　）

A. 2 ～ 3mm　　　　　　B. 2 ～ 4mm　　　　　C. 5 ～ 10mm

D. 10 ～ 15mm　　　　　E. 8 ～ 12mm

13. 块的边长是（　　　）

A. 2 ～ 3mm　　　　　　B. 2 ～ 4mm　　　　　C. 5 ～ 10mm

D. 10 ～ 15mm　　　　　E. 8 ～ 12mm

14. 宜切制成极薄片的药材是（　　　）

A. 山药　　　　　　　　B. 羚羊角　　　　　　C. 川芎

D. 川乌　　　　　　　　E. 桑枝

65

15. 宜切制成薄片的药材是（　　　）

    A. 白术   B. 地榆   C. 白芍

    D. 山药   E. 大黄

16. 宜切制成厚片的药材是（　　　）

    A. 槟榔   B. 当归   C. 白芍

    D. 山药   E. 三棱

17. 宜切制成细丝的药材是（　　　）

    A. 荷叶   B. 枇杷叶   C. 淫羊藿

    D. 冬瓜皮   E. 陈皮

18. 一般性的饮片，干燥温度应不超过（　　　）

    A. 50℃   B. 60℃   C. 70℃

    D. 80℃   E. 100℃

19. 含芳香挥发性成分的饮片，干燥温度应不超过（　　　）

    A. 40℃   B. 50℃   C. 60℃

    D. 70℃   E. 80℃

20. 饮片干燥后的含水量一般为（　　　）

    A. 1%   B. 2%   C. 5%

    D. 7%～13%   E. 不应含水

【X型题】（多项选择题）

1. 下列药材，可以干切成饮片的是（　　　）

    A. 丝瓜络   B. 北沙参   C. 谷精草

    D. 灯心草   E. 通草

2. 适用于喷淋法软化的药材是（　　　）

    A. 益母草   B. 荆芥   C. 白术

    D. 黄柏   E. 陈皮

3. 适用于洗法软化的药材是（　　　）

    A. 丹参   B. 泽泻   C. 五加皮

    D. 防风   E. 北沙参

4. 适用于泡法软化的药材是（　　　）

    A. 白术   B. 山药   C. 川芎

    D. 防风   E. 泽泻

5. 浸泡中易"下色"的药材是（　　　）

A. 白术　　　　　　　B. 大黄　　　　　　　C. 甘草

D. 射干　　　　　　　E. 泽泻

6. 常用加热法软化的药材是（　　　）

A. 黄芩　　　　　　　B. 红参　　　　　　　C. 木瓜

D. 天麻　　　　　　　E. 阿胶

7. 可切制成极薄片的药材是（　　　）

A. 羚羊角　　　　　　B. 苏木　　　　　　　C. 降香

D. 桔梗　　　　　　　E. 山药

8. 可切制成厚片的药材是（　　　）

A. 白术　　　　　　　B. 山药　　　　　　　C. 白芍

D. 大黄　　　　　　　E. 泽泻

9. 可切制成斜片的药材是（　　　）

A. 玄参　　　　　　　B. 山药　　　　　　　C. 附子

D. 桂枝　　　　　　　E. 桑枝

10. 饮片切制的目的是（　　　）

A. 利于有效成分煎出　　B. 利于炮制　　　　C. 利于调配和制剂

D. 利于鉴别　　　　　　E. 利于贮藏

二、判断题

1. 所有药材切制前，都需要进行软化处理。（　　　）

2. 药材最常用的软化方法是常水软化法。（　　　）

3. 鹿茸切片宜采用酒处理软化。（　　　）

4. 大黄块大坚实，软化时应用泡法长时间浸泡至透。（　　　）

5. 阿胶切成的立方块传统上称"丁"。（　　　）

6. 一般饮片干燥时，温度不宜超过 60℃。（　　　）

扫一扫，知答案

模块七

炒 法

炒法是将净选或切制后的药物置预热容器内，用不同火力连续加热，不断翻炒至一定程度的炮制方法。根据临床需要，结合药物性质，把炒法分为清炒法和加辅料炒法两大类。

火力是药物炮制时的温度高低，一般有文火（小火）、中火和武火（大火）。火候是指药物在炮制过程中所用火力的大小、加热时间的长短及其受热后药物特征变化。药物在炮制时，一定要注意掌握好火候，以保证药物的炮制质量。

炒法有手工炒和机器炒两种。手工炒药时，炒锅一般倾斜30°～45°，便于搅拌和翻炒。此法操作简单，适用广泛，适合小量生产。但是劳动强度大，费工费时，产量低。炒药机有平锅式炒药机和滚筒式炒药机。机器炒劳动强度小，操作方便，适合大量生产。

1.手工炒

手工炒的具体操作步骤如下：

（1）预热：先将炒制容器置于火上加热，再根据炒制方法及药物受热程度要求，选择火候，预热炒制容器。

（2）投药：待锅温升到一定程度后，投入药物。

（3）翻炒：投入药物后，迅速翻动和搅拌，翻动时要有规律和技巧，翻炒时要"亮锅底"，即每次翻动都要求铲子紧贴锅底，以免部分药物因长时间受热而出现受热不均。

（4）出锅：待药物炒制一定程度后，应迅速出锅，摊开放凉。出锅后应清洁炒制工具，除去残留药屑，以保证药物外观质量。

2. 机器炒　炒药机器主要有滚筒式炒药机、平锅式炒药机和中药微机程控炒药机等。

滚筒式炒药机主要由炒药筒、上料口与出料口、加热炉膛、机架、动力传动装置、机壳、除烟尘装置及控制箱组成。操作时，打开电源，扭动顺时开关预热，滚筒达到适宜温度时，打开进料门，倒入药物，关上进料门，待炒至所需程度，停机，扭动逆时开关，扳开滚筒下盖，旋出药物。该机器适用于清炒、加辅料炒和炙法的炮制操作，是目前使用较多的一类炒药设备。

平锅式炒药机主要由平底炒锅、加热装置、活动炒药桨、电机及吸风罩等组成。操作时，先启动机器进行预热，再将待炒药物从炒药锅上方投入，炒药桨连续旋转翻动药物使之均匀受热至炒制程度，最后打开药门，炒好的药物便自动排出炒锅外。该机器适用于清炒、加辅料炒及炙法的炮制操作，但由于敞口操作，易对环境造成污染，现已处于淘汰阶段。

中药微机程控炒药机的主体为一平底炒药锅，炒药锅底部通过电或燃油加热，顶部设有烘烤加热装置，双重加热。操作时，根据药物炮制要求，设定好加热时间、温度、辅料流量的数据，启动加热装置，投药进行翻炒，至所需程度，停止翻炒，出锅。其优点是双重加热，缩短炮制时间，保证炮制质量，适用于手工操作和自动操作，适合清炒、加辅料炒和炙法的炮制操作。

项目一　清炒法

清炒法是药物不加任何辅料的炒法。根据火候及炮制程度的不同，将清炒法分为炒黄（微炒）、炒焦和炒炭三种。

火候的判断，传统多用"手掌控制火候法"。方法是将手掌悬于距热锅底约 8 厘米处，用烤炙皮肤的热度来推断锅温是否适中。

任务一　炒　黄

一、炒黄的含义

炒黄是将净选或切制后的药物置预热好的炒制容器内，用文火或中火加热，炒至药物表面黄色或颜色加深，或微带焦斑，或发泡鼓起，或爆花，并逸出药物固有气味的方法。

由于炒黄是炒法中加热程度最轻的一种操作工艺，故又称为微炒。

二、炒黄的适用范围

古代有"逢子必炒"之说，因此，炒黄适用于一般果实种子类药物以及偏性较重（偏寒、偏酸）的药物。常见的炒黄药物有莱菔子、决明子、槐花、牛蒡子、王不留行、芥子、冬瓜子、蔓荆子、茺蔚子、酸枣仁、葶苈子、紫苏子、苍耳子、牵牛子、火麻仁、蒺藜、白果、九香虫、山楂等。

三、炒黄的炮制目的

1. 增强疗效　一些果实种子类药物，如王不留行、决明子等通过加热，种皮或果皮爆裂，内部质地变得疏松，易于煎出有效成分；使一些药物（如莱菔子、谷芽、麦芽等）产生香气，增强消食健脾的作用。

2. 缓和药性或改变药性　通过加热，可使某些药物的性能有所缓和或改变。如牛蒡子、瓜蒌子等炒后可缓和寒滑之性，蔓荆子、紫苏子炒后能缓和辛散之性，莱菔子炒后药性由升变降。

3. 降低毒性　牵牛子、白果、苍耳子等通过加热，可破坏药物中某些有毒成分，减少有毒成分的煎出量。

4. 杀酶保苷　含有苷类成分的药物通过加热能破坏与其并存的酶，起到杀酶保苷作用，从而保证药效。

四、炒黄的操作方法及步骤

炒黄的操作步骤主要有：准备→预热→投药→翻炒→出锅→清场。

1. 准备

（1）清洁用具　检查炒锅、铲子和盛药容器是否洁净，必要时进行清洁。

（2）净选　除去饮片中的杂质、非药用部位。

2. 预热　将炒锅倾斜一定角度，文火预热至所需程度。

3. 投药　将净药材投入到已预热好的炒锅内。

4. 翻炒　文火或中火加热，翻炒时"亮锅底"，动作要娴熟，使药物受热均匀。

5. 出锅　当药物表面黄色或颜色加深，或微带焦斑，或发泡鼓起，或爆花，并逸出药物固有气味时，迅速出锅。置洁净的容器内，放凉。除净药屑。

6. 清场　按要求清洁相关容器、工作台面及灶具。

五、炒黄的炮制程度判定及成品质量要求

1. 炒黄的炮制程度判定　一看颜色：颜色加深即可，或断面呈淡黄色时。二听声音：

炒制时有爆鸣声，待爆鸣声减弱时即可。三闻气味：有固有的香气逸出。四观形态变化：表面膨胀鼓起，或爆裂开花。五捻易碎：手捻药物易碎。

2. 成品质量要求　成品表面黄色或颜色加深，或微带焦斑，或发泡鼓起，或爆花，质松脆，具药物固有香气。药屑、杂质含量不得过 1.0%，生品、糊品不过 2.0%（即符合《中药饮片质量标准通则》要求）。

六、炒黄的注意事项

1. 炒制前应对药物进行净制、大小分档，检查所用容器的清洁程度。

2. 炒制容器应预热到一定程度，方能投药。且投药量适当。以防药物出现"僵粒"或"烫焦"。

3. 翻动时要"亮锅底"，即铲子紧贴锅底翻动，以免部分药物长时间受热。

4. 搅拌要均匀，出锅要迅速，符合质量标准。

莱菔子

【处方用名】莱菔子、萝卜子、炒莱菔子。

【来源】本品为十字花科植物萝卜的干燥成熟种子。夏季果实成熟时采割植株，晒干，搓出种子，除去杂质，再晒干。

【炮制方法】

1. 莱菔子　取原药材，除去杂质，干燥。用时捣碎。

2. 炒莱菔子　取净莱菔子，置已预热好的炒制容器中，用文火加热，炒至种子鼓起，有爆裂声，色泽加深，并有香气逸出时，取出放凉，筛去碎屑。用时捣碎。

【成品规格】

1. 莱菔子　呈类卵圆形或椭圆形，稍扁。表面黄棕色、红棕色或灰棕色。质坚，碎后有油性。气微，味微苦辛。

2. 炒莱菔子　表面微鼓起，色泽加深，质酥脆，气香。

【炮制作用】

1. 莱菔子　味辛、甘，性平。归肺、脾、胃经。具有消食除胀、降气化痰的作用。生品能升能散，善于涌吐风痰。用于痰壅喘咳。

2. 炒莱菔子　炒后产生香气，消除患者服后恶心的副作用。性降，药性缓和，善于消食除胀，降气化痰。多用于饮食停滞，积滞泻痢，脘腹胀痛，咳嗽喘逆等。

【贮藏】置通风干燥处，防蛀。

决明子

【处方用名】决明子、草决明、炒决明子。

【来源】本品为豆科植物决明或小决明的干燥成熟种子。秋季采收成熟果实，晒干，打下种子，除去杂质。

【炮制方法】

1.决明子　取原药材，除去杂质，洗净，干燥。用时捣碎。

2.炒决明子　取净决明子，置已预热好的炒制容器中，用中火炒至微有爆裂声，并逸出固有香气时，取出放凉，筛去碎屑。用时捣碎。

【成品规格】

1.决明子　呈短圆柱形，两端平行倾斜。表面绿棕色或暗棕色，平滑有光泽。背腹面各有1条突起的棱线，棱线两侧各有1条斜向对称而色较浅的线形凹纹。质坚硬，不易破碎。味微苦。

2.炒决明子　微鼓起，种皮破裂，表面颜色加深，偶见焦斑。质稍脆，略有香气。

【炮制作用】

1.决明子　味甘、苦、咸，性微寒。归肝、大肠经。具有清热明目、润肠通便的作用。生品善于清肝热，润肠燥。用于目赤肿痛，大便秘结等。

2.炒决明子　炒后质地疏松，便于粉碎和煎出有效成分，能缓和其寒滑之性，有平肝养肾、降脂的作用。用于头痛眩晕，目暗不明，青盲内障，高脂血症等。

【贮藏】置通风干燥处。

知 识 链 接

　　研究表明，决明子炒黄后，具泄热通便作用的结合型蒽醌含量下降，游离型蒽醌含量则相应增高，泻下作用缓和。

槐花（米）

【处方用名】槐花、炒槐花、槐花炭。

【来源】本品为豆科植物槐的干燥花及花蕾。前者习称"槐花"，后者习称"槐米"。夏季花开放或花蕾形成时采收，及时干燥，除去枝、梗及杂质。

【炮制方法】

1.槐花　取原药材，除去杂质及枝梗，筛去灰屑。

2. **炒槐花**　取净槐花置已预热好的炒制容器中，用文火加热，炒至深黄色，并逸出固有气味时，取出放凉。筛去碎屑。

3. **槐花炭**　取净槐花置已预热好的炒制容器中，用中火加热，炒至焦褐色，有火星时及时喷淋适量饮用水，灭尽火星，炒干，取出凉透。筛去碎屑。

【成品规格】

1. **槐花**　皱缩而卷曲，花瓣多散落，完整者花萼钟状、黄绿色，花瓣黄色或黄白色，体轻。气微，味微苦。

2. **槐米**　呈卵形或椭圆形，花萼黄绿色，下部有数条纵纹。萼的上方为黄白色未开放的花瓣。花梗细小。体轻，手捻即碎。气微，味微苦涩。

3. **炒槐花**　深黄色，具香气。味微苦。槐花炭外表焦褐色，味涩。

【炮制作用】

1. **槐花**　味苦，性微寒。归肝、大肠经。具有凉血止血、清肝泻火的作用。生品善于清肝泻火，清热凉血。多用于血热妄行，肝热目赤，头痛眩晕等。

2. **炒槐花**　炒黄后能缓和其苦寒之性，避免伤中，破坏了酶利于保存有效成分，其清热凉血作用较生品为弱，止血作用较生品为强而逊于槐花炭。多用于脾胃虚弱的出血者。

3. **槐花炭**　炒炭后其清热凉血作用极弱，性涩，善于止血。用于咯血，衄血，便血，痔血，崩漏下血等多种出血证。

【贮藏】置通风干燥处，防潮，防蛀。

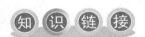

实验表明，槐米在170℃下加热，鞣质的含量变化较小；170～190℃内加热，鞣质的含量迅速增加高达数倍；当温度超过190℃时，鞣质含量开始下降；230℃左右加热，鞣质的含量可降至生品以下。故槐米炒炭时，温度应保持在170～190℃之间。

王不留行

【处方用名】王不留行、王不留、留行子、炒王不留行、炒王不留。

【来源】本品为石竹科植物麦蓝菜的干燥成熟种子。夏季果实成熟、果皮尚未开裂时采割植株，晒干，打下种子，除去杂质，再晒干。

【炮制方法】

1. **王不留行**　取原药材，除去杂质，洗净，干燥。

2. 炒王不留行　取净王不留行，置已预热好的炒制容器中，用武火加热，迅速翻炒至大多数爆成白花时，取出放凉，筛去碎屑。

【成品规格】

1. 王不留行　呈球形。表面乌黑色或红棕色，微有光泽。质坚硬，气微，味微涩、苦。

2. 炒王不留行　多数呈类球形白色爆花，质松脆，具香气。

【炮制作用】

1. 王不留行　味苦，性平。归肝、胃经。具有活血通经、下乳消肿的作用。生品善于消痈肿，用于乳痈或其他疮痈肿痛。因生品质地坚硬，辛散力强，有效成分难以煎出，临床上多捣烂外敷，有消肿止痛之效。

2. 炒王不留行　炒爆后质松易碎，有利于煎出有效成分，且性偏温，善于活血通经，下乳，通淋。多用于产后乳汁不下，痛经，经闭，小便不利，石淋等。

【贮藏】置通风干燥处。

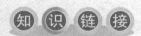 知 识 链 接

　　王不留行水溶性成分的煎出率与爆花率有关。炒王不留行的爆花率要求达到 85% 以上。为了提高王不留行的爆花率，将其先用水润湿或用湿布搓擦，再用武火炒制，爆花率可达 95% 以上。

冬瓜子

【处方用名】冬瓜子，炒冬瓜子。

【来源】本品为葫芦科植物冬瓜的干燥成熟种子。秋季果实成熟时，取出种子，洗净，晒干。

【炮制方法】

1. 冬瓜子　取原药材，除去杂质及灰屑。用时捣碎。

2. 炒冬瓜子　取净冬瓜子，置炒制容器内，用文火加热，不断翻炒至鼓起，表面呈黄色，略带焦斑，具香气，取出，放凉，用时捣碎。

【成品规格】

1. 冬瓜子　呈扁平卵圆形或长卵形。外表黄白色。质轻。味微甜。

2. 炒冬瓜子　微鼓起，外表微黄色，略有焦斑，断面淡黄色，气微香。

【炮制作用】

1. 冬瓜子　味甘，性寒。归肺、脾经。偏于清肺化痰、消痈排脓的功能。多用于肺热

痰嗽，肺痈，肠痈初起。

2.炒冬瓜子　寒性缓和，免伤脾胃，气香醒脾，善于渗湿化浊。多用于湿热带下，白浊。

【贮藏】置通风干燥处。防蛀。

牵牛子

【处方用名】牵牛子、黑丑、白丑、二丑、草金铃、炒牵牛子、炒二丑。

【来源】本品为旋花科植物裂叶牵牛或圆叶牵牛的干燥成熟种子。秋末果实成熟、果壳未开裂时采割植株，晒干，打下种子，除去杂质。

【炮制方法】

1.牵牛子　取原药材，去除杂质，洗净，干燥。用时捣碎。

2.炒牵牛子　取净牵牛子，置已预热的炒制容器中，用文火加热，炒至鼓起，有爆裂声，并逸出固有气味时，取出放凉。筛去碎屑。用时捣碎。

【成品规格】

1.牵牛子　呈三棱形，形似橘瓣状。表面灰黑色或淡黄白色，背面有一条浅纵沟，质硬。气微，味辛苦，有麻舌感。

2.炒牵牛子　表面黑褐色或黄棕色，稍鼓起或有裂隙。微具香气。

【炮制作用】

1.牵牛子　味苦，性寒；有毒。归肺、肾、大肠经。具有泻水通便、消涤痰饮、杀虫攻积的作用。生品善于逐水消肿，杀虫攻积，但易伤元气。用于水肿胀满，二便不通，虫积腹痛等。

2.炒牵牛子　炒后能降低毒性，缓和药性，免伤正气。且质地酥脆，易于粉碎和煎出有效成分。偏于涤痰饮、消积滞。用于痰饮喘咳，饮食积滞，水肿胀满或虫积而体质较差者。

【贮藏】置通风干燥处。

苍耳子

【处方用名】苍耳子、苍耳、炒苍耳子

【来源】本品为菊科植物苍耳的干燥成熟带总苞的果实。秋季果实成熟时采收，干燥，除去梗、叶等杂质。

【炮制方法】

1.苍耳子　取原药材，除去杂质，洗净，干燥。用时捣碎。

2.炒苍耳子　取净苍耳子，置已预热的炒制容器中，用中火加热，炒至表面黄褐色、刺焦时，取出放凉，碾去刺，筛去碎屑。用时捣碎。

【成品规格】

1.苍耳子　呈纺锤形或卵圆形。表面黄棕色或黄绿色，全体有钩刺。质硬而韧，气微辛，味微苦。

2.炒苍耳子　表面焦黄色或黄褐色，有刺痕，微有香气。

【炮制作用】

1.苍耳子　味辛、苦，性温；有毒。归肺经。具有散风寒、祛风湿、通鼻窍的作用。生品善于消风止痒。多用于皮肤瘙痒，疥癣及其他皮肤病。

2.炒苍耳子　炒后能降低毒性，利于取刺和煎出有效成分。善于通鼻窍，祛湿止痛。用于鼻渊流涕，风湿痹痛，风寒头痛等。

【贮藏】置通风干燥处。

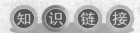

研究表明，苍耳子的毒性成分是苍耳子苷(存在于脂肪蛋白中)和生物碱，其毒性可影响人体的各个系统，损坏心脏、肝、肾等组织，尤其对肝脏损坏较重。食用过量会出现心律不齐、蛋白尿、黄疸等，甚至能引起肝昏迷而迅速死亡。加热后，使苍耳子苷凝固于细胞中不易溶出，因而降低其毒性。

牛蒡子

【处方用名】牛蒡子、大力子、炒牛蒡子、炒大力子。

【来源】本品为菊科植物牛蒡的干燥成熟果实。秋季果实成熟时采收果序，晒干，打下果实，除去杂质，再晒干。

【炮制方法】

1.牛蒡子　取原药材，除去杂质，洗净，干燥。用时捣碎。

2.炒牛蒡子　取净牛蒡子，置已预热好的炒制容器中，用文火炒至果实微鼓起、有爆裂声、透出固有香气时，取出，放凉，筛去碎屑。用时捣碎。

【成品规格】

1.牛蒡子　呈长倒卵形，略扁，微弯曲。表面灰褐色，带紫黑色斑点，有数条纵棱。果皮较硬，味苦微辛而略麻舌。

2.炒牛蒡子　色泽加深，略鼓起。具有香气。

【炮制作用】

1.牛蒡子　味辛、苦，性寒。归肺、胃经。具有疏散风热、宣肺透疹、解毒利咽的作用。生品善于疏散风热，解毒散结。用于风热感冒，痄腮肿痛，痈肿疮毒等。

2.炒牛蒡子　炒后能缓和寒滑之性，以免伤中，利于捣碎和煎出有效成分，并且具香气，宣散作用更佳。偏于解毒透疹，利咽散结，止咳化痰。用于麻疹不透，咽喉肿痛，风热引起的咳嗽气喘等。

【贮藏】置通风干燥处。

酸枣仁

【处方用名】酸枣仁、炒酸枣仁。

【来源】本品为鼠李科植物酸枣的干燥成熟种子。秋末冬初采收成熟果实，除去果肉及核壳，收集种子，晒干。

【炮制方法】

1.酸枣仁　取原药材，除去杂质及残留硬壳。用时捣碎。

2.炒酸枣仁　取净酸枣仁，置已预热好的炒制容器中，用文火加热炒至鼓起、有爆裂声、色微加深，透出固有香气时，取出，放凉，筛去碎屑。用时捣碎。

【成品规格】

1.酸枣仁　呈扁圆形或扁椭圆形。表面紫红色或紫褐色，平滑有光泽，有的有裂纹。种皮较脆，种仁浅黄色，富油性。气微，味淡。

2.炒酸枣仁　表面微鼓起，微具焦斑。略具香气，味淡。

【炮制作用】

1.酸枣仁　味甘、酸，性平。归肝、胆、心经。具有补肝、宁心安神、敛汗、生津的作用。生品性平，宜入清剂，具有养心安神、滋补肝肾的作用。多用于心阴不足或肝肾亏损及肝胆虚有热所致的失眠，惊悸，眩晕等。

2.炒酸枣仁　炒后气香质脆，易于煎出有效成分。性偏温补，宜入温剂，善于养心敛汗。多用于气血不足的惊悸健忘，体虚多汗，胆虚不眠等。

【贮藏】置阴凉干燥处，防蛀。

知 识 链 接

酸枣仁自古生熟同用，自宋代以后逐渐出现了生熟异治之说。现代研究表明，酸枣仁生品和炒制品的化学成分至今尚未发现不同，二者均有镇静安眠作用，只是炒制品略强于生品。

火麻仁

【处方用名】火麻仁、麻子仁、麻仁、炒火麻仁、炒麻仁。

【来源】本品为桑科植物大麻的干燥成熟种子。秋季果实成熟时采收，除去杂质，晒干。

【炮制方法】

1. 火麻仁　取原药材，除去杂质及果皮。用时捣碎。

2. 炒火麻仁　取净火麻仁，置已预热好的炒制容器中，用文火加热炒至表面微黄，并透出固有香气时，取出，放凉。筛去碎屑。用时捣碎。

【成品规格】

1. 火麻仁　呈卵圆形或扁椭圆形，表面灰绿色或灰黄色，有微细的白色或棕色网纹，果皮薄而脆，易破碎，富油性，味淡。

2. 炒火麻仁　表面淡黄色，微具香气。

【炮制作用】

1. 火麻仁　味甘，性平。归脾、胃、大肠经。具有润肠通便的作用，有小毒。用于血虚津亏，肠燥便秘。

2. 炒火麻仁　与生品作用一致。炒后毒性降低，提高煎出效果，具有焦香气，能增强润肠燥、滋脾阴的作用。多用于肠燥便秘。

【贮藏】置阴凉干燥处。防蛀。

葶苈子

【处方用名】葶苈子、炒葶苈子。

【来源】本品为十字花科植物播娘蒿或独行菜的干燥成熟种子。前者习称"南葶苈子"，后者习称"北葶苈子"。夏季果实成熟时采割植株，晒干，搓出种子，除去杂质。

【炮制方法】

1. 葶苈子　取原药材，去除杂质和灰屑。用时捣碎。

2. 炒葶苈子　取净葶苈子，置已预热的炒制容器中，用文火加热，炒至种子微鼓起、有爆裂声、色泽加深，并透出固有香气时，取出，放凉，筛去碎屑。用时捣碎。

【成品规格】

1. 葶苈子　呈长圆形略扁（南葶苈子）或呈扁卵形（北葶苈子），表面棕黄色或红棕色，气微，味微辛苦，略带黏性。

2.炒葶苈子　微鼓起，表面棕褐色，微有油香气，不带黏性。

【炮制作用】

1.葶苈子　味辛、苦，性大寒。归肺、膀胱经。具有泻肺平喘、行水消肿的作用。生品降泻肺气的作用较强，易伤肺气，善于利水消肿，用于全身水肿及胸腹水肿。

2.炒葶苈子　炒后能缓和药性，免伤肺气，适用于实中夹虚的患者。偏于泻肺平喘，多用于痰饮喘咳，腹水胀满等。

【贮藏】置阴凉干燥处。

芥　子

【处方用名】芥子、白芥子、炒芥子、炒白芥子。

【来源】本品为十字花科植物白芥或芥的干燥成熟种子。前者习称"白芥子"，后者习称"黄芥子"。夏末秋初果实成熟时采割植株，晒干，打下种子，除去杂质。

【炮制方法】

1.芥子　取原药材，除去杂质，洗净，干燥。用时捣碎。

2.炒芥子　取净芥子，置已预热好的炒制容器中，用文火加热炒至深黄色（炒白芥子）或深棕褐色（炒黄芥子）、有爆裂声，并透出香辣气味时，取出，放凉。筛去碎屑。用时捣碎。

【成品规格】

1.芥子　呈球形。表面淡黄色（白芥子）或棕黄色（黄芥子）。气微，味辛辣。

2.炒芥子　表面深黄色（炒白芥子）或棕褐色（炒黄芥子），偶有焦斑。有香辣气。

【炮制作用】

1.芥子　味辛，性温。归肺经。具有温肺豁痰利气、散结通络止痛的作用。生品辛散作用强，偏于通络散结止痛。多用于胸胁闷痛，关节疼痛，阴疽肿毒等。

2.炒芥子　炒后缓和其辛散走窜之性，以免耗气伤阴，并偏于温肺豁痰利气，易于煎出有效成分，同时起到杀酶保苷的作用，有利于保存有效成分。常用于咳嗽痰多气喘，特别是寒痰咳嗽。

【贮藏】置通风干燥处，防潮。

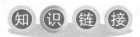

芥子含硫苷化合物，此苷本身无刺激性，酶解后生成异硫氰酸酯类（芥

子油），具有辛香辣味和刺激性。芥子炒后可杀酶保苷。患者服用后，芥子苷在肠道中缓慢水解，逐渐释放出芥子油而发挥治疗作用。

紫苏子

【处方用名】紫苏子、苏子、炒紫苏子、炒苏子。

【来源】本品为唇形科植物紫苏的干燥成熟果实。秋季果实成熟时采收，除去杂质，晒干。

【炮制方法】

1. 紫苏子　取原药材，除去杂质，洗净，干燥。用时捣碎。

2. 炒紫苏子　取净紫苏子，置已预热好的炒制容器中，用文火加热炒至有爆裂声、色泽变深，并透出固有香气时，取出，放凉。筛去碎屑。用时捣碎。

【成品规格】

1. 紫苏子　呈卵圆形或类球形。表面灰棕色或灰褐色。味微辛。

2. 炒紫苏子　表面黄褐色，有细裂口，有焦香气。

【炮制作用】

1. 紫苏子　味辛，性温。归肺经。具有降气消痰、止咳平喘、润肠通便的作用。生品偏于润燥滑肠。多用于肠燥便秘，尤其适于喘咳而兼便秘的患者。

2. 炒紫苏子　炒后缓和辛散之性，善于温肺降气，且质脆易碎，易于煎出有效成分。可用于多种原因引起的气喘咳嗽。

【贮藏】置通风干燥处。防潮，防蛀。

蔓荆子

【处方用名】蔓荆子、炒蔓荆子。

【来源】本品为马鞭草科植物单叶蔓荆或蔓荆的干燥成熟果实。秋季果实成熟时采收，除去杂质，晒干。

【炮制方法】

1. 蔓荆子　取原药材，除去杂质及灰屑。用时捣碎。

2. 炒蔓荆子　将净蔓荆子，置已预热好的炒制容器中，用文火加热炒至表面色泽加深，宿萼褐色并部分脱落时，取出，放凉。除去宿萼及果梗。用时捣碎。

【成品规格】

1. 蔓荆子　呈球形。表面灰黑色，被灰白色粉霜状茸毛；气特异，味淡微辛。

2. 炒蔓荆子　表面黑色或黑褐色，气香，味淡微辛。

【炮制作用】

1.蔓荆子　味辛、苦，性微寒。归膀胱、肝、胃经。具有疏散风热、清利头目的作用。生品微寒而辛散，偏于疏散风热。用于风热头痛，头昏，目赤肿痛。

2.炒蔓荆子　炒后缓和其辛散之性，且质酥易碎，易于煎出有效成分。善于升清阳之气和祛湿止痛。常用于耳目失聪，风湿痹痛等。

【贮藏】置阴凉干燥处。防蛀。

茺蔚子

【处方用名】茺蔚子、益母草子、炒茺蔚子。

【来源】本品为唇形科植物益母草的干燥成熟果实。秋季果实成熟时采割地上部分，晒干，打下果实，除去杂质。

【炮制方法】

1.茺蔚子　取原药材，除去杂质。用时捣碎。

2.炒茺蔚子　取净茺蔚子，置已预热好的炒制容器中，用文火加热炒至鼓起、有爆裂声、色泽变深，并透出香气时，取出。筛去碎屑。用时捣碎。

【成品规格】

1.茺蔚子　呈三棱形，表面灰棕色至灰褐色，具深色斑点；气微，味苦。

2.炒茺蔚子　表面微鼓起，色泽加深，具香气。

【炮制作用】

1.茺蔚子　味辛、苦，性微寒。归心包、肝经。具有活血调经、清肝明目的作用，生品偏于清肝明目。多用于目赤肿痛或目生翳膜，头晕胀痛。

2.炒茺蔚子　炒后质脆易碎，易于煎出有效成分，善于活血调经。可用于月经不调，经闭，痛经，产后瘀血腹痛等。

【贮藏】置通风干燥处。

白　果

【处方用名】白果、白果仁、炒白果、炒白果仁。

【来源】本品为银杏科植物银杏的干燥成熟种子。秋季种子成熟时采收，除去肉质外种皮，洗净，稍蒸或略煮后，烘干。

【炮制方法】

1.白果　取白果，除去杂质及硬壳。用时捣碎。

2.炒白果　取净白果仁，置已预热好的炒制容器中，用文火炒至表面深黄色，带斑点，并透出香气时，取出，放凉。用时捣碎。

【成品规格】

1.白果　呈宽卵球形或椭圆形，表面黄白色或淡黄棕色，味甘、微苦。

2.炒白果　表面深黄色，略带焦斑，具香气。

【炮制作用】

1.白果　味甘、苦、涩，性平，有毒。归肺经。具有敛肺定喘、止带浊、缩小便的作用。生品偏于降浊痰，消毒杀虫。用于癣疮，酒渣鼻，蛀牙等。因白果有毒，内服量宜小。

2.炒白果　炒后能降低毒性，增强敛涩作用，具有平喘、止带、缩尿的作用。用于喘咳或久嗽，肾虚尿频，小儿腹泻等。

【贮藏】置通风干燥处。防蛀。

蒺　藜

【处方用名】蒺藜、白蒺藜、刺蒺藜、炒蒺藜。

【来源】本品为蒺藜科植物蒺藜的干燥成熟果实。秋季果实成熟时采割植株，晒干，打下果实，去除杂质。

【炮制方法】

1.蒺藜　取原药材，除去杂质。用时捣碎。

2.炒蒺藜　取净蒺藜置已预热好的炒制容器中，用文火加热，炒至表面微黄色，刺焦时，取出，放凉。碾去刺，筛去碎屑。用时捣碎。

【成品规格】

1.蒺藜　由5个分果瓣组成，呈放射状五棱形。表面呈淡绿色或灰白色。质坚硬。味苦、辛。

2.炒蒺藜　表面微黄色，无刺。气微香，味苦、辛。

【炮制作用】

1.蒺藜　味辛、苦，性微温；有小毒。归肝经。具有平肝解郁、活血祛风、明目、止痒的作用。生品味辛，其性开散，能散肝经风邪。常用于风热目赤，风疹瘙痒，白癜风等。

2.炒蒺藜　炒后缓和其辛散之性，降低毒性。善于平肝潜阳，疏肝解郁，散结。常用于肝阳上亢之头痛，眩晕，胸胁疼痛，乳汁不通等。

【贮藏】置干燥通风处。防霉。

九香虫

【处方用名】九香虫、炒九香虫。

【来源】本品为蝽科昆虫九香虫的干燥体。11月至次年3月前捕捉，置适宜容器内，用酒少许将其闷死，取出阴干；或置沸水中烫死，取出，干燥。

【炮制方法】

1.九香虫　取原药材，除去杂质，除去灰屑。

2.炒九香虫　取净九香虫，置已预热好的炒制容器中，用文火加热，炒至颜色加深，并透出香气时，取出，放凉。除去碎屑。

【成品规格】

1.九香虫　略呈六角状扁椭圆形。表面棕褐色或棕黑色，略有光泽。质脆。气腥臭，味微咸。

2.炒九香虫　色泽加深，质脆，具有香气。

【炮制作用】

1.九香虫　味咸，性温。归肝、脾、肾经。偏于理气止痛、温中助阳。虽有"九香"之名，但因其具有特异的腥臭气味，临床通常不用生品。

2.炒九香虫　炒后能去其腥臭气味，便于服用，利于粉碎。增强行气温肾助阳的作用。常用于胃寒胀痛，肝胃气痛，肾虚阳痿，腰膝酸痛。

【贮藏】置通风干燥处。防潮，防蛀。

任务二　炒　焦

一、炒焦的含义

炒焦是将净选或切制后的药物，置炒制容器内，用中火加热，炒至药物表面呈焦黄色或焦褐色，并有焦香气味逸出的炮制方法。

二、炒焦的适用范围

古有"焦香可以醒脾健胃"之说，故炒焦适用于健脾胃、消食类的药物。常见的炒焦药物有山楂、麦芽、神曲、槟榔、栀子、川楝子等。

三、炒焦的炮制目的

1.增强药物消食、健脾胃的作用　传统认为焦能消食、香能健脾。如焦山楂、焦谷芽、焦六神曲等。

2.缓和药性、降低毒性 传统认为"药性虽冷，炒焦用之，乃温也"，如川楝子生品性寒，有小毒，炒后缓和其苦寒之性，降低毒性。

四、炒焦的操作方法及步骤

炒焦的操作步骤主要有：准备→预热→投药→翻炒→出锅→清场。

1.准备

（1）清洁用具 检查炒锅、铲子和盛药容器是否洁净，必要时进行清洁。

（2）净选 除去药物中的杂质、药屑、非药用部位，大小分档。

2.预热 将炒锅倾斜一定角度，中火预热至所需程度（用手掌控制火候法判断）。

3.投药 将大小一致的净药物投入到已预热好的炒锅内。

4.翻炒 中火加热，翻炒时要"亮锅底"，动作要娴熟，使药物受热均匀。

5.出锅 炒至药物外表呈焦黄色、褐色或焦褐色、内部呈淡黄色或变色，并有焦香气味逸出时，迅速出锅。置洁净的容器内，放凉，筛去碎屑。

6.清场 按要求清洁相关容器、工作台面及灶具。

五、炒焦的成品质量要求

炒焦药物表面呈焦黄或焦褐色，内部颜色加深，具有焦香气味。药屑、杂质含量不得超过2.0%，生片、糊片不得超过3.0%（即符合《中药饮片质量标准通则》要求）。

六、炒焦的注意事项

1.药物炒前和炒后都要净选，使其符合净度标准。

2.炒焦时要注意火候，防止出现不及和太过。

3.出锅后要散尽余热和水气，再收藏。

山 楂

【处方用名】山楂、炒山楂、焦山楂、山楂炭。

【来源】本品为蔷薇科植物山里红或山楂的干燥成熟果实。

【炮制方法】

1.山楂 取原药材，除去杂质，筛去脱落的果核、果柄及碎屑。

2.炒山楂 取净山楂，置已预热好的炒制容器中，用中火加热，炒至色泽加深，并逸出固有气味时，取出放凉。筛去碎屑。

3.焦山楂 取净山楂，置已预热好的炒制容器中，用中火加热，炒至表面焦褐色、内部焦黄色，并有焦香气味逸出时，取出放凉。筛去碎屑。

4.山楂炭　取净山楂，置已预热好的炒制容器中，用武火加热，炒至表面黑褐色，内部焦褐色。有火星时及时喷淋适量清水，熄灭火星，略炒，取出放凉。筛去碎屑。

【成品性状】

1.山楂　为圆形片，皱缩不平。外皮红色，具皱纹，有灰白色小斑点，断面黄白色，中间有浅黄色果核，多脱落。气微清香，味酸微甜。

2.炒山楂　表面颜色加深，偶见焦斑。气清香，味酸、微甜。

3.焦山楂　表面焦褐色，内部焦黄色。有焦香气，味微酸。

4.山楂炭　表面黑褐色，内部焦褐色，味涩。

【炮制作用】

1.山楂　味酸、甘，性微温。归脾、胃、肝经。具有消食健胃、行气散瘀、化浊降脂的作用。生品善于活血化瘀，但对胃有一定的刺激性。常用于血瘀经闭，产后瘀阻，心腹刺痛，疝气疼痛，以及高血压病、高脂血症、冠心病等。

2.炒山楂　炒后酸味减弱，缓和对胃的刺激性，善于消食化积。常用于脾虚食滞，饮食不振，神倦乏力。

3.焦山楂　炒焦后不仅酸味减弱，而且增加了苦味，消食导滞作用增强。常用肉食积滞兼脾虚，泻痢不爽。

4.山楂炭　炒炭后酸味大减，增加了苦涩味，有收涩之性，具有止血、止泻的作用。可用于脾虚泄泻，胃肠出血。

【贮藏】置通风干燥处。防蛀。

知识链接

1.山楂趁新鲜切片，可避免干燥后再软化时有机酸的损失。山楂中的总黄酮和总有机酸主要分布于果肉中，核中含量极少，而核又占整个药材重量的40%左右，故山楂去核入药是合理的，去除的核可另作药用。

2.对山楂各炮制品总黄酮、有机酸成分研究发现，山楂炒后总黄酮含量变化不大，有机酸含量稍有减少。

槟　榔

【处方用名】槟榔、大白、炒槟榔、焦槟榔、槟榔炭。

【来源】本品为棕榈科植物槟榔的干燥成熟种子。

【炮制方法】

1.槟榔 取原药材，除去杂质，置水中浸泡至六七成透，捞出后置适宜的容器内，润至内无干心时，切薄片。阴干，筛去碎屑。

2.炒槟榔 取净槟榔片，置已预热好的炒制容器中，用文火加热，炒至表面微黄色，并有固有气味逸出时，取出放凉。除去碎屑。

3.焦槟榔 取净槟榔片，置已预热好的炒制容器中，用中火加热，炒至焦黄色时，取出放凉。除去碎屑。

【成品性状】

1.槟榔 呈类圆形的薄片。切面可见棕、白色相间的大理石样花纹，质坚易碎，气微，味涩，微苦。

2.炒槟榔 呈浅黄色，微具香气。

3.焦槟榔 呈焦黄色，具焦香气。

【炮制作用】

1.槟榔 味苦、辛，性温。归胃、大肠经。具有杀虫、消积、降气、利水消肿、截疟的作用。生品作用较猛，以杀虫、降气、行水消肿、截疟力胜。常用于肠道寄生虫病（如蛔虫、绦虫、姜片虫等），水肿，脚气肿痛，疟疾等。

2.炒槟榔 炒黄后药性缓和，以免克伐太过耗损正气，并能减少恶心、腹泻、腹痛的副作用。善于消食导滞。用于食积不消，痢疾里急后重，适用于身体素质较好的患者。

3.焦槟榔 药性更缓，有消食导滞的作用。用于食积不消，泻痢后重，适用于身体素质较差的患者。

【贮藏】贮于干燥容器内，密闭，置通风干燥处。

知 识 链 接

1.槟榔质地坚硬，所含的有效成分之一为槟榔碱，由于易溶于水，长时间浸泡，会导致槟榔碱的流失。水处理时易少泡多润。

2.槟榔切片后暴晒会降低生物碱含量，采用阴干法或烘干法干燥较为合理。

栀 子

【处方用名】栀子、山栀、黄栀子、炒栀子、焦栀子、栀子炭。

【来源】本品为茜草科植物栀子的干燥成熟果实。

【炮制方法】

1.栀子　取原药材，除去杂质，碾碎或捣碎。

2.炒栀子　取栀子碎块，置已预热好的炒制容器中，用文火加热，炒至深黄色，取出放凉。

3.焦栀子　取栀子碎块，置已预热好的炒制容器中，用中火加热，炒至焦黄色，取出放凉。

4.栀子炭　取栀子碎块，置已预热好的炒制容器中，用武火加热，炒至焦黑色，取出放凉。

【成品性状】

1.栀子　呈长卵形或椭圆形，捣碎时为不规则的碎块状；果皮薄而脆，红黄色或棕红色；种子多数，扁卵圆形，红黄色；气微，味微酸而苦。

2.炒栀子　表面黄褐色。

3.焦栀子　表面焦褐色。栀子炭黑褐色，味苦涩。

【炮制作用】

1.栀子　味苦，性寒。归心、肺、三焦经。具有泻火除烦、清热利湿、凉血解毒的作用。生品善于泻火利湿、凉血解毒。常用于热病心烦，湿热黄疸，湿热淋证，疮疡肿毒及火邪炽盛的目赤肿痛。栀子苦寒之性较强，对胃有一定的刺激性，脾胃较弱者服用后易引起呕吐。

2.炒栀子　炒黄后能缓和苦寒性，消除其副作用，其善于清热除烦。常用于热郁心烦和肝热目赤。

3.焦栀子　苦寒之性弱于炒栀子，其功用偏于凉血止血。用于血热吐衄，尿血，崩漏等。

4.栀子炭　炒炭后味变苦涩，善于收敛止血。用于吐血，咯血，咳血，尿血，崩漏等。

【贮藏】置阴凉干燥处。

川楝子

【处方用名】川楝子、金铃子、炒川楝子、盐川楝子。

【来源】本品为楝科植物川楝的干燥成熟果实。

【炮制方法】

1.川楝子　取原药材，除去杂质，用时捣碎。

2.炒川楝子　取净川楝子，切厚片或砸碎，置已预热好的炒制容器中，用中火加热炒至表面焦褐色时，取出放凉。筛去碎屑。

3. 盐川楝子　取净川楝子片或碎块，用盐水拌匀，闷润至透，待盐水被吸尽后，置炒制容器中加热，用文火炒至表面深黄色时，取出放凉。筛去碎屑。

每 100g 净川楝子，用食盐 2g。

【成品性状】

1. 川楝子　呈类球形，表面金黄色至棕黄色，微有光泽；外果皮革质，果肉松软，淡黄色，遇水润湿显黏性；果核球形或卵圆形，质坚硬；气特异，味酸、苦。

2. 炒川楝子　呈不规则的碎块，表面焦黄色，偶见焦斑；气焦香，味苦涩。

3. 盐川楝子　表面深黄色，味微咸。

【炮制作用】

1. 川楝子　味苦，性寒；有小毒。归肝、小肠、膀胱经。具有疏肝泄热、行气止痛、杀虫的作用。生品有毒，且能滑肠，善于杀虫，疗癣。多用于虫积腹痛，头癣。

2. 炒川楝子　炒后能缓和其苦寒之性，降低毒性，并减少滑肠的副作用，善于疏肝理气止痛。用于胸胁、脘腹胀痛。

3. 盐川楝子　盐炙后能引药下行，作用专于下焦，善于疗疝止痛。常用于疝气疼痛，睾丸坠痛。

【贮藏】置通风干燥处。防霉，防蛀。

任务三　炒　炭

一、炒炭的含义

炒炭是将净选或切制后的药物，置炒制容器内，用武火或中火加热，炒至药物表面呈焦黑色，内部焦黄或焦褐色的炮制方法。

二、炒炭的适用范围

古有"血为赤色，见黑则止"之说，故炒炭适用于理血类的药物。常见的炒炭药物有地榆、白茅根、大蓟、侧柏叶、蒲黄、鸡冠花等。

知 识 链 接

炭药止血，历史悠久，远在春秋战国时期的《五十二病方》中就有"止出血者燔发"的记载；战国至秦汉时期的《黄帝内经》中所说的"角发""燔治"，即是最早的炭药——血余炭。至元代，葛可久在《十药神书》中首先

提出炭药止血的理论，"大抵血热则行，血冷则凝……见黑则止"。著名的
十灰散就是该书的代表方剂之一。

三、炒炭的炮制目的

1. 增强或产生止血作用　炭药止血作用的增强，主要是通过增强或产生药物的"涩"
味（如蒲黄炭）、缩短出血时间（如地榆炭、侧柏叶炭、茜草炭等）、增加鞣质含量（如
槐花炭等）等方面起作用。

2. 增强或产生止泻、止痢的作用　如地榆炭。

四、炒炭的操作方法及步骤

炒炭的操作步骤主要有：准备→预热→投药→翻炒→出锅→清场。

1. 准备

（1）清洁用具　检查炒锅、铲子和盛药容器是否洁净，必要时进行清洁。

（2）净选　除去药物中的杂质、药屑、非药用部位，大小分档。

2. 预热　将炒锅倾斜一定角度，武火预热至所需程度（用手掌控制火候法判断）。

3. 投药　将大小一致的净药物投入到已预热好的炒锅内。

4. 翻炒　武火或中火加热，翻炒时"亮锅底"，动作要娴熟，使药物受热均匀。有火
星时，喷淋适量饮用水，熄灭。

5. 出锅　炒至药物表面焦褐色或焦黑色，内部焦黄或焦褐色时迅速出锅。置洁净的容
器内。放凉。筛去碎屑。

6. 清场　按要求清洁相关容器、工作台面及灶具。

五、炒炭的成品质量要求

炒炭要求炒至"黑色、存性"。"黑色"指药物炒炭后，表面色泽呈黑色或黑褐色。
"存性"是指药物部分炭化，不能灰化，未炭化部分仍应保存药物的固有气味，花、叶、
全草类药物炒炭后仍可清晰辨别其原形。药屑、杂质含量不得超过3.0%，生片、完全炭
化者不得超过5.0%（即符合《中药饮片质量标准通则》要求）。

六、炒炭的注意事项

1. 炒炭时要掌握好火力，质地坚实的药物用武火，质地酥松的药物用中火。

2. 产生火星时，及时喷淋适量清水熄灭火星，再炒干后出锅。

3. 药物炒炭后要摊开放凉，检查无余热后方可收藏。

地　榆

【处方用名】地榆、地榆炭。

【来源】本品为蔷薇科植物地榆或长叶地榆的干燥根。后者习称"绵地榆"。

【炮制方法】

1. 地榆　取原药材，除去残茎及杂质，洗净，润透，切厚片，干燥，筛去碎屑。

2. 地榆炭　取净地榆片，置已预热好的炒制容器中，武火加热，炒至表面焦黑色、内部棕褐色。有火星时及时喷淋适量饮用水，熄灭火星，略炒，取出，筛去碎屑。

【成品规格】

1. 地榆　呈不规则的类圆形片或斜切片，外表皮棕褐色至深褐色，切面较平坦，粉红色、淡黄色或黄棕色，木部略呈放射状排列；或皮部有多数黄棕色绵状纤维。气微，味微苦涩。

2. 地榆炭　形如地榆片，表面焦黑色，内部棕褐色，具焦香气，味微苦涩。

【炮制作用】

1. 地榆　味苦、酸、涩，性微寒。归肝、大肠经。具有凉血止血、解毒敛疮的作用，生品以凉血解毒为主。用于血痢经久不愈，水火烫伤，皮肤溃烂，湿疹，痈肿疮毒。

2. 地榆炭　炒炭后，偏于收敛止血。用于便血、痔疮出血、崩漏等各种出血症。

【贮藏】置通风干燥处，防蛀。地榆炭应散尽余热，防复燃。

知识链接

1. 地榆炒炭后，鞣质含量和钙离子含量大幅度增加，约为生品的2倍。

2. 有实验发现，地榆炭中的鞣质含量于150℃为最高，随着温度升高其含量降低，而可溶性钙含量则随着温度升高而增加。

干　姜

【处方用名】干姜、炮姜、姜炭。

【来源】本品为姜科植物姜的干燥根茎。

【炮制方法】

1. 干姜　取原药材，除去杂质，洗净，润透，切厚片或块，干燥，筛去碎屑。

2. 姜炭　取干姜块，置已预热好的炒制容器中，武火加热，炒至干姜鼓起、松泡、表面焦黑色、内部棕褐色。有火星时及时喷淋适量饮用水，熄灭火星，略炒，取出放凉。筛去碎屑。

3. 炮姜　将河沙置炒制容器内，用武火加热，炒至滑利、灵活状态，投入净干姜，武火翻炒至鼓起、表面棕褐色、内部呈焦黄色时，取出，筛去沙，放凉。

【成品规格】

1. 干姜　呈不规则的片块状，厚 0.2 ～ 0.4cm，切面黄白色或灰白色，周边灰黄色或浅灰棕色；质地疏松，有特异的香气，味辛辣。

2. 姜炭　形如干姜片块，表面焦黑色，内部棕褐色，体轻，质松脆；味微苦，微辣。

3. 炮姜　为不规则膨胀的块状，表面棕黑色或棕褐色，断面边缘处显棕黑色，中心棕黄色，细颗粒性，维管束散在；质轻泡，气香、特异，味微辛、辣。

【炮制作用】

1. 干姜　味辛，性热。归脾、胃、肾、心、肺经。具有温中散寒、回阳通脉、燥湿化痰的作用。生品以温中散寒、回阳通脉、温肺化痰为主，能守能走，性热偏燥。常用于脘腹冷痛，呕吐泄泻，肢冷脉微，痰饮喘咳。

2. 姜炭　其辛味消失，守而不走，善于止血温经。其温经作用弱于炮姜，而固涩止血作用强于炮姜。可用于各种虚寒性出血，且出血急，出血量多的患者。

3. 炮姜　辛散之性减弱，其温里作用不及干姜迅猛，但作用缓和而持久，偏于温经止血，温中止痛止泻。用于脾胃虚寒，腹痛呕吐腹泻、吐衄、崩漏等。

【贮藏】置阴凉干燥处，防蛀。姜炭应散尽余热，防复燃。

知识链接

1. 挥发油含量：干姜最高，炮姜明显下降，姜炭低于干姜的 1/2。
2. 炮姜和姜炭均有凝血作用，姜炭优于炮姜；干姜无凝血作用。

大　蓟

【处方用名】大蓟、大蓟炭。

【来源】本品为菊科植物蓟的干燥地上部分。

【炮制方法】

1. 大蓟　取原药材，除去残根及其他杂质，洗净，稍润，切段，干燥。

2. 大蓟炭　取净大蓟段，置已预热好的炒制容器中，武火加热，炒至表面呈焦褐色或黑褐色。有火星时及时喷淋适量饮用水，熄灭火星，略炒，取出放凉。筛去碎屑。

【成品规格】

1. 大蓟　为 1.5 ～ 2.0cm 的小段，表面绿褐色，有数条纵棱，被丝状毛；切面灰白色，髓部疏松或中空;叶皱缩,多破碎,边缘具不等长的针刺,两面均具灰白色丝状毛;头状花序多破碎;味淡。

2. **大蓟炭** 形如大蓟,外表黑褐色;质地酥脆,断面棕黑色,气焦香。

【炮制作用】

1. **大蓟** 味甘、苦,性凉。归心、肝经。具有凉血止血、散瘀解毒消痈的作用。生品善于凉血消肿。用于衄血,吐血,便血,崩漏,外伤出血,痈肿疮毒。

2. **大蓟炭** 炒炭后凉性减弱,偏于收敛止血。用于衄血、吐血,尿血,便血,崩漏,外伤出血。

【贮藏】置通风干燥处。大蓟炭应散尽余热,防复燃。

蒲 黄

【处方用名】蒲黄、生蒲黄、炒蒲黄、蒲黄炭。

【来源】本品为香蒲科植物水烛香蒲、东方香蒲或同属植物的干燥花粉。

【炮制方法】

1. **生蒲黄** 取原药材,揉碎结块,过筛,除去花丝及杂质(杂质不得超过10%)。

2. **蒲黄炭** 取净蒲黄,置已预热好的炒制容器中,中火加热,炒至棕褐色。有火星时及时喷淋适量饮用水,熄灭火星,略炒,取出放凉。

【成品规格】

1. **蒲黄** 为黄色粉末,体轻,放水中则飘浮水面,手捻有滑腻感,易附着手指上;味淡。

2. **蒲黄炭** 形如蒲黄,表面棕褐色或黑褐色;具焦香气,味微苦、涩。

【炮制作用】

1. **生蒲黄** 味甘,性平。归肝、心包经。具有止血、化瘀、通淋的作用。生品性滑,善于行血化瘀、利尿通淋。用于瘀血阻滞的心腹疼痛,经闭痛经,产后瘀痛,跌仆肿痛,血淋涩痛。

2. **蒲黄炭** 性涩,偏于止血。常用于咯血、吐血、衄血、便血、尿血、崩漏及外伤出血。

【贮藏】置阴凉干燥处,防潮,防蛀。蒲黄炭应散尽余热,防复燃。

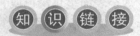

蒲黄、炒蒲黄、蒲黄炭均有较好的止血作用。但蒲黄炭具有加快血小板

凝聚速度的作用，能缩短出血时间和凝血时间。

荆　芥

【处方用名】荆芥、荆芥炭。

【来源】本品为唇形科植物荆芥的干燥地上部分。

【炮制方法】

1. 荆芥　取原药材，除去杂质，清水洗净，润透，于50℃烘1小时，切段，干燥。

2. 荆芥炭　取净荆芥段，置已预热好的炒制容器中，中火加热，炒至表面焦黑色、内部焦黄色。有火星时及时喷淋适量饮用水，熄灭火星，略炒，取出放凉。筛去碎屑。

【成品规格】

1. 荆芥　为不规则的段，长约5mm；茎呈方柱形，表面淡黄绿色或淡紫红色，被短柔毛；切面类白色；叶多已脱落；穗状轮伞花序；气芳香，味微涩而辛凉。

2. 荆芥炭　形如荆芥，全体黑褐色；略具香气，味苦涩。

【炮制作用】

1. 荆芥　味辛，性微温。归肺、肝经。具有解表散风、透疹、消疮的作用。生品善于疏散风热，利咽喉，清头目。多用于感冒，头痛，咽喉不利，风疹，麻疹，疮疡初起。荆芥穗善于清头目之风。

2. 荆芥炭　味苦、涩，性微温。归肺、肝经。炒炭后辛散之性减弱，产生止血的作用。多用于便血，崩漏，产后血晕。

【贮藏】置阴凉干燥处。荆芥炭应散尽余热，防复燃。

白茅根

【处方用名】白茅根、茅根、茅根炭。

【来源】本品为禾本科植物白茅的干燥根茎。

【炮制方法】

1. 白茅根　取原药材，除去杂质，洗净，微润，切段，干燥，筛去碎屑。

2. 茅根炭　取净白茅根段，置已预热好的炒制容器中，中火加热，炒至表面焦褐色。有火星时及时喷淋适量饮用水，熄灭火星，略炒，取出放凉。筛去碎屑。

【成品规格】

1. 白茅根　为圆柱形小段，表面黄白色或淡黄色，微有光泽，具纵皱纹，节明显，稍突起，体轻，质略脆；断面皮部白色，多有裂隙，放射状排列，中柱黄色，易与皮部剥离；味微甜。

2.茅根炭　形如白茅根，呈焦褐色；略具焦香气，味苦微涩。

【炮制作用】

1.白茅根　味甘，性寒。归肺、胃、膀胱经。善于凉血止血，清热利尿。用于血热妄行的各种出血症，热淋，小便不利，热病烦渴，胃热呕哕，黄疸及肺热咳嗽。

2.茅根炭　炒炭后其寒性减弱，止血作用增强。偏于收敛止血，用于各种出血症。

【贮藏】置阴凉干燥处。茅根炭应散尽余热，防复燃。

侧柏叶

【处方用名】侧柏叶、侧柏、侧柏炭。

【来源】本品为柏科植物侧柏的干燥枝梢和叶。

【炮制方法】

1.侧柏叶　取原药材，除去硬梗及杂质，阴干。

2.侧柏炭　取净侧柏叶，置已预热好的炒制容器中，中火加热，炒至表面呈黑褐色，内部焦黄色，表面有光泽。有火星时及时喷淋适量饮用水，熄灭火星，略炒，取出放凉。筛去碎屑。

【成品规格】

1.侧柏叶　为带叶枝梢，多分枝，小枝扁平；叶细小鳞片状，交互对生，贴伏于枝上，深绿色或黄绿色；质脆，易折断；气清香，味苦涩、微辛。

2.侧柏炭　形如侧柏叶，表面黑褐色；质脆，易折断，断面焦黄色；气香，味微苦涩。

【炮制作用】

1.侧柏叶　味苦、涩，性寒。归肺、肝、脾经。具有凉血止血，化痰止咳，生发乌发的作用。生品善于清热凉血、祛痰止咳。用于各种出血症及血热脱发，须发早白，咳嗽痰多。

2.侧柏炭　炒炭后缓和寒凉之性，增强止血作用。偏于收涩止血，用于热邪不盛的各种出血症。

【贮藏】置阴凉干燥处。侧柏炭应散尽余热，防复燃。

卷　柏

【处方用名】卷柏、卷柏炭。

【来源】本品为卷柏科植物卷柏或垫状卷柏的干燥全草。

【炮制方法】

1. 卷柏 取原药材，除去残留的须根及杂质，洗净，切段，干燥。

2. 卷柏炭 取净卷柏段，置已预热好的炒制容器中，用中火加热，炒至表面焦黑色。有火星时及时喷淋适量饮用水，熄灭火星，略炒，取出放凉。筛去碎屑。

【成品规格】

1. 卷柏 呈卷缩的段状，枝扁而有分枝，绿色或棕黄色，向内卷曲，枝上密生鳞片状小叶；质脆，气微，味淡。

2. 卷柏炭 形如卷柏，呈焦黑色，体轻；具焦香气，味涩。

【炮制作用】

1. 卷柏 味辛，性平。归肝、心经。具有活血通经的作用。生品善于活血通经。多用于经闭痛经，癥瘕痞块，跌仆损伤。

2. 卷柏炭 偏于化瘀止血作用。多用于吐血，便血，尿血，崩漏。

【贮藏】置阴凉干燥处。卷柏炭应散尽余热，防复燃。

茜 草

【处方用名】茜草、茜草根、茜草炭。

【来源】本品为茜草科植物茜草的干燥根和根茎。

【炮制方法】

1. 茜草 取原药材，除去残茎及杂质，洗净，润透、切厚片或段，干燥后筛去碎屑。

2. 茜草炭 取净茜草片或段，置已预热好的炒制容器中，武火加热，炒至表面焦黑色。有火星时及时喷淋适量饮用水，熄灭火星，略炒，取出放凉。筛去碎屑。

【成品规格】

1. 茜草 为不规则厚片或段；表面紫红色或黄红色，木部宽广，浅黄红色；质脆，易折断；味微苦，久嚼刺舌。

2. 茜草炭 形如茜草片或段，表面焦黑色，内部棕褐色；气微，味苦、涩。

【炮制作用】

1. 茜草 味苦，性寒。归肝经。具有凉血、祛瘀、止血、通经的作用。生品善于活血祛瘀、清热凉血，也能止血。用于血滞经闭，关节痹痛，跌仆肿痛，血热所致的各种出血症。

2. 茜草炭 炒炭后寒性减弱，增强止血作用。多用于无瘀滞的各种出血症。

【贮藏】置阴凉干燥处。茜草炭应散尽余热，防复燃。

藕 节

【处方用名】藕节、藕节炭。

【来源】本品为睡莲科植物莲的干燥根茎节部。

【炮制方法】

1.藕节 取原药材，除去杂质及残留的须根，洗净，干燥，筛去灰屑。

2.藕节炭 取净藕节，置已预热好的炒制容器中，武火加热，炒至表面焦褐色或焦黑色、内部黄褐色或棕褐色。有火星时及时喷淋适量饮用水，熄灭火星，略炒，取出放凉。筛去碎屑。

【成品规格】

1.藕节 呈短圆柱形，中部稍膨大；表面灰黄色至灰棕色，有残存的须根及须根痕；断面有多数类圆形孔；质硬，味微甘、涩。

2.藕节炭 形如藕节，表面焦褐色或焦黑色，内部黄褐色或棕褐色。气微，味微甘、涩。

【炮制作用】

1.藕节 味甘、涩，性平。归肝、肺、胃经。具有收敛止血，消瘀的作用。生用善于凉血止血化瘀。多用于吐血，咯血、衄血等多种出血症，尤其适用于卒暴出血症。

2.藕节炭 炒炭后收涩止血作用增强，多用于出血反复不止。

【贮藏】置阴凉干燥处，防潮，防蛀。藕节炭应散尽余热，防复燃。

乌 梅

【处方用名】乌梅、乌梅肉、醋乌梅、乌梅炭。

【来源】本品为蔷薇科植物梅的干燥近成熟果实。

【炮制方法】

1.乌梅 取原药材，除去杂质，洗净，干燥。

2.乌梅肉 取净乌梅，用水润软或蒸软，敲破，去核，取肉，干燥。

3.乌梅炭 取乌梅肉，置已预热好的炒制容器中，武火加热，炒至发泡，表面呈焦黑色。有火星时及时喷淋适量饮用水，熄灭火星，略炒，取出放凉。筛去碎屑。

4.醋乌梅 取净乌梅或乌梅肉，加入定量米醋拌匀，闷润至醋被吸尽，置适宜容器内，密闭，隔水加热 2～4 小时，取出干燥。

每 100g 净乌梅或乌梅肉，用醋 10g。

【成品规格】

1.乌梅 呈不规则的球形或扁球形；表面乌黑色或棕黑色，皱缩不平；味极酸。

2. **乌梅肉** 为不规则的扁卵形块状，表面乌黑色或棕黑色，质柔软；气特异，味极酸。

3. **乌梅炭** 形如乌梅，皮肉鼓起发泡，表面焦黑色，质脆，味微酸兼有苦味。

4. **醋乌梅** 形如乌梅或乌梅肉，质较柔润，略具醋味。

【炮制作用】

1. **乌梅** 味酸、涩，性平。归肝、脾、肺、大肠经。具有敛肺、涩肠、生津、安蛔的作用。生品善于生津止渴，敛肺止咳，安蛔。多用于虚热消渴，肺虚久咳，蛔厥腹痛等。

2. **乌梅肉** 作用与乌梅相同，因去核用肉，作用较乌梅为强。

3. **乌梅炭** 善于涩肠止泻、止血。用于久泻久痢，便血，崩漏下血等。

4. **醋乌梅** 作用与乌梅肉相似，其收敛固涩作用较乌梅肉强，尤其适用于肺气耗散之久咳不止和蛔厥腹痛。

【贮藏】置阴凉干燥处，防潮。乌梅炭应散尽余热，防复燃。

项目二　加辅料炒法

将净选或切制后的药物与一定量的固体辅料共同翻炒的方法，称为加辅料炒法。

加辅料炒法的主要目的是缓和药性，增强疗效，降低毒性，矫味和赋色等。同时有的辅料具有中间传热的作用，能使药物受热均匀。

常用的加辅料炒法有麸炒、米炒、土炒、砂炒、蛤粉炒、滑石粉炒等。由于砂炒、滑石粉炒、蛤粉炒时，所用辅料多，温度较高且较恒定，这三种方法又分别称为砂烫、蛤粉烫和滑石粉烫。

任务一　麸炒法

一、麸炒法的含义

麸炒是将净制或切制后的药物用麦麸熏炒的方法，称为麸炒法。

二、麸炒法的适用范围

麦麸味甘、淡，性平，能和中益脾。明代《本草蒙筌》有"麦麸皮制抑酷性勿伤上膈"的记载。故麸炒法常用于补脾胃或作用强烈及有腥味的药物。常见麸炒的药物有薏苡仁、苍术、枳壳、枳实、僵蚕等。

除另有规定外，一般每100g净药物，用麦麸10～15g。

三、麸炒法的炮制目的

1. 增强疗效　具有补脾作用的药物，经麸炒后，可增强其疗效。如山药、白术。

2. 缓和药性　某些作用强烈的药物，经麸炒后药性缓和，不耗气伤阴。如枳实、苍术。

3. 矫臭矫味　有不良气味的药物，麸炒后，可借其焦麦麸的香气，矫正不良气味，便于服用。如僵蚕。

四、麸炒法的操作方法及步骤

麸炒法的操作步骤主要有：准备→预热→撒麸→投药→翻炒→出锅→清场。

1. 准备

（1）检查炒锅、铲子和盛药容器是否洁净，必要时进行清洁。

（2）对净制后的饮片进行大小分档，称量；称取麦麸，其用量为饮片量的 10%～15%。

2. 预热　用中火加热，使炒锅的热度达到药物麸炒时所要求的温度，将少许麦麸撒在加热的锅底及其周围各对称点上，若麦麸焦化冒烟，又无火星出现，即为适中温度。

3. 撒麸　将适量麦麸均匀撒入热锅内，面积不要太大。

4. 投药　待冒烟时，投入大小一致的药物。

5. 翻炒　快速均匀翻炒，翻炒时要"亮锅底"，使药物受热均匀。

6. 出锅　当药物表面呈黄色或深黄色时，迅速出锅，筛去麦麸和药屑。放凉。

7. 清场　按要求清洁相关容器、工作台面及灶具，将相关容器和用具归放原位。

五、麸炒法的成品质量要求

成品表面黄色或深黄色，偶有焦斑，香气较浓。药屑、杂质含量不得超过 2.0%，生片、糊片不得超过 2.0%（即符合《中药饮片质量标准通则》要求）。

六、麸炒法的注意事项

1. 麦麸以片大者为好，用量适宜。麸量过少，烟气不足，达不到熏炒目的；麦麸量大，造成浪费。

2. 麸炒药物要进行分档，使熏炒药物色泽一致。

3. 麸炒一般选用中火加热，并保持火力均匀，使麦麸产生的浓烟熏烤药物。如火力过大则药物易焦，火力过小则易粘麸、烟气不足，达不到熏炒要求。

4. 将炒制容器预热至"麸下烟起"时，迅速均匀撒入麦麸，烟起即可投药。

5. 翻动要迅速而有规律，否则赋色不匀。

6. 药物达到标准时，要迅速出锅筛出麦麸，以免成品发黑或焦斑过重。

薏苡仁

【处方用名】薏苡仁、苡仁、苡米、炒薏苡仁、炒苡米、麸苡仁、麸炒薏苡仁。

【来源】本品为禾本科植物薏苡的干燥成熟种仁。

【炮制方法】

1. 薏苡仁 取原药材，除去杂质，筛去灰屑。

2. 麸炒薏苡仁 先将炒制容器中火预热至一定程度，均匀撒入定量的麦麸，烟起时投入净薏苡仁，迅速翻炒至亮黄色、微鼓起时，快速取出，筛去麦麸，放凉。

每100g净薏苡仁，用麦麸10～15g。

3. 炒薏苡仁 先将炒制容器中火预热至一定程度，投入净薏苡仁，不断翻炒至表面黄色，微鼓起，取出，筛去碎屑。

【成品规格】

1. 薏苡仁 呈宽卵形或长椭圆形；表面乳白色，光滑；质坚实，断面白色，粉性；气微，味微甜。

2. 麸炒薏苡仁 形如薏苡仁，微鼓起，表面微黄色。

3. 炒薏苡仁 形如薏苡仁，微鼓起，表面淡黄色，略有焦斑和突起。

【炮制作用】

1. 薏苡仁 味甘、淡，性凉。归脾、胃、肺经。善于利水渗湿，清热排脓，除痹止痛。用于水肿，脚气，小便不利，肺痈，肠痈，风湿痹痛，筋脉拘挛等。

2. 麸炒薏苡仁 性偏平和，偏于健脾止泻。常用于脾虚泄泻。

3. 炒薏苡仁 渗湿作用稍强，偏于健脾利湿。用于湿困中焦，脘腹胀满，纳少。

【贮藏】置通风干燥处，防蛀。

苍 术

【处方用名】苍术、麸炒苍术、炒苍术、焦苍术、制苍术。

【来源】本品为菊科植物茅苍术或北苍术的干燥根茎。

【炮制方法】

1. 苍术 取原药材，除去杂质，洗净，润透，切厚片，干燥，筛去碎屑。

2. 麸炒苍术 先将炒制容器中火预热至一定程度，均匀撒入定量的麦麸，烟起时投入净苍术片，迅速翻炒至深黄色时，快速取出，筛去麦麸，放凉。

每100g净苍术片，用麦麸10～15g。

3. 焦苍术 取净苍术片，置已预热好的炒制容器内，用中火加热，炒至苍术表面呈焦褐色。有火星时及时喷淋适量饮用水，熄灭火星，再用文火炒干，取出放凉。筛去碎屑。

4.制苍术 取净苍术片，用米泔水拌匀润透，置炒制容器内，文火炒干，取出放凉。筛去碎屑。

【成品规格】

1.苍术 呈不规则类圆形或条形厚片，外表皮灰棕色至黄棕色，有皱纹，有时可见根痕；切面黄白色或灰白色，散有多数橙黄色或棕红色油点（俗称朱砂点），茅苍术可析出白色细毛状结晶（习称起霜）；气香特异，味微甘、辛、苦。

2.麸炒苍术 呈深黄色，有焦香气。

3.焦苍术 表面焦褐色，微有香气。

4.制苍术 表面土黄色，有焦斑。

【炮制作用】

1.苍术 味甘、辛、苦，性温。归脾、胃、肝经。具有燥湿健脾、祛风散寒、明目的作用。生品温燥而辛烈，善于化湿和胃，能走表祛风湿。用于风湿痹痛，感冒夹湿，湿温发热，脚膝疼痛。

2.麸炒苍术 麸炒后能缓和燥性，气变芳香，增强健脾燥湿的作用。用于脾胃不和，痰饮停滞，脘腹胀满，夜盲。

3.焦苍术 炒焦后辛燥之性大减，偏于固肠止泻。用于脾虚泻泄，久痢等。

4.制苍术 缓和燥性，增强健脾燥湿的作用。用于脾胃不和，脘腹胀满。

【贮藏】置阴凉干燥处。

知识链接

苍术的主要成分是挥发油，对人体有明显的不良反应，中医称之为"燥性"。

炮制后苍术，挥发油含量降低，降低了刺激性。

枳 壳

【处方用名】枳壳、麸炒枳壳。

【来源】本品为芸香科植物酸橙及其栽培变种的干燥未成熟果实。

【炮制方法】

1.枳壳 取原药材，除去杂质，洗净，润透，切薄片，干燥后筛去碎落的瓤核。

2.麸炒枳壳 先将炒制容器中火预热至一定程度，均匀撒入定量的麦麸，烟起时投入净枳壳片，迅速翻炒至淡黄色时，取出，筛去麦麸，放凉。

每 100kg 净枳壳片，用麦麸 10 ～ 15kg。

【成品规格】

1. 枳壳　呈不规则弧状条形薄片，切面外果皮棕褐色至褐色，中果皮黄白色；质脆，气清香，味苦微酸。

2. 麸炒枳壳　淡黄色，偶有黄色焦斑，具焦香气。

【炮制作用】

1. 枳壳　味苦、辛、酸，性温。归脾、胃经。具有理气宽中、行滞消胀的作用。生枳壳辛燥之性较强，善于行气宽中除胀。用于肝气郁结，胸腹胀满疼痛。

2. 麸炒枳壳　麸炒后降低其刺激性，缓和燥性和酸性，增强健胃消胀的作用。用于宿食停滞，呕逆嗳气。麸炒枳壳作用缓和，宜用于年老体弱而气滞者。

【贮藏】置阴凉干燥处，防蛀。

枳　实

【处方用名】枳实、炒枳实、麸炒枳实。

【来源】本品为芸香科植物酸橙及其栽培变种或甜橙的干燥幼果。

【炮制方法】

1. 枳实　取原药材，除去杂质，洗净，润透，切薄片，干燥，筛去碎屑。

2. 麸炒枳实　先将炒制容器中火预热至一定程度，均匀撒入定量的麦麸，烟起时投入净枳实片，迅速翻炒至黄色时，取出，筛去麦麸，放凉。

每 100g 净枳实片，用麦麸 10 ～ 15g。

【成品规格】

1. 枳实　为不规则弧状条形或圆形薄片，切面外果皮黑绿色至暗棕色，中果皮黄白色或黄棕色；质坚硬；气清香，味苦、微酸。

2. 麸炒枳实　深黄色，有焦斑；气焦香，味微苦，微酸。

【炮制作用】

1. 枳实　味苦、辛、酸，性温，归脾、胃经。具有破气消积、化痰消痞的作用。生品善于破气化痰，但破气作用强烈，易损伤正气，适宜年轻气壮邪实者。用于胸痹，痰饮等。

2. 麸炒枳实　麸炒后能缓和峻烈之性，以免损伤正气，偏于散结消痞。用于胃脘痞满，下痢泄泻，大便秘结等。

【贮藏】置阴凉干燥处，防蛀。

知 识 链 接

实验表明，枳实中的挥发油可使大鼠肠蠕动频率显著增强，振幅显著降低，肠蠕动收缩张力加强，舒张不完全，平滑肌处于痉挛状态。所以麸炒后挥发油减少，减弱了枳实对肠道平滑肌的刺激。说明古人"生用峻烈，麸炒略缓"是有一定科学道理的。

僵 蚕

【处方用名】僵蚕、白僵蚕、炒僵蚕、麸炒僵蚕。

【来源】本品为蚕蛾科昆虫家蚕 4～5 龄的幼虫感染（或人工接种）白僵菌而致死的干燥体。

【炮制方法】

1. 僵蚕 取原药材，除去杂质及残丝，洗净，干燥。

2. 炒僵蚕 先将炒制容器中火预热至一定程度，均匀撒入定量的麦麸，烟起时投入净僵蚕，迅速翻炒至黄色时取出，筛去麦麸，放凉。

每 100g 净僵蚕，用麦麸 10～15g。

【成品规格】

1. 僵蚕 略呈圆柱形，多弯曲皱缩，表面灰黄色，被有白色粉霜；质硬而脆，易折断，断面平坦，外层白色，中间有亮棕色或亮黑色的丝腺环 4 个；气微腥，味微咸。

2. 麸炒僵蚕 表面黄色，偶有焦斑。腥气减弱，微有香气。

【炮制作用】

1. 僵蚕 味咸、辛，性平。归肝、肺、胃经。具有祛风定惊、化痰散结的作用。生品辛散之力较强，药力较猛，善于祛风定惊。用于惊风抽搐，风疹瘙痒，肝风头痛，面神经麻痹等。

2. 炒僵蚕 麸炒后性微温，疏风走表之力稍减，偏于化痰散结，并矫正其腥臭气味，便于服用。用于瘰疬痰核，中风失音等。

【贮藏】置阴凉干燥处，防蛀。

任务二 米炒法

一、米炒法的含义

将净制或切制后的药物与米共同翻炒的方法，称为米炒。其主要目的是增强健脾止泻的作用、降低毒性、矫臭矫味。

二、米炒法的适用范围

米炒所用的米，一般认为以糯米为佳。有些地区采用"陈仓米"，通常多用大米。米炒法多用于炮制一些补益脾胃药和某些昆虫类有毒性的药物。常用米炒的药物有党参、斑蝥、红娘子等。

三、米炒法的炮制目的

1. 增强药物健脾和补益作用　如党参。
2. 降低药物毒性，矫正不良气味　如红娘子，斑蝥。

四、米炒法的操作方法及步骤

米炒法的操作步骤主要有：准备→预热→放米→投药→翻炒→出锅→清场。

1. 准备

（1）检查炒锅、铲子和盛药容器是否洁净，必要时进行清洁。

（2）对净制后的饮片进行大小分档，称重。

（3）称取大米（或糯米），其用量为药量的20%。

每100g净药物，用糯米或大米20g。

2. 预热　用中火加热，使炒药锅的热度达到药物米炒时所要求的温度。

3. 放米

（1）拌米法　将大米（或糯米）均匀撒入热锅内。

（2）贴米法　将渍湿的米撒入热锅内，使其均匀平贴于锅底。

4. 投药　用中火加热，待米冒烟时，迅速投入净药物。

5. 翻炒

（1）拌米法　迅速翻炒，使受热均匀。

（2）贴米法　轻轻翻动，在米上炒药物。

6. 出锅

（1）拌米法　翻炒至米呈黄棕色时，取出，去米，摊凉。

（2）贴米法　炒至米呈黄棕色，少数焦褐色或焦黑色时，取出，去米，放凉。

7. 清场　按要求清洁相关容器、工作台面及灶具，将相关容器和用具归放原位。

五、米炒法的成品质量要求

昆虫类药物，米炒品表面颜色加深，有光泽，腥臭气减弱；植物类药物，米炒品呈老黄色或深黄色（挂火色），具香气。药屑、杂质含量不得超过1.0%，生片、糊片不得超过

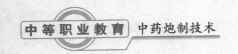

2.0%（即符合《中药饮片质量标准通则》要求）。

六、米炒法的注意事项

1. 一般炮制昆虫类药物时，炒至米变焦黄或焦褐色为度。

2. 炒制植物类药物时，观察药物色泽变化，以炒至黄色为度。

3. 炮制有毒药物时，应加强劳动保护，以防中毒。

操作人员要戴手套、眼罩或防毒面具。炒后的炒制容器须及时清洗，先用碱性溶液清洗第一遍，再反复用饮用水冲洗干净。炒制后的米要及时妥善处理，避免人、畜误用，发生意外事故。

斑　蝥

【处方用名】斑蝥、米炒斑蝥。

【来源】本品为芫菁科昆虫南方大斑蝥或黄黑小斑蝥的干燥体。

【炮制方法】

1. 生斑蝥　取原药材，除去头、足、翅及杂质。

2. 米炒斑蝥　将米置热的炒制容器内，用中火加热至冒烟，投入净斑蝥，炒至米呈黄棕色时取出，筛去米，放凉，除去头、翅、足。

每100g净斑蝥，用米20g。

【注意事项】斑蝥在炮制和研粉加工时，操作人员宜戴眼罩或防毒面具进行操作，以保护眼、鼻黏膜免受损伤，炒制后的米要妥善处理，以免伤害人畜，发生意外事故。

【成品规格】

1. 南方大斑蝥　呈长圆形，背部具革质鞘翅1对，黑色，有3条黄色或棕黄色的横纹，胸腹部乌黑色，胸部有足3对；有特殊的臭气。

2. 黄黑小斑蝥　体型较小，长1～1.5cm。

3. 米斑蝥　头足翅偶有残留，色乌黑发亮，头部去除后的断面不整齐，边缘黑色，中心灰黄色；质脆易碎；有焦香气。

【炮制作用】

1. 生斑蝥　味辛，性热；有大毒。归肝、胃、肾经。具有破血消癥、攻毒蚀疮、引赤发泡的作用。生品多外用，以攻毒蚀疮为主。用于瘰疬，赘疣，痈疽肿毒，顽癣瘙痒，瘘疮流脓等。

2. 米炒斑蝥　米炒后降低其毒性，矫正其不良气味，可内服。偏于通经、破癥散结。用于经闭，癥瘕肿块，狂犬咬伤，瘰疬，胃癌，肝癌等。

【贮藏】置阴凉干燥处，防蛀。本品有大毒，按医疗用毒性药品管理。

知识链接

1. 实验证明，斑蝥素毒性最大，其致死剂量约为30mg。故生品多外用，口服必须经过炮制加工。

2. 斑蝥素84℃开始升华，其升华点为110℃，米炒时锅温约为128℃。米炒时可使部分斑蝥素升华，同时米中所含的淀粉能吸附部分斑蝥素，从而使其含量降低，毒性减弱。

3. 斑蝥素既是斑蝥中的有效成分又是有毒成分，亦可用低浓度的药用氢氧化钠溶液炮制斑蝥，可以使斑蝥素在虫体内转化成斑蝥酸钠，不仅降低毒性，保留和提高斑蝥抗癌活性，而且能有效地利用资源。其作用优于米炒法。

党 参

【处方用名】党参、米炒党参、蜜党参。

【来源】本品为桔梗科植物党参、素花党参或川党参的干燥根。

【炮制方法】

1. **党参** 取原药材，除去杂质，洗净，润透，切厚片或小段，干燥，筛去碎屑。

2. **米炒党参** 将米置已预热的炒制容器内，中火加热，炒至米冒烟时，投入净党参，翻炒至党参呈深黄色时取出，筛去米，放凉。

每100g净党参，用米20g。

3. **蜜党参** 取炼蜜用适量开水稀释，与净党参拌匀，闷润至透，置炒制容器内，用文火加热，翻炒至党参呈黄棕色，不黏手时取出，放凉。筛去碎屑。

每100g净党参，用炼蜜20g。

【成品规格】

1. **党参** 呈类圆形的厚片或小段，外表皮灰黄色至黄棕色，有时可见根头部有多数疣状突起的茎痕和芽（俗称"狮子盘头"）。切面皮部淡黄色至淡棕色，木部淡黄色，有裂隙或放射状纹理；味微甜。

2. **米炒党参** 表面深黄色，偶有焦斑。

3. **蜜党参** 表面黄棕色，有光泽，略黏手；味甜。

【炮制作用】

1. **党参** 味甘，性平。归脾、肺经。具有补中益气、健脾益肺的作用。生品善于益气生津。用于气阴两伤或气血亏损所致脾肺虚弱，气短心悸，食少便溏，虚喘咳嗽，内热消渴。

2. 米炒党参　米炒后气味焦香，增强健脾止泻的作用。用于脾胃虚弱，泄泻，脱肛等。

3. 蜜党参　蜜炙后偏于补中益气、润燥养阴。用于气血两虚所致的气弱血亏，四肢倦怠，月经不调。

【贮藏】置阴凉干燥处，防蛀。

红娘子

【处方用名】红娘子、红娘、炒红娘、米炒红娘子。

【来源】本品为蝉科昆虫黑翅红娘的干燥虫体。

【炮制方法】

1. 红娘子　取原药材，除去头、足、翅及杂质。

2. 米炒红娘子　将米置已预热的炒制容器内，中火加热，炒至米冒烟时，投入净红娘子，翻炒至米呈焦黄色为度，取出，筛去米，放凉，除去头、足、翅。

每100g净红娘子，用米20g。

【成品规格】

1. 红娘子　形似蝉而较小，背面红褐色或暗红色；体轻，质脆；有特殊臭气，味辛。

2. 米炒红娘子　为去除头、足、翅的干燥躯体，表面老黄色，臭气轻微。

【炮制作用】

1. 红娘子　味苦、辛，性平；有毒。具有攻毒、通瘀破积的作用。生品毒性较大，具腥臭味，外用解毒蚀疮。用于瘰疬结核，疥癣恶疮等。

2. 米炒红娘子　米炒后降低毒性，矫正不良气味，偏于破瘀通经。用于血瘀经闭，狂犬咬伤。

【贮藏】置阴凉干燥处，防蛀。本品有毒，按医疗用毒性药品管理。

任务三　土炒法

一、土炒法的含义

将净制或切制后的药物与灶心土或伏龙肝或土粉共同翻炒的方法，称为土炒法。

二、土炒法的适用范围

伏龙肝有"壁土取其归中"和"骤补中焦"之说。土炒法一般适用于炮制补脾止泻的药物。常见土炒的药物有山药、白术等。

三、土炒法的炮制目的

1. 引药入脾，增强药物补脾止泻作用。如山药、白术。

2. 缓和药物的燥性。土炒后，降低药物的辛燥之性，避免刺激脾胃。如白术。

四、土炒法的操作方法及步骤

土炒法的操作步骤主要有：准备→炒土→投药→翻炒→出锅→清场。

1. 准备

（1）检查炒锅、铲子和盛药容器是否洁净，必要时进行清洁。

（2）对净制后的饮片进行大小分档，称重。

（3）先将土充分干燥，碾压或粉碎，用五号筛选取细粉。称重。

每 100g 净药物，用灶心土 25 ～ 30g。

2. 炒土　取适量土粉置于锅内，中火加热，使炒药锅内的土炒达到所要求的温度。

3. 投药　待土翻炒至灵活滑利状态时，投入大小一致的药物。

4. 翻炒　快速翻炒，使药物受热均匀。

5. 出锅　当饮片均匀挂上土粉时，迅速出锅，筛去土粉放凉。

6. 清场　按要求清洁相关容器、工作台面及灶具，将相关容器和用具归放原位。

五、土炒法的成品质量要求

成品表面挂土色，断面色泽较生品深。具土香气。药屑、杂质含量不得超过 3.0%，生片、糊片不得超过 2.0%（即符合《中药饮片质量标准通则》要求）。

六、土炒法的注意事项

1. 药物要大小分档，以使药物炒制程度一致。

2. 土粉要细腻，否则不易黏附药物。

3. 土炒药物时温度要适当，若土温过高，药物易焦糊；土温过低，药物内部水分及汁液渗出较少，药物表面挂不上土粉。若土温太高时，可加适量冷土或减小火力进行调节。

4. 用土炒制同种药物时，土粉可连续使用，若土色变深时，应及时更换新土。

白　术

【处方用名】白术、土炒白术、炒白术、麸炒白术。

【来源】本品为菊科植物白术的干燥根茎。

【炮制方法】

1. 白术　取原药材，除去杂质，洗净，润透，切厚片，干燥。筛去碎屑。

2. 麸炒白术　先将炒制容器预热至一定程度，均匀撒入定量的麦麸，中火加热，即刻烟起，随即投入净白术片，迅速翻炒至黄褐色、有香气逸出，取出，筛去麦麸，放凉。

每100g白术片，用麦麸15g。

3. 土炒白术　先将土粉置炒制容器内，用中火加热，炒至土呈灵活状态时，投入净白术片，翻炒至表面均匀挂上土粉时，取出，筛去土，放凉。

每100g净白术片，用灶心土20g。

【成品规格】

1. 白术　不规则的厚片，外表皮灰黄色或灰棕色，切面黄白色至淡棕色，散生棕黄色的点状油室，木部具放射状纹理；气清香，味甘、微辛。

2. 麸炒白术　表面黄棕色，偶见焦斑；略有焦香气。

3. 土炒白术　表面土黄色，挂有均匀的土粉，断面色泽加深，有土香气。

【炮制作用】

1. 白术　呈味苦、甘，性温。归脾、胃经。具有健脾益气、燥湿利水、止汗、安胎的作用。生品善于健脾燥湿、利水消肿。用于水湿内停所致脾虚食少，腹胀泄泻，痰饮眩悸，水肿，自汗，胎动不安。

2. 麸炒白术　麸炒后能缓和燥性，偏于健脾益气。用于脾胃不和，运化失常所致的食少胀满，倦怠乏力，表虚自汗，胎动不安。

3. 土炒白术　土炒后偏于健脾止泻。多用于脾虚食少，便溏泄泻。

【贮藏】置阴凉干燥处，防蛀，防霉。

知识链接

1. 白术生品因含有较多的挥发油而有燥湿作用，麸炒后挥发油含量下降，从而缓和其燥性，减少对胃肠的刺激性，达到和胃或消导等目的。

2. 白术麸炒后，内酯类成分含量增加，可提高健脾和胃作用。

山药

【处方用名】山药、怀山药、土炒山药、麸炒山药。

【来源】本品为薯蓣科植物薯蓣的干燥根茎。

【炮制方法】

1. 山药　取原药材，除去杂质，大小分档，泡润至透，切厚片，干燥。筛去碎屑。

2. 土炒山药　先将土粉置炒制容器内，用中火加热，炒至土呈灵活状态，投入净山药片，翻炒至色泽加深，表面均匀挂上土粉，并逸出香气时取出，筛去土粉，放凉。

每 100g 山药片，用灶心土 30g。

3. 麸炒山药　先将炒制容器预热至一定程度，均匀撒入适量的麦麸，中火加热，即刻烟起，随即投入净山药片，迅速翻炒至亮黄色时，取出，筛去麦麸，放凉。

每 100g 山药片，用麦麸 10 ～ 15g。

【成品规格】

1. 山药　呈类圆形的厚片，表面类白色或淡黄白色，质脆，易折断，断面类白色，富粉性。

2. 土炒山药　表面土黄色，挂有均匀的土粉，质脆，具土香气。

3. 麸炒山药　表面黄白色或微黄色，偶见焦斑，有香气。

【炮制作用】

1. 山药　味甘，性平。归脾、肺、肾经。生山药善于补脾养胃、生津益肺、补肾涩精的作用。用于脾虚食少，久泻不止，肺虚喘咳，肾虚遗精，带下，尿频，虚热消渴。

2. 麸炒山药　麸炒后性微温，偏于益脾和胃、益肾固精。用于脾虚食少，泄泻便溏，白带过多，梦遗滑精。

3. 土炒山药　土炒后偏于补脾止泻。用于脾胃虚弱，久泻。

【贮藏】置通风干燥处，防蛀，防潮，防鼠。

知 识 链 接

对山药生品、土炒品和麸炒品中薯蓣皂苷元含量测定发现，土炒品＞麸炒品＞生品。实验研究表明，山药土炒、麸炒后能促使薯蓣皂苷元的溶出，有利于药效作用的发挥。

任务四　砂炒法

一、砂炒法的含义

将净制或切制后的药物与河沙共同翻炒的方法，称为砂炒法，又称砂烫。

二、砂炒法的适用范围

河沙作为中间传热体，质地坚硬，传热快，温度高，与药物接触面大，能使药物受热均匀，不与药物发生作用。砂炒法适用于炒制质地坚硬的动物骨甲类和有绒毛的植物类药物。常见砂炒的药物有马钱子、狗脊、骨碎补、穿山甲、龟甲、鳖甲、鸡内金等。

三、砂炒法的炮制目的

1. **增强药物的疗效**　质地坚硬的药物，砂烫后质变酥脆，易于粉碎和煎出有效成分，从而提高疗效。如穿山甲、鳖甲、龟甲等。

2. **降低毒性**　砂炒温度较高，能改变和破坏药物中毒性成分的结构，降低毒性。如马钱子、骨碎补、狗脊等。

3. **除去非药用部分**　砂炒后易于除去有些药物表面的绒毛，提高药物的净度。

4. **矫味矫臭**　动物类药物有腥臭气味，砂烫醋淬后，能矫其腥味，便于服用。如龟甲、鳖甲、鸡内金、穿山甲等。

四、砂炒法的操作方法及步骤

砂炒法的操作步骤主要有：准备→砂炒→投药→翻炒→出锅→清场。

1. **准备**

（1）检查炒锅、铲子和盛药容器是否洁净，必要时进行清洁。

（2）对净制后的饮片进行大小分档。

（3）制沙　选用颗粒均匀的中粗河沙，用饮用水洗净泥土，除尽杂质。再置炒制容器内用武火加热翻炒，以除净其中夹杂的有机物及水分等，取出，放凉备用。

除另有规定外，河沙以掩埋待炮制品为度。

2. **砂炒**　取适量河沙置于锅内，武火加热，使炒药锅内的河沙炒达到所要求的温度。

3. **投药**　将锅内河沙加热翻炒至灵活、易翻动时，投入大小一致的药物。

4. **翻炒**　沙埋药物片刻，快速翻炒，使药物受热均匀。

5. **出锅**　炒至质地酥脆或鼓起，外表呈黄色或色泽加深时，取出，筛去沙，放凉。穿山甲、鳖甲、龟甲等需醋淬的药物，要趁热投入醋液中淬酥，取出，干燥。

6. **清场**　按要求清洁相关容器、工作台面及灶具，将相关容器和用具归放原位。

五、砂炒法的成品质量要求

动物类药物，砂烫品呈黄色，质地酥脆，腥气减弱，有的形体鼓起，醋淬品略有醋气；植物类药物，砂烫品颜色加深，形体鼓起，毛微焦。药屑、杂质含量不得超过 3.0%，生品、糊品不超过 2.0%，醋淬品含水分不得超过 10%（即符合《中药饮片质量标准通则》要求）。

六、砂炒法的注意事项

1. 药物要大小分档，以使药物炒制的程度一致。

2. 砂炒温度要适中。砂炒贵重药物时，可采用投药试温的方法，以便掌握火力。温度低则药物不易发泡酥脆，容易僵化；温度过高药物易焦化。当沙温过高时可添加适量冷沙或减小火力进行调节。沙量要适宜，量过大翻动困难，易产生积热使沙温过高；反之沙量过少，药物受热不均匀，也会影响炮制品质量。

3. 一般采用武火加热。由于温度较高，操作时翻动要勤，成品出锅要快，并立即将砂筛去。需醋浸淬的药物，砂炒后应趁热浸淬，干燥。

4. 用过的河沙可反复使用，但需将残留在河沙中的药物碎渣除去。炒制过毒性药物的河沙，不可再炒其他药物。

马钱子

【处方用名】马钱子、制马钱子。

【来源】本品为马钱科植物马钱的干燥成熟种子。

【炮制方法】

1. 生马钱子　取原药材，除去杂质。

2. 制马钱子　将河沙置炒制容器内，用武火加热，炒至河沙呈灵活状态，投入大小一致的净马钱子，不断翻炒至鼓起，有爆裂声，外皮呈棕褐色或深棕色，内面红褐色，并鼓起小泡时取出，筛去沙，放凉，除去绒毛，捣碎。

【成品规格】

1. 马钱子　呈圆形纽扣状，常一面隆起，一面稍凹下；表面密被灰棕或灰绿色绢状绒毛，底面中心有突起的圆点状种脐；质坚硬，种仁淡黄白色；气微，味极苦。

2. 制马钱子　两面膨胀鼓起，边缘较厚，表面棕褐色或深棕色，质酥脆，断面棕褐色，有鼓起的小泡，中间有裂缝；微有香气，味极苦。

3. 马钱子粉　为黄褐色粉末；气微香，味苦。

【炮制作用】

1. 生马钱子　味苦，性温；有大毒。归肝、脾经。具有通络止痛、散结消肿的作用。生马钱子有大毒，仅供外用。常用于关节肿痛，痈疽初起等。

2. 制马钱子　经砂炒后，降低毒性，质地变脆，易于粉碎，可供内服，一般入丸散用。用于风湿痹痛，麻木瘫痪，跌打损伤，小儿麻痹后遗症等。

【贮藏】置阴凉干燥处。生马钱子按医疗用毒性药品管理。

知 识 链 接

1. 马钱子炮制后毒性大大降低，沙温控制在 230 ~ 240℃，加热时间控制在 3 ~ 4 分钟，为最佳炮制温度和时间。

2. 研究报道，用远红外烘箱代替砂炒法，以温度 200 ~ 250℃，加热时间控制在 5 ~ 12 分钟，马钱子中士的宁含量可达到砂炒法的结果，其最佳炮制条件是 200℃、12 分钟。

狗 脊

【处方用名】狗脊、金毛狗脊、烫狗脊。

【来源】本品为蚌壳蕨科植物金毛狗脊的干燥根茎。

【炮制方法】

1. 狗脊　取原药材，除去杂质。洗净，浸泡、润透，切厚片（或蒸软后切片），干燥。筛去碎屑。

2. 烫狗脊　将沙置炒制容器内，用武火加热，炒至河沙呈灵活状态，投入大小一致的净狗脊片，不断翻炒至鼓起，绒毛呈焦褐色时，取出，筛去沙，放凉，除去残存绒毛。

【成品规格】

1. 狗脊　为不规则的椭圆或圆形厚片，边缘有金黄色绒毛；表面深棕色，较平滑，断面浅棕色，近边缘有一条棕黄色隆起的木质部环纹或条纹；周边不整齐，质地坚硬，味微涩。

2. 烫狗脊　表面略鼓起，棕褐色，质酥脆；气微，味淡、微涩。

【炮制作用】

1. 狗脊　味苦、甘，性温。归肝、肾经。具有补肝肾、强腰膝、祛风湿的作用。生品善于祛风湿、利关节。用于风寒湿痹，关节疼痛，下肢无力，屈伸不利等。

2. 烫狗脊　砂炒后可使质地酥脆，便于除去绒毛，易于粉碎和煎出有效成分。偏于补肝肾、强筋骨。多用于肝肾不足或冲任虚寒的腰痛脚软，遗精，遗尿，带下等。

【贮藏】置通风干燥处，防潮。

骨碎补

【处方用名】骨碎补、烫骨碎补、申姜、毛姜。

【来源】本品为水龙骨科植物槲蕨的干燥根茎。

【炮制方法】

1.**骨碎补**　取原药材，除去杂质，洗净，润透，切厚片，干燥。筛去碎屑。

2.**烫骨碎补**　将河沙置炒制容器内，用武火加热，炒至河沙呈灵活状态，投入大小一致的净骨碎补片，不断翻炒至鼓起，筛去沙，放凉，撞去毛。

【成品规格】

1.**骨碎补**　为不规则厚片，表面红棕色至棕褐色，外表密被深棕色绒毛；断面红棕色；质坚硬，气微，味淡、微涩。

2.**烫骨碎补**　表面棕褐色，体膨大鼓起，质轻脆；气香，味微苦涩。

【炮制作用】

1.**骨碎补**　味苦，性温。归肾、肝经。具有补肾强骨、续伤止痛的作用。生品质地坚硬而韧，不利于粉碎或煎煮。临床多用炮制品。

2.**烫骨碎补**　砂炒后质地松脆，易于煎出有效成分。偏于补肾强骨、续伤止痛。用于肾虚腰痛，筋骨痿软，耳鸣耳聋，牙齿松动，久泻、跌打折伤；外治斑秃，白癜风。

【贮藏】置干燥处。

穿山甲

【处方用名】穿山甲、山甲、炮山甲、炮甲珠、山甲珠、醋山甲、醋甲片。

【来源】本品为鲮鲤科动物穿山甲的鳞甲。收集鳞甲，洗净，晒干。

【炮制方法】

1.**穿山甲**　取原药材，除去杂质及残肉，洗净，干燥。

2.**炮山甲**　将河沙置炒制容器内，用武火加热，炒至河沙呈灵活状态，投入大小一致的净穿山甲，不断翻炒至鼓起发泡，边缘向内卷曲，表面呈金黄色或黄棕色时，取出，筛去沙，放凉。用时捣碎。

3.**醋山甲**　按炮山甲的炮制方法，烫炒至鼓起发泡，边缘向内卷曲，表面呈金黄色时取出，筛去沙，趁热投入醋液中稍浸，捞出，干燥。用时捣碎。

每100g净穿山甲，用醋30g。

【成品规格】

1.**穿山甲**　呈扇面形、三角形的扁平片状或半折合状，大小不一，中间较厚，边缘较薄；外表面青黑色或黄褐色，有光泽；角质，半透明，坚韧而有弹性，不易折断；气微腥，味咸。

2.**炮山甲**　全体膨胀呈卷曲状，黄色，质酥脆，易碎，气微腥，味淡。

3.**醋山甲**　形同炮山甲，金黄色，有醋香气。

【炮制作用】

1.穿山甲 味咸，性微寒。归肝、胃经。具有通经下乳、消肿排脓、搜风通络的作用。生品质地坚硬，并有腥臭气，临床多用其制品。

2.炮山甲 砂炒后质变酥脆，易于粉碎及煎出有效成分，善于消肿排脓，搜风通络。多用于痈疡肿毒，风湿痹痛。

3.醋山甲 砂炒醋淬后质变酥脆，易于粉碎及煎出有效成分，并矫正其不良气味。偏于通经下乳，多用于瘀血经闭不通，乳汁不下。

【贮藏】置阴凉干燥处。

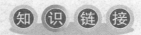

　　穿山甲主含蛋白质和钙。有实验证明，穿山甲砂烫温度以 230～250℃为宜，在此温度范围内炮制的穿山甲外观性状较好。水煎液中蛋白质和钙的含量是：醋山甲＞炮山甲＞生山甲。

鳖 甲

【处方用名】鳖甲、炙鳖甲、酥鳖甲、醋鳖甲。

【来源】本品为鳖科动物鳖的背甲。

【炮制方法】

1.鳖甲 取原药材，置蒸制容器内，沸水蒸45分钟，取出，放入热水中，立即用硬刷除去皮肉，清水洗净，日晒夜露至无腥臭味，晒干。敲成小块。

2.醋鳖甲 将河沙置炒制容器内，用武火加热，炒至河沙呈灵活状态，投入大小一致的净鳖甲，不断翻炒至质酥，表面呈黄色时取出，筛去沙，趁热投入醋液中稍浸，捞出，干燥。用时捣碎。

每100g净鳖甲，用醋20g。

【成品规格】

1.鳖甲 为不规则的碎片，外表面黑褐色或墨绿色，略有光泽，内表面类白色；质坚硬；气微腥，味淡。

2.醋鳖甲 表面黄色或棕黄色；质酥脆，易折断；有醋香气。

【炮制作用】

1.鳖甲 味咸，性微寒。归肝、肾经。具有滋阴潜阳、软坚散结、退热除蒸的作用。生品善于养阴清热、潜阳息风。多用于热病伤阴或内伤虚热，虚风内动等。

2.醋鳖甲　砂炒醋淬后质变酥脆，易于粉碎及煎出有效成分，并能矫正不良气味。醋制还能增强药物入肝消积、软坚散结的作用。常用于癥瘕积聚，经闭。

【贮藏】置阴凉干燥处。

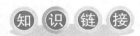

1. 实验证明，鳖甲炮制后，有效成分煎出率显著提高，煎煮 3 小时后，蛋白质的煎出量是生品的 11.6 倍，钙的煎出率较生品高 10 倍以上。另外，鳖甲炮制后锌、铁、硒含量明显增加。

2. 煮食后的鳖甲不宜药用。

龟　甲

【处方用名】龟甲、龟板、炙龟甲、制龟甲、酥龟甲、醋龟甲。

【来源】本品为龟科动物乌龟的背甲及腹甲。

【炮制方法】

1.龟甲　取原药材，置蒸制容器内，沸水蒸 45 分钟，取出，放入热水中，立即用硬刷除净皮肉，用清水洗净，日晒夜露至无腥臭味，晒干。敲成小块。

2.醋龟甲　将河沙置炒制容器内，用武火加热，炒至河沙呈灵活状态，投入大小一致的净龟甲块，不断翻炒至质酥、表面呈深黄色时取出，筛去沙，趁热投入醋液中稍浸，捞出，干燥。用时捣碎。

每 100g 净龟甲，用醋 20g。

【成品规格】

1.龟甲　呈不规则的小块，外表面黄棕色至棕黑色（腹甲）、棕褐色或黑褐色（背甲）；有放射状纹理；内表面黄白色至灰白色，边缘呈细锯齿状；质坚硬；气微腥，味微咸。

2.醋龟甲　表面深黄色或棕褐色；质松脆；气微腥，味微咸，微有醋香气。

【炮制作用】

1.龟甲　味咸、甘，性微寒。归肝、肾、心经。具有滋阴潜阳、益肾强骨、养血补心的作用。生品善于滋阴潜阳，可用于阴虚阳亢、头晕目眩、虚风内动等。

2.醋龟甲　砂炒醋淬后质变酥脆，易于粉碎，利于煎出有效成分，同时能矫正不良气味。醋龟甲偏于补肾健骨、滋阴止血，多用于劳热咯血、筋骨痿软、阴虚潮热、骨蒸盗汗、痔疮肿痛。

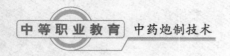

【贮藏】置阴凉干燥处。

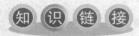

有实验研究表明，醋龟甲（龟下甲）有效成分较生品煎出率可提高4倍。
龟甲砂炒醋淬品的煎煮液总氨基酸含量、总含氮量明显高于生品。

鸡内金

【处方用名】鸡内金、内金、炒鸡内金、焦鸡内金、醋鸡内金。

【来源】本品为雉科动物家鸡的干燥砂囊内壁。

【炮制方法】

1. 鸡内金　取原药材，除去杂质，清水洗净，干燥。

2. 炒鸡内金　将河沙置炒制容器内，用武火加热，炒至河沙呈灵活状态，投入大小一致的净鸡内金，不断翻炒至发泡鼓起，呈黄褐色，取出，筛去沙，放凉。

3. 焦鸡内金　将炒制容器用中火预热，投入净鸡内金，不断翻炒至鼓起，焦黄色，取出放凉。

4. 醋鸡内金　按照焦鸡内金的炮制方法翻炒至鼓起，均匀喷淋醋液，再炒干，取出，干燥。

每100g净鸡内金，用醋15g。

【成品规格】

1. 鸡内金　为不规则的卷片，表面黄色、黄绿色或黄褐色，薄而半透明，具明显的条状皱纹；质脆，易碎，断面角质样，有光泽；气微腥，味微苦。

2. 炒鸡内金　发泡卷曲，黄褐色或焦黄色，质酥脆，易碎；轻折即断，断面有光泽。

3. 焦鸡内金　鼓起，焦黄色，质松脆，易碎。

4. 醋鸡内金　鼓起，表面黄褐色，有醋香气。

【炮制作用】

1. 鸡内金　味甘，性平。归脾、胃、小肠、膀胱经。具有健胃消食、涩精止遗的作用。生品善于攻积，化石通淋。多用于泌尿系统结石和胆道结石的治疗。

2. 炒鸡内金　砂炒后质地酥脆，并矫正不良气味，利于服用，偏于健脾消积的作用。用于消化不良，食积不消及小儿疳积等。

3. 焦鸡内金　偏于消食止泻，固精止遗。用于伤食腹泻，肾虚遗精遗尿等。

4. 醋鸡内金　醋制偏于疏肝助脾作用。多用于脾胃虚弱，脘腹胀满等。

【贮藏】置阴凉干燥处，防蛀。

任务五　蛤粉炒法

一、蛤粉炒法的含义

将净制或切制后的药物与蛤粉共同翻炒的方法，称为蛤粉炒，又称蛤粉烫。

二、蛤粉炒法的适用范围

蛤粉是软体动物文蛤的贝壳经洗净晒干研细而成。其性味苦、咸，寒。具有清热化痰，软坚散结的作用。由于蛤粉颗粒细小，传热作用较沙慢，故能使药物缓慢受热，蛤粉炒一般适用于炮制胶类的药物。常见蛤粉炒的药物有阿胶、鹿角胶等。

三、蛤粉炒法的炮制目的

1. 使药物质地酥松，利于粉碎和煎煮。
2. 降低药物的黏腻性，矫正不良气味，便于服用。
3. 增强药物的疗效。

四、蛤粉炒法的操作方法及步骤

蛤粉炒法的操作步骤主要有：准备→炒蛤粉→投药→翻炒→出锅→清场。

1. 准备

（1）检查炒锅、铲子和盛药容器是否洁净，必要时进行清洁。

（2）将胶类药物烘软后，切成 6 ～ 10mm 的立方块，称重。

（3）将蛤粉研细过筛，称取适量蛤粉。

一般每 100g 净药物，用蛤粉 30 ～ 50g。

2. 炒蛤粉　将适量蛤粉置于锅内，中火加热，使炒药锅内的蛤粉炒达到所要求的温度。

3. 投药　待蛤粉翻炒至灵活滑利状态时，投入大小一致的药物。

4. 翻炒　快速翻炒，翻炒时"亮锅底"，使药物受热均匀。

5. 出锅　当胶丁膨胀鼓起，内部膨松，无糖心时，迅速出锅，筛去蛤粉。

6. 清场　按要求清洁相关容器、工作台面及灶具，将相关容器和清洁用具归放原位。

五、蛤粉炒法的成品质量要求

蛤粉炒品鼓起呈球形，外表灰白色或灰褐色，附有少量蛤粉。用手捏质松泡易碎，内无溏心，气微香。药屑、杂质含量不得超过 3.0%，生品、糊品不超过 2.0%（即符合《中药饮片质量标准通则》要求）。

六、蛤粉炒法的注意事项

1. 胶块应烘软切成均匀的立方丁，再炒制。烘烤的温度控制在80℃以下，否则太软而无法切制。切制时要趁热进行，否则温度降低后返硬，无法切制。

2. 炒制前最好先采取投药试温的方法，以便掌握火力。

3. 炒制时火力应适当，以防药物黏结、焦煳或"烫僵"；温度过高时可酌加冷蛤粉调节温度。

4. 蛤粉炒制同种药物时可反复使用，如颜色加深，应及时更换，以免影响成品色泽。

阿　胶

【处方用名】阿胶、阿胶珠、炒阿胶。

【来源】本品为马科动物驴的干燥皮或鲜皮经煎煮、浓缩制成的固体胶。

【炮制方法】

1. 阿胶　取原药材，捣成碎块。

2. 阿胶珠　取阿胶置文火上烘软，切成小方块（阿胶丁）。

3. 蛤粉炒阿胶　取蛤粉适量，置炒制容器内，中火加热，炒至灵活状态时，投入阿胶丁，均匀翻炒至鼓起呈圆球形、内无溏心时，取出，筛去蛤粉，放凉。

　　每100g阿胶，用蛤粉30～50g。

4. 蒲黄炒阿胶　取蒲黄适量，置炒制容器内，用中火加热，炒至稍微变色，投入阿胶丁，均匀翻炒至鼓起呈圆球形、内无溏心时，取出，筛去蒲黄，放凉。

　　每100g阿胶，用蒲黄30～40g。

【成品规格】

1. 阿胶　为长方形的块状，黑褐色或乌黑色，半透明状；质硬而脆，断面光亮；气微腥，味微甘。

2. 阿胶珠　类球形；表面灰白色或灰黄色，附有白色粉末；体轻，质酥，易碎；断面蜂窝状，淡黄色至棕色；气微，味微甜。

3. 蒲黄炒阿胶　外表呈棕褐色，其余同蛤粉炒阿胶。

【炮制作用】

1. 阿胶　味甘，性平。归肺、肝、肾经。具有补血滋阴、润燥、止血的作用。阿胶善于滋阴补血润燥。多用于血虚萎黄，眩晕心悸，心烦不眠，虚风内动，温燥伤肺，干咳无痰等。入汤剂应烊化服用。

2. 蛤粉炒阿胶　炒制后降低了滋腻之性，质变酥脆，利于调剂和制剂，同时矫正不良气味。偏于清肺化痰，益肺润燥。多用于阴虚咳嗽，久咳少痰或痰中带血。

3. 蒲黄炒阿胶　偏于止血。多用于阴虚咯血，崩漏，便血。

【贮藏】置阴凉干燥处。

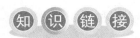

1. 实验表明，阿胶丁与阿胶珠中均含相同种类的氨基酸，但阿胶丁氨基酸总量为 63.55%，阿胶珠氨基酸总量为 73.13%。

2. 研究报道，用远红外烘箱进行蛤粉炒。用蛤粉一层，上放一层阿胶丁，温度控制在 140～160℃，时间 20 分钟。可达到手工炮制结果。

鹿角胶

【处方用名】鹿角胶、鹿角胶珠。

【来源】本品为鹿科动物马鹿或梅花鹿已骨化的角或锯茸后翌年春季脱落的角基，分别习称"马鹿角""梅花鹿角""鹿角脱盘"。经水煎煮、浓缩制成的固体胶。

【炮制方法】

1. 鹿角胶　取原药材，捣成碎块，或烘软，切成小方块（丁）。

2. 鹿角胶珠　取蛤粉适量，置炒制容器内，中火加热，炒至灵活状态时，投入鹿角胶丁，不断翻炒至鼓起成圆球形，内无溏心时，取出，筛去蛤粉，放凉。

每 100g 鹿角胶，用蛤粉 30～50g。

【成品性状】

1. 鹿角胶　为小立方块或不规则碎块，黄棕色或红棕色，半透明；质脆，易碎，断面光亮；气微，味微甜。

2. 鹿角胶珠　类圆形，表面黄白色至淡黄色，较为光滑，附有少量蛤粉；质松泡易碎，味微甜。

【炮制作用】

1. 鹿角胶　味甘、咸，性温。归肾、肝经。具有温补肝肾、益精养血的作用。鹿角胶善于补肾阳，益精血。用于肝肾不足所致的阳痿滑精，腰膝酸冷，虚劳羸瘦，便血，尿血，崩漏下血，阴疽肿痛。

2. 鹿角胶珠　蛤粉炒后，降低其黏腻性，质变酥脆，并矫正其不良气味，便于粉碎和服用，可入丸、散剂。

【贮藏】密闭。

任务六　滑石粉炒法

一、滑石粉炒法的含义

将净制或切制后的药物与滑石粉共同翻炒的方法，称为滑石粉炒，又称滑石粉烫。

二、滑石粉炒法的适用范围

滑石粉味甘寒，具清热利尿作用。由于滑石粉质地细腻，传热较沙慢，能使药物受热均匀。滑石粉炒一般适用于炮制韧性较大的动物类药物。常见滑石粉炒的药物有水蛭、鱼鳔胶、狗鞭、刺猬皮等。

三、滑石粉炒法的炮制目的

1. 使药物质地酥松，利于粉碎和煎煮。如水蛭、狗鞭。

2. 降低药物的毒性，矫正不良气味，利于用药安全，便于服用。如水蛭、刺猬皮等。

四、滑石粉炒法的操作方法及步骤

滑石粉炒法的操作步骤主要有：准备→炒滑石粉→投药→翻炒→出锅→清场。

1. 准备

（1）检查炒锅、铲子和盛药容器是否洁净，必要时进行清洁。

（2）对净制后的药物称重。

（3）称取适量滑石粉。

每100g净药物，用滑石粉40～50g。

2. 炒滑石粉　将适量滑石粉置于锅内，中火加热，使炒药锅内的滑石粉达到所要求的温度。

3. 投药　待滑石粉翻炒至灵活滑利状态时，投入大小一致的药物。

4. 翻炒　快速翻炒，翻炒时"亮锅底"，使药物受热均匀。

5. 出锅　当药物膨胀鼓起，质地酥脆时，迅速出锅，筛去滑石粉。

6. 清场　按要求清洁相关容器、工作台面及灶具，将相关容器和清洁用具归放原位。

五、滑石粉炒法的成品质量要求

滑石粉炒品膨胀鼓起，外表白色或灰褐色，附有少量滑石粉。气腥，微香。药屑、杂质含量不得超过3.0%，生品、糊品不超过2.0%（即符合《中药饮片质量标准通则要求》。

六、滑石粉炒法的注意事项

1. 翻炒要均匀，防止药物生熟不均或焦化。

2. 一般用中火，炒制时温度过高，易使药物焦化，可添加适量冷滑石粉或适当调节火力；若温度过低，药物难于鼓起，可采用投药试温的方法，以便掌握火力。

3. 滑石粉炒制同种药物时可反复使用，如颜色加深，应及时更换。

水　蛭

【处方用名】水蛭、制水蛭、炒水蛭。

【来源】本品为水蛭科动物蚂蟥或柳叶蚂蟥的干燥全体。

【炮制方法】

1. **水蛭**　取原药材，洗净，润软，切段，干燥。

2. **烫水蛭**　取滑石粉适量置炒制容器内，用中火加热，炒至滑利灵活状态时，投入净水蛭，不断翻炒至微鼓起，呈棕黄色至黑褐色时，取出，筛去滑石粉，放凉。

每 100g 水蛭，用滑石粉 40g。

【成品规格】

1. **水蛭**　为不规则小段，扁平，有环纹；背部黑褐色或黑棕色，稍隆起，腹面棕黄色，平坦；质韧，有腥气。

2. **烫水蛭**　鼓起，表面棕黄色至黑褐色，附有少量白色滑石粉；断面松泡，灰白色至焦黄色；质酥脆，有腥臭气。

【炮制作用】

1. **水蛭**　味咸、苦，性平；有小毒。归肝经。具有破血、逐瘀、通经的作用。生品有小毒，多入煎剂，善于破血逐瘀。用于血瘀经闭，癥瘕痞块，跌打损伤。

2. **烫水蛭**　水蛭经滑石粉炒后能降低毒性，并矫正不良气味，便于服用；质地酥脆，利于粉碎，多入丸散剂。用于心腹疼痛、内损瘀血，跌仆损伤。

【贮藏】置阴凉干燥处，防蛀。

鱼鳔胶

【处方用名】鱼鳔、鱼胶、炒鱼鳔胶、鱼鳔珠。

【来源】本品为石首鱼科动物大黄鱼、小黄鱼或鲟科动物中华鲟、鳇鱼等的鱼鳔。

【炮制方法】

1. **鱼鳔胶**　取鱼鳔胶，除去杂质，微火烘软，切成小方块或丝。

2. 炒鱼鳔胶 取滑石粉适量置炒制容器内，用中火加热，炒至滑利灵活状态时，投入净鱼鳔胶，翻炒至发泡鼓起、颜色加深时，取出，筛去滑石粉，放凉。

每 100g 鱼鳔胶，用滑石粉 40g。

【成品规格】

1. 鱼鳔胶 呈小方块状或不规则条状，黄白色或淡黄色，半透明，质坚韧；气微腥，味淡。

2. 炒鱼鳔胶 表面鼓胀发泡，黄色；质地酥脆，气微香。

【炮制作用】

1. 鱼鳔胶 味甘、咸，性平，归肾经。具有滋养筋脉、补肾益精、止血、散瘀消肿的作用。因其质坚韧，有腥臭味，很少生用。

2. 炒鱼鳔胶 鱼鳔胶经滑石粉炒后，降低其黏腻之性，矫正其不良气味，并有利于粉碎。用于肾虚滑精，产后惊风，破伤风，血崩，吐血，创伤出血等。

【贮藏】置阴凉干燥处，防潮，防蛀。

狗 鞭

【处方用名】狗鞭、狗肾、烫狗鞭、制狗肾。

【来源】本品为犬科动物黄狗的阴茎和睾丸。

【炮制方法】

1. 狗鞭 取原药材，用碱水洗净，再用清水洗涤，润软，切成小段或片，干燥。

2. 制狗鞭 取滑石粉适量置炒制容器中，用中火加热，炒至灵活状态时，投入净狗鞭段或片，不断翻炒至松泡，呈黄褐色时，取出，筛去滑石粉，放凉。

每 100g 狗鞭，用滑石粉 40g。

【成品规格】

1. 狗鞭 呈圆柱状小段或近圆形厚片状，黄棕色，有少许毛黏附，质地坚韧；有腥臭味。

2. 制狗鞭 黄褐色，表面附有少量滑石粉，质地松泡，腥臭味减弱。

【炮制作用】

1. 狗鞭 味咸，性温。归肾经。具益肾壮阳，补益精髓的作用。因质坚韧、气腥臭，一般不生用。

2. 制狗鞭 狗鞭经滑石粉炒后，质地松泡酥脆，便于粉碎和煎煮，同时矫正其不良气味。用于肾虚阳衰所致的阳痿、阴冷，以及腰酸尿频、畏寒肢冷等。

【贮藏】置阴凉干燥处。防霉，防蛀，防泛油。

刺猬皮

【处方用名】刺猬皮、猬皮、炒刺猬皮。

【来源】本品为刺猬科动物刺猬或短刺猬的干燥外皮。

【炮制方法】

1. 刺猬皮　取原药材，用碱水浸泡，将污垢洗刷干净，再用清水洗净，润透，剁成小方块，干燥。

2. 滑石粉炒刺猬皮　取滑石粉适量置炒制容器中，用中火加热，炒至灵活状态时，投入净刺猬皮块，不断翻炒至鼓起发泡、刺尖秃时，取出，筛去滑石粉，放凉。

每100g刺猬皮，用滑石粉40g。

3. 砂炒刺猬皮　取沙适量置炒制容器内，用武火加热，炒至滑利灵活状态时，投入净刺猬皮块，不断翻炒至刺尖卷曲焦黄、质地发泡时，取出，筛去沙，放凉。或用砂炒法炒至上述规格时，趁热投入醋液中稍浸，捞出，干燥。

每100g净刺猬皮，用醋10g。

【成品规格】

1. 刺猬皮　为密生硬刺的不规则小块，外表面灰白色或灰褐色，皮内面灰白色；边缘有毛，质坚韧；有特殊腥臭气。

2. 滑石粉炒刺猬皮　质地发泡鼓起，表面附有少量滑石粉，刺尖秃，皮部边缘向内卷曲，边缘皮毛脱落，呈焦黄色；质地酥脆，易折断；微有腥臭味。

3. 砂炒刺猬皮　与滑石粉炒刺猬皮相近，醋淬的具有醋味。

【炮制作用】

1. 刺猬皮　味苦，性平。归胃、大肠经。具有固精缩尿，止血行瘀，止痛的作用。因生品质坚韧，腥臭味较浓，很少生用。

2. 滑石粉炒刺猬皮、砂炒刺猬皮　刺猬皮经滑石粉炒或砂炒后质地酥脆松泡，便于煎煮和粉碎，醋制后矫正不良气味。增强行瘀止痛作用。用于痔瘘下血，胃痛吐食，遗精，遗尿等。

【贮藏】置阴凉干燥处。防霉，防蛀。

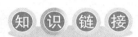

知识链接

　　刺猬皮含蛋白质、钙盐等成分，炒制后由于高温的作用，能使钙盐生成氧化钙，收涩之性大增。内服后，在胃酸的作用下，形成可溶性钙盐，易于吸收，从而增强人体内钙的含量，促进血凝，增强收敛止血的作用。

复习思考

一、A型选择题（单项选择题）

1. 王不留行炒爆的标准是完全爆花者应占（　　　）

    A. > 75%　　　　　　　　B. > 70%　　　　　　　　C. > 80%

    D. > 90%　　　　　　　　E. > 85%

2. 焦山楂不仅酸味减弱，且增加苦味，善于（　　　）

    A. 消食化积　　　　　　　B. 活血化瘀　　　　　　　C. 消食止泻

    D. 止血　　　　　　　　　E. 止泻

3. 川楝子炒焦后长于（　　　）

    A. 疏肝理气止痛　　　　　B. 疏肝解郁　　　　　　　C. 行气止痛

    D. 疗疝止痛　　　　　　　E. 杀虫消积

4. 马钱子砂炒应该用武火炒至表面呈（　　　）

    A. 黑褐色　　　　　　　　B. 焦黑色　　　　　　　　C. 棕褐色

    D. 焦黄色　　　　　　　　E. 淡黄色

5. 下列不是炒黄目的的是（　　　）

    A. 增效　　　　　　　　　B. 降毒　　　　　　　　　C. 缓和药性

    D. 杀酶保苷　　　　　　　E. 产生止血作用

6. 麸炒时麦麸的用量是（　　　）

    A. 5% ～ 10%　　　　　　B. 10% ～ 15%　　　　　C. 15% ～ 30%

    D. 20% ～ 30%　　　　　E. 40% ～ 50%

7. 米炒时米的用量为（　　　）

    A. 10%　　　　　　　　　B. 20%　　　　　　　　　C. 30%

    D. 40%　　　　　　　　　E. 50%

8. 土炒山药长于（　　　）

    A. 补脾止泻　　　　　　　B. 益脾和胃　　　　　　　C. 益肾固精

    D. 补肾生精　　　　　　　E. 益肺肾之阴

9. 对阿胶珠成品性状的描述错误的是（　　　）

    A. 呈圆球形　　　　　　　B. 外表有焦斑　　　　　　C. 质松泡

    D. 外表灰白或灰黄　　　　E. 内部蜂窝状

10. 蛤粉炒阿胶善于（　　　）

    A. 滋阴补血　　　　　　　B. 清热化痰　　　　　　　C. 止血安络

    D. 益肺润燥　　　　　　　E. 治血虚萎黄

11. 下列不是滑石粉炒目的的是（　　　）

　　A. 降低毒性　　　　　　　B. 矫正气味　　　　　　　C. 引药归经

　　D. 使药物质地酥脆　　　　E. 便于粉碎和煎煮

12. 滑石粉炒时滑石粉的用量是（　　　）

　　A. 10% ～ 20%　　　　　　B. 30% ～ 50%　　　　　　C. 40% ～ 60%

　　D. 40% ～ 50%　　　　　　E. 20% ～ 30%

13. 下列药物经滑石粉炒后降低毒性的是（　　　）

　　A. 鱼鳔胶　　　　　　　　B. 黄狗肾　　　　　　　　C. 水蛭

　　D. 象皮　　　　　　　　　E. 地龙

14. 白术土炒后增强的作用是（　　　）

　　A. 健脾燥湿　　　　　　　B. 利水消肿　　　　　　　C. 健脾和胃

　　D. 健脾止泻　　　　　　　E. 温中止呕

15. 下列药物中，既可滑石粉炒，又可砂炒的是（　　　）

　　A. 鱼鳔胶　　　　　　　　B. 象皮　　　　　　　　　C. 刺猬皮

　　D. 水蛭　　　　　　　　　E. 玳瑁

二、问答题

1. 炒黄、炒焦、炒炭的质量要求各是什么？三者炒后对药性各有什么影响？

2. 炒药为什么要预热锅？

3. 炒炭时如何防止药物灰化现象发生？

4. 写出清炒法的含义及分类。

5. 叙述王不留行的炮制方法。

6. 山楂有哪些炮制品？功效有何不同？

7. 叙述炒焦药物的适用范围及炮制作用。

8. 什么是"炒炭存性"？炒炭的注意事项有哪些？

9. 麸炒的炮制目的及注意事项有哪些？

10. 斑蝥、马钱子为什么炮制后入药？

11. 砂炒的注意事项有哪些？

12. 山药有哪些炮制品？作用有何不同？

13. 叙述蛤粉炒阿胶的炮制过程。

扫一扫，知答案

模块八

炙 法

【学习目标】

　　1. 掌握酒炙法、醋炙法、蜜炙法、姜炙法、盐炙法、油炙法的目的，操作方法及注意事项。

　　2. 熟悉药物的炮制方法、成品规格及炮制作用。

　　3. 了解辅料的制备方法、选用及用量要求。

　　炙法是指将净选或切制后的药物，加入一定量液体辅料拌炒，使辅料逐渐渗入药物组织内部的炮制方法。

　　炙法根据所加辅料不同，分为酒炙、醋炙、盐炙、姜炙、蜜炙、油炙等法。

　　药物吸收辅料经加热炒制后在性味、归经、作用趋向、功效和理化性质方面均可发生某些变化，起到降低毒性、抑制偏性、增强疗效、矫臭矫味和使有效成分易于溶出等作用，从而最大限度地发挥疗效。

　　常用操作方法如下：

　　1. 先拌辅料后炒药　将净制或切制后的药物拌入一定量的液体辅料，闷润至液体辅料被吸收后，置锅内用文火炒干，取出晾凉。该法为优，为炙法最常用的方法之一。

　　2. 先炒药后加辅料　将净制或切制后的药物置炒制容器内用文火炒至微变色时，喷洒定量的液体辅料继续加热炒干后，取出晾凉。该法常用于应付处方调配时的现炙现用药物，既能满足处方应付的要求，又方便顾客。

　　炙法和加辅料炒法在操作方法上基本相似，但略有区别，见表8-1。

表 8-1　炙法与加辅料炒法的区别

	炙法	加辅料炒法
辅料	液体辅料	固体辅料
温度	低	高
操作时间	长	短
火力	文火（个别药物用中火）	中火或武火
辅料去向	辅料渗入药材组织内部	炒后筛去
辅料作用	以增效为主（与药物起协同作用）	以抑制偏性为主（中间传热体）
操作方法	先加辅料后炒药或者先炒药后加辅料	多为先预热辅料后投药

项目一　酒炙法

一、含义

酒炙法是将净选或切制后的药物，加入一定量的酒拌炒的炮制方法。

二、适用范围

酒味辛、甘，性大热，具有活血通络、祛风散寒、矫臭矫味等作用。故酒炙法多用于活血散瘀、祛风通络及动物类药物。

三、目的

1. 改变药性，引药上行　临床上常用的一些苦寒药，如大黄、黄连、黄柏等，性本沉降下行，多用于清中、下焦湿热。酒炙后不但能缓和药物苦寒之性，并能借酒升提之力引药上行，清上焦湿热。

2. 增强活血通络作用　临床上常用的一些活血祛瘀、通络的药物，如当归、川芎、桑枝等，酒炙后不但能与酒发挥协同作用，还有助于药物的有效成分溶出而增强疗效。

3. 矫臭去腥　一些具有腥气的动物类药物，如乌梢蛇、蕲蛇、紫河车等，酒炙后可除去或减弱腥臭气，便于服用。

四、操作方法

1. 先拌酒后炒药　将净制或切制后的药物与定量的酒拌匀，稍闷润，待酒被吸尽后，置炒制容器内用文火炒干，取出晾凉。酒炙药物一般应用此法，尤其是质地较坚实的根及根茎类药物，如大黄、黄连、川芎、白芍等。

2. 先炒药后加酒　将净制或切制后的药物置炒制容器内用文火炒至微变色时，喷洒定量的酒继续加热炒干，取出晾凉。由于此法不易使酒深入药物内部，受热后酒易迅速挥发，故此法适用于质地疏松的药物，如五灵脂等。

用以制药的酒有黄酒和白酒两种，炙药一般用黄酒，浸药一般用白酒。酒的用量一般为每 100kg 药物，用黄酒 10 ～ 20kg。

五、成品质量要求

药物表面呈黄色，或变色，或微带焦斑，能够嗅到药物固有气味。药屑、杂质不得超过 1.0%，生片、糊片不得超过 2.0%，水分不得超过 13.0%（即符合《中药饮片质量标准通则》要求）。

六、注意事项

1. 药物加入定量酒拌匀闷润过程中，容器上面应加盖，以免酒挥发。

2. 若酒的用量较少，不易与药物拌匀，可先将酒加适量水稀释，再与药物拌匀。

3. 加热炒制药物时，火力不宜过大，一般用文火，以免酒迅速挥发。

大　黄

【处方用名】大黄、生大黄、川军、酒军、酒大黄、醋大黄、熟军、熟大黄、大黄炭。

【来源】本品为蓼科植物掌叶大黄、唐古特大黄及药用大黄的干燥根及根茎。秋季末茎叶枯萎或次年春季发芽前采挖，除去须根，刮去外皮切段或瓣，绳穿成串干燥或直接干燥。

【炮制方法】

1. 大黄　取原药材，除去杂质，大小分开，洗净，捞出，淋润至软后，切厚片或小方块，晾干或低温干燥。

2. 酒大黄　取大黄片或块，黄酒喷淋拌匀，稍闷润，待酒被吸尽后，置炒制容器内，文火炒至色泽加深，取出，晾凉。

大黄片或块每 100kg，用黄酒 10kg。

3. 熟大黄

（1）取大黄片或块，隔水蒸制至内外均呈黑色时，取出干燥。

（2）取大黄片或块，加黄酒拌匀，闷 1 ～ 2 小时至酒被吸尽，置适宜的容器内，密闭隔水炖制 24 ～ 32 小时至内外均呈黑色时，取出干燥。

大黄片或块每 100kg，用黄酒 30kg。

4. 大黄炭　取大黄片或块，置炒制容器内，武火炒至外表呈焦黑色，内部呈焦褐色时，取出，晾凉。

【成品规格】

1. 大黄　为不规则厚片或块，表面黄棕色或黄褐色，具"锦纹"，气清香，味苦微涩。

2. 酒大黄　表面深棕色或棕褐色，偶有焦斑，微带酒香气。

3. 熟大黄　表面黑褐色，有特异芳香气味，微苦。

4. 大黄炭　表面焦黑色，内部焦褐色，有焦香气，味微苦。

【炮制作用】

1. 大黄　味苦，性寒。能泻下功积、泻火解毒、清热凉血、逐瘀通经。生大黄苦寒沉降，气味重浊，泻下作用峻烈，用于实热便秘，血热吐衄，湿热黄疸，跌打损伤，经闭瘀血，产后瘀阻，痈肿疔毒；外治烧烫伤等。

2. 酒大黄　泻下作用稍缓，并能引药上行，善清上焦热毒。用于血热妄行之吐血、衄血及火热上炎之目赤肿痛。

3. 熟大黄　泻下作用缓和，减轻腹痛的副作用，具泻火解毒和增强活血祛瘀之功。用于火毒疮疡。

4. 大黄炭　泻下作用极微，具凉血化瘀止血的作用。用于血热有瘀出血症。

【贮藏】贮于干燥容器内，酒大黄、熟大黄、大黄炭密闭，置通风干燥处。防蛀。

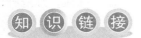

　　研究证明，炒制、蒸制和制炭对大黄所含的蒽醌类衍生物均有影响，其中，酒大黄中仅游离蒽醌类衍生物减少，酒炖大黄和大黄炭的泻下成分番泻苷及大黄酸苷明显减少，番泻苷几乎完全被破坏。加热对鞣质影响不大，因此，炮制后的大黄泻下作用减弱，而收敛作用相对增强。

黄　连

【处方用名】黄连、川连、酒黄连、姜黄连、吴萸连、萸黄连。

【来源】本品为毛茛科植物黄连、三角叶黄连或云连的干燥根茎。以上三种分别习称"味连""雅连""云连"。秋季采挖，除去须根和泥沙，干燥，撞去残留须根。

【炮制方法】

1. 黄连　取原药材，除去杂质，抢水洗净，润透，切薄片，干燥，筛去碎屑，或用时捣碎。

2. 酒黄连　取黄连片，用定量黄酒拌匀，稍闷润，待酒被吸尽后，置炒制容器内，文火炒干，取出，晾凉。

黄连片每 100kg，用黄酒 12.5kg。

3.姜黄连　取黄连片，用姜汁拌匀，稍闷润，待姜汁被吸尽后，置炒制容器内，文火炒干，取出，晾凉。

黄连片每 100kg，用生姜 12.5kg。

4.萸黄连　取吴茱萸加适量水煎煮，去渣取汁，煎液与黄连片拌匀，稍闷润，待吴茱萸药液被吸尽后，置炒制容器内，文火炒干，取出，晾凉。

黄连片每 100kg，用吴茱萸 10kg。

【成品规格】

1.黄连　为不规则薄片或碎块，外表皮暗黄色，粗糙，有细小须根，片面金黄色，质硬，气微，味极苦。

2.酒黄连　色泽加深，略带酒香气，味苦。

3.姜黄连　表面棕黄色，略带姜的辛辣味，味苦。

4.萸黄连　表面暗黄色，略带吴茱萸的辛辣味，味苦。

【炮制作用】

1.黄连　味苦，性寒。长于清热燥湿，泻火解毒。生黄连苦寒性较强。用于肠胃湿热所致的腹泻，呕吐，壮热烦躁，神昏谵语，心烦不寐，心悸不宁，吐血，衄血，疔疮肿毒，口舌生疮，耳道流脓等。

2.酒黄连　能引药上行，缓和寒性，善清上焦火热。用于口疮，目赤。

3.姜黄连　能缓和苦寒之性，并具止呕作用，善清胃和胃止呕。用于湿热中阻，胃失和降，恶心呕吐。

4.萸黄连　抑制苦寒之性，使黄连寒而不滞，善疏肝和胃止呕。用于肝胃不和，呕吐吞酸。

【贮藏】贮于干燥容器内，酒黄连、姜黄连、萸黄连密闭，置阴凉干燥处。

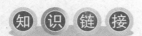

实验证明，黄连切制时宜在水温较低时进行，并减少在水中的浸润时间，否则易损失药效。因为黄连中的主要成分小檗碱等易溶于水，尤其易溶于热水。

白　芍

【处方用名】白芍、炒白芍、酒白芍、醋白芍、土炒白芍。

【来源】本品为毛茛科植物芍药的干燥根。夏、秋二季采挖，洗净，除去头尾和细根，置沸水中煮后除去外皮或除去外皮后再煮，晒干。

【炮制方法】

1. 白芍　取原药材，除去杂质，大小条分开，洗净，浸泡至六七成透取出，闷润至透，切薄片，干燥。

2. 酒白芍　取白芍片，用定量黄酒拌匀，稍闷润，待酒被吸尽后，置炒制容器内，文火炒干，取出，晾凉。

白芍片每 100kg，用黄酒 10kg。

3. 炒白芍　取白芍片，置炒制容器内，文火炒至表面微黄色，取出，晾凉。

4. 土炒白芍　取灶心土细粉，置炒制容器内，用中火炒至土呈灵活状态，加入白芍片，炒至表面挂土色，微有焦黄色，取出，筛去土粉，晾凉。

白芍片每 100kg，用灶心土 20kg。

【成品规格】

1. 白芍　为类圆形或椭圆形薄片，表面类白色或淡棕红色，切面类白色或微有棕红色，角质样，气微，味微苦、酸。

2. 酒白芍　表面微黄色，略带酒香气。

3. 炒白芍　表面微黄色，偶有焦斑。

4. 土炒白芍　表面土黄色，略带焦土气。

【炮制作用】

1. 白芍　味苦、酸，性微寒。具有养血调经、敛阴止汗、柔肝止痛、平抑肝阳的功效。生白芍善养血敛阴、平抑肝阳，多用于血虚月经不调、痛经、崩漏、头痛、眩晕、耳鸣、烦躁易怒、自汗、盗汗等。

2. 酒白芍　降低酸寒之性，善和中缓急，多用于胸胁疼痛、腹痛、产后腹痛。

3. 炒白芍　药性稍缓，以养血敛阴为主。

4. 土炒白芍　借土气入脾，增强柔肝和脾、止泻作用。

【贮藏】贮于干燥容器内，酒白芍密闭，置阴凉干燥处。防潮、防蛀。

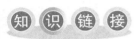

　　白芍炮制品中还有白芍炭，白芍炒炭后能增强止血作用。动物实验表明，白芍炒炭后，凝血时间比用药前缩短50%。临床上用白芍炭治疗晚期血吸虫病，食管静脉破裂出血有一定疗效。

当 归

【处方用名】当归、秦归、全当归、酒当归、土炒当归、当归炭。

【来源】本品为伞形科植物当归的干燥根。秋季末采挖，除去须根及泥沙，待水分稍微蒸发后，捆成小把，上棚，用烟火慢慢熏干。

【炮制方法】

1.当归（全当归）　取原药材，除去杂质，洗净，稍润，切薄片，晒干或低温干燥。

2.酒当归　取当归片，用定量黄酒拌匀，稍闷润，待酒被吸尽后，置炒制容器内，文火炒至深黄色，取出，晾凉。

当归片每100kg，用黄酒10kg。

3.土炒当归　取灶心土细粉，置炒制容器内，炒至土呈灵活状态，加入白芍片，炒至当归片上黏满土粉时，取出，筛去土粉，晾凉。

当归片每100kg，用灶心土30kg。

4.当归炭　取当归片，置炒制容器内，用中火炒至表面微黑色，取出，晾凉。

【成品规格】

1.当归　为类圆形或圆形薄片，片面黄白色或淡黄色，中间有浅棕色形成层环，并有多数棕色油点，周边黄棕色或棕褐色，有浓郁香气，味甘、辛，微苦。

2.酒当归　表面深黄色，偶有焦斑，略带酒香气。土炒当归表面挂土黄色，有土香气。

3.当归炭　表面黑褐色，断面灰棕色，质枯脆，气微弱。

【炮制作用】

1.当归　味甘、辛，性温。能补血活血，调经止痛，润肠通便。生当归质润，长于补血调经，润肠通便。多用于血虚萎黄，心悸眩晕，月经不调，经闭痛经，虚寒腹痛，风湿痹痛，跌打损伤，肠燥便秘等。

2.酒当归　增强活血补血调经作用。用于经闭痛经，风湿痹痛，跌打损伤。

3.土炒当归　健脾止泻，既能补血，又防滑肠。用于血虚便溏，虚寒腹痛。

4.当归炭　收敛止血。用于崩中漏下，月经过多。

【贮藏】贮于干燥容器内，密闭，置阴凉干燥处。防潮、防蛀。

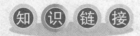

当归其他部位炮制方法

当归头：取净当归，洗净，稍润，将归头部分切薄片，晒干或低温干燥（有取归头部分纵向切薄片）。

当归身：取原药材，除去杂质，洗净，润透，去根皮，取归身部分，切薄片，晒干或低温干燥。

当归尾：取原药材，除去杂质，洗净，润透，取须根部分，切片，晒干或低温干燥。

传统习惯：止血用当归头，补血用当归身，破血用当归尾，补血活血用全当归。

乌梢蛇

【处方用名】乌梢蛇、乌蛇、乌梢蛇肉、酒乌梢蛇。

【来源】本品为游蛇科乌梢蛇的干燥体。多在夏、秋二季捕捉，剖开腹部或者先剥皮留头尾，除去内脏，干燥或盘成圆盘状干燥。

【炮制方法】

1. 乌梢蛇　取原药材，除去头、鳞片及灰屑，切寸段。

2. 乌梢蛇肉　取乌梢蛇段，用定量黄酒闷透后，趁湿除去皮骨，干燥。

乌梢蛇段每 100kg，用黄酒 20kg。

3. 酒乌梢蛇　取乌梢蛇段，用定量黄酒拌匀，稍闷润，待酒被吸尽后，置炒制容器内，文火炒至微黄色，取出，晾凉。

乌梢蛇段每 100kg，用黄酒 20kg。

【成品规格】

1. 乌梢蛇　呈段状，表皮黑褐色或绿黑色，切面黄白色或灰棕色，质坚硬，气腥，味淡。

2. 乌梢蛇肉　呈段片状，无皮骨，灰黑色或棕褐色，肉厚柔软，质韧，气腥，略带酒气。

3. 酒乌梢蛇　棕褐色或黑色，略带酒气。

【炮制作用】

1. 乌梢蛇　味甘，性平。能祛风，通络，止痉。生乌梢蛇以祛风止痒、解痉为主，具腥气，常用于治痹证日久者。

2. 乌梢蛇肉和酒乌梢蛇　增强祛风通络作用，并能矫臭防腐，利于服用和保存。临床多用于风湿痹痛，肢体麻木，筋脉拘挛，中风，口眼㖞斜，半身不遂，痉挛抽搐，惊厥，麻风等。

【贮藏】贮于石灰缸内或同花椒共贮，或喷少许酒精，密闭，置阴凉干燥处。防潮、防蛀。

蕲 蛇

【处方用名】蕲蛇、大白花蛇、蕲蛇肉、酒蕲蛇。

【来源】本品为蝰科动物五步蛇的干燥体。多在夏、秋二季捕捉，剖开蛇腹部，洗净，干燥。

【炮制方法】

1. 蕲蛇　取原药材，除去头、鳞片及灰屑，切寸段。

2. 蕲蛇肉　取蕲蛇段，用定量黄酒润透后，除去皮骨，干燥。

蕲蛇段每 100kg，用黄酒 20kg。

3. 酒蕲蛇　取蕲蛇段，用定量黄酒拌匀，稍闷润，待酒被吸尽后，置炒制容器内，文火炒至黄色，取出，晾凉。

蕲蛇段每 100kg，用黄酒 20kg。

【成品规格】

1. 蕲蛇　呈小段状，表皮黑褐色或浅棕色，有鳞片痕，近腹部灰白色，内面腹壁黄白色，气腥，味微咸。

2. 蕲蛇肉　呈小段片状，黄白色，质较柔软，略带酒气。

3. 酒蕲蛇　表面色泽加深，略带酒气。

【炮制作用】

1. 蕲蛇　味甘、咸，性温，有毒。能祛风，通络，止痉。生蕲蛇头部有毒，除去头部后，入药能消除毒性，为祛风通络要药，具腥气，多外用。

2. 蕲蛇肉和酒蕲蛇　增强祛风除湿、通络止痛作用，并能矫臭防腐，减少腥气，利于服用和保存。临床多用于风湿顽痹，肢体麻木，筋脉拘挛，中风，口眼㖞斜，半身不遂，痉挛抽搐，惊厥，破伤风，小儿急慢性惊风等。

【贮藏】贮于石灰缸内或同花椒共贮，或喷少许酒精，密闭，置阴凉干燥处。防潮、防蛀。

蟾 酥

【处方用名】蟾酥、酒蟾酥。

【来源】本品为蟾酥科动物中华大蟾蜍或黑眶蟾蜍的干燥分泌物。多在夏、秋二季捕捉，洗净，挤取耳后腺和皮肤腺的白色浆液，加工，干燥。

【炮制方法】

1. 蟾酥　取蟾酥捣碎，研成细粉。

2.酒蟾酥　取蟾酥粉，用定量白酒浸渍，时常搅动至呈稠膏状，干燥，粉碎。

蟾酥每 100kg，用白酒 20kg。

【操作注意】本品有毒，研粉时的粉末对人体裸露部分和黏膜有很强的刺激，应采取适当的防护措施，并防止因吸入而中毒。

【成品规格】

1.蟾酥　呈棕褐色粉末状，气微腥，嗅之作嚏，味初甜而后有持久的麻辣感。

2.酒蟾酥　仍为棕褐色粉末。

【炮制作用】

1.蟾酥　味辛，性温，有毒。能解毒，止痛，开窍醒神。生蟾酥有毒，作用峻烈，质硬难碎，多制成丸散剂应用或外用，不可入目。

2.酒蟾酥　毒性降低，易于粉碎，减少粉尘刺激，增强辛散开窍、消肿止痛作用。临床多用于疔疮痈毒，咽喉肿痛等。

【贮藏】贮于干燥容器内，密闭，置阴凉干燥处。防潮。按有关毒剧药品管理规定执行。

丹　参

【处方用名】丹参、酒丹参。

【来源】本品为唇形科植物丹参的干燥根及根茎。春、秋二季采挖，除去泥沙，干燥。

【炮制方法】

1.丹参　取原药材，除去杂质及残茎，洗净，润透，切厚片，干燥。

2.酒丹参　取丹参片，用定量黄酒拌匀，稍闷润，待酒被吸尽后，置炒制容器内，文火炒干，取出，晾凉。

丹参片每 100kg，用黄酒 10kg。

【成品规格】

1.丹参　为类圆形厚片，皮部棕红色，木部灰黄色或紫褐色，有散在黄白色筋脉点，气微，味微苦涩。

2.酒丹参　表面红褐色，偶有焦斑，略带酒香气。

【炮制作用】

1.丹参　味苦，性微寒。能祛瘀止痛，活血通经，清心除烦。丹参多生用，祛瘀止痛力强，并能通行血脉，善调妇女经脉不匀，因性偏寒凉，故多用于血热瘀滞所致的疮痈、产后瘀滞疼痛、经闭腹痛、心腹疼痛及肢体疼痛等。

2. 酒丹参　缓和寒凉之性，增强活血祛瘀、调经止痛作用，并能通行血脉，善调妇女经脉不匀。多用于月经不调，血滞经闭，恶露不下，心胸疼痛，癥瘕积聚，风湿痹痛等。

【贮藏】贮于干燥容器内，酒丹参密闭，置阴凉干燥处。防潮。

川　芎

【处方用名】川芎、芎䓖、酒川芎。

【来源】本品为伞形科植物川芎的干燥根茎。5月份采挖，除去泥沙，晒后烘干，再除去须根。

【炮制方法】

1. 川芎　取原药材，除去杂质，大小分档，洗净，透润，切薄片，干燥。

2. 酒川芎　取川芎片，用定量黄酒拌匀，稍闷润，待酒被吸尽后，置炒制容器内，文火炒至棕黄色，取出，晾凉。

川芎片每100kg，用黄酒10kg。

【操作注意】川芎含挥发油，闷润时注意检查，防止出油变质，且忌高温干燥。

【成品规格】

1. 川芎　为不规则薄片，片面黄白色或灰黄色，散有棕色小油点（油室），周边粗糙不整齐，质坚韧，有特异香气，味苦辛，稍有麻舌感，微回甜。

2. 酒川芎　色泽加深，偶有焦斑，略带酒气。

【炮制作用】

1. 川芎　味辛，性温。能活血行气，祛风止痛。川芎临床多生用，用于血瘀气滞所致的月经不调、经闭痛经、产后瘀滞腹痛、跌打损伤、疮疡肿痛、头风头痛、风湿痹痛等。

2. 酒川芎　引药上行，增强活血行气止痛作用。用于血瘀头痛，偏头痛，胸胁疼痛等。

【贮藏】贮于干燥容器内，密闭，置阴凉干燥处。防蛀。

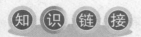 知 识 链 接

川芎酒炙后，所含生理活性成分生物碱波洛立林增多，总生物碱含量提高。

续　断

【处方用名】续断、川断、酒续断、盐续断。

【来源】本品为川续断科植物川续断的干燥根。秋季采挖，除去根头及须根，用微火烘至半干，堆置"发汗"，至内部变为绿色时，再烘干。

【炮制方法】

1. 续断　取原药材，除去杂质，洗净，润透，切厚片，干燥。

2. 酒续断　取续断片，用定量黄酒拌匀，稍闷润，待酒被吸尽后，置炒制容器内，文火炒至微带黑色，取出，晾凉。

续断片每100kg，用黄酒10kg。

3. 盐续断　取续断片，用定量食盐水拌匀，稍闷润，盐水被吸尽后，置炒制容器内，文火炒干，取出，晾凉。

续断片每100kg，用食盐2kg。

【成品规格】

1. 续断　为类圆形或椭圆形厚片，表面粗糙，微有墨绿色或棕褐色，中心可见放射状排列的维管束纹，周边灰褐色至黄褐色，气微，味苦，微甜而涩。

2. 酒续断　表面浅黑色或灰褐色，略带酒香气。

3. 盐续断　表面黑褐色，味微咸。

【炮制作用】

1. 续断　味苦、辛，性微温。能补肝肾，强筋骨，通血脉。用于肝肾不足，腰膝酸软，风湿痹痛，跌打损伤，筋骨折伤等。

2. 酒续断　增强强筋骨、通血脉作用。多用于跌打损伤，筋骨疼痛等。

3. 盐续断　引药下行，增强补肝肾、强腰膝作用。常用于肾虚腰痛，损伤性腰痛，腰膝酸软等。

【贮藏】贮于干燥容器内，酒续断、盐续断密闭，置阴凉干燥处。防潮、防蛀。

牛　膝

【处方用名】牛膝、怀牛膝、酒牛膝、盐牛膝。

【来源】本品为苋科植物牛膝的干燥根。冬季苗枯时采挖，洗净，晒干。

【炮制方法】

1. 牛膝　取原药材，除去杂质，洗净，润透，除去芦头，切段，干燥。

2. 酒牛膝　取牛膝段，用定量黄酒拌匀，稍闷润，待酒被吸尽后，置炒制容器内，文火炒干，取出，晾凉。

牛膝段每100kg，用黄酒10kg。

3. 盐牛膝　取牛膝段，用定量食盐水拌匀，稍闷润，盐水被吸尽后，置炒制容器内，文火炒干，取出，晾凉。

牛膝段每 100kg，用食盐 2kg。

【成品规格】

1. 牛膝　为类圆形小段，表面灰黄色或淡棕色，切面略半透明状，中心黄白色，外周散有多数筋脉点，周边外皮有细纵皱纹，质硬而脆，气微，味微甜涩，嚼之略黏牙。

2. 酒牛膝　偶有焦斑，略带酒气。

3. 盐牛膝　多有焦斑，微有咸味。

【炮制作用】

1. 牛膝　味苦、酸，性平。能补肝肾，强筋骨，逐瘀通经，利尿通淋，引血下行。用于瘀血阻滞的月经不调，痛经，经闭，虚火牙痛，脚气水肿等。

2. 酒牛膝　增强活血祛瘀，通经止痛作用。用于血滞经闭，风湿痹痛等。

3. 盐牛膝　引药入肾，增强补肝肾、强筋骨作用。用于肾虚腰痛，腰膝关节疼痛等。

【贮藏】贮于干燥容器内，酒牛膝、盐牛膝密闭，置阴凉干燥处。防潮。

项目二　醋炙法

一、含义

醋炙法是将净选或切制后的药物，加入一定量的米醋拌炒的炮制方法。

二、适用范围

醋味酸、苦，性温，具有收敛、解毒、引药入肝、散瘀止痛、矫臭矫味等作用。醋还是一种良好的有机溶剂，能与药物所含的游离生物碱等成分结合生成盐，增加其溶解度而使有效成分易于煎出。故醋炙法多用于疏肝解郁、散瘀止痛及峻下逐水的药物。

三、目的

1. 引药入肝，增强活血止痛作用　临床上常用的一些化瘀止痛和疏肝行气药物，如乳香、没药、三棱、莪术等，醋炙后可增强活血散瘀的作用；又如柴胡、延胡索、青皮、香附等，醋炙后可增强疏肝止痛的作用。

2. 降低毒性，缓和药性　主要适用于峻下逐水药物，如甘遂、大戟、芫花、商陆等，醋炙后既降低了毒性又缓和了峻下的作用。

3. 矫臭矫味　一些具有特殊气味的药物，如五灵脂、乳香、没药、鸡内金等，醋炙后可减弱不良气味，便于服用。

四、操作方法

1.先拌醋后炒药　将净制或切制后的药物与定量的米醋拌匀，稍闷润，待醋被吸尽后，置炒制容器内用文火炒干，取出摊开晾凉。醋炙药物一般应用此法，如质地较坚实的根及根茎类药物柴胡、延胡索等。

2.先炒药后加醋　将净制或切制后的药物置炒制容器内用文火炒至表面熔化发亮（树脂类）或颜色改变、有腥气溢出（动物粪便类）时，喷洒定量的米醋炒至微干，取出摊开晾凉。此法多用于树脂类、动物粪便类药物。

醋炙法常用的是米醋。醋的用量一般为每100kg药物，用米醋20kg。

五、成品质量要求

药物表面呈黄色，或变色，或微带焦斑，能够嗅到药物与醋的混合气味。药屑、杂质不得超过1.0%，生片、糊片不得超过2.0%，水分不得超过13.0%，醋煮制品含未煮透者不得超过2.0%，有毒药材应全部煮透（即符合《中药饮片质量标准通则》要求）。

六、注意事项

1.醋炙药物时，火力不宜过大，一般用文火，应勤翻动，炒至一定程度，取出摊开晾凉。

2.若醋的用量较少，不易与药物拌匀，可先将醋加适量水稀释，再与药物拌匀。

3.先炒药后加醋时，宜边喷醋边翻动药物，使其均匀。

4.树脂类和动物粪便类药物不能先加醋，否则易黏结成快或松散成碎块，应采用先炒药后加醋的方法进行炮制。

柴　　胡

【处方用名】柴胡、炙柴胡、醋柴胡、鳖血柴胡。

【来源】本品为伞形科植物柴胡或狭叶柴胡的干燥根。性状不同，分别习称为"北柴胡"和"南柴胡"。春、秋二季采挖，除去茎叶和泥沙，干燥。

【炮制方法】

1.柴胡　取原药材，除去杂质及残茎，洗净，润透，切厚片，干燥。

2.醋柴胡　取柴胡片，用定量米醋拌匀，稍闷润，待醋被吸尽后，置炒制容器内，文火炒干，取出，晾凉。

柴胡片每100kg，用米醋20kg。

【成品规格】

1.柴胡　为不规则厚片，外皮黑褐色或浅棕色，有纵皱纹和支根痕，切面纤维性，黄白色，质坚硬，气微香，味微苦。

2.醋柴胡　色泽加深，略带醋香气。

【炮制作用】

1.柴胡　味苦，性微寒。能清热解表，和解少阳，疏肝解郁，升阳举陷。生品升散作用较强，多用于解表退热。

2.醋柴胡　缓和升散之性，增强疏肝解郁止痛作用，用于肝郁气滞的胸肋胀痛、腹痛及月经不调等。

【贮藏】贮于干燥容器内，醋柴胡密闭，置阴凉干燥处。

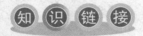

柴胡炮制品对药理作用的影响

通过促进泌胆功能的指标观察生柴胡、炒柴胡、醋柴胡、醋拌柴胡的水煎剂对麻醉大鼠胆汁流量的影响，实验结果表明，醋柴胡有很强的促进泌胆作用，这就证明了柴胡醋炙后能增强疏肝解郁、止痛的作用。

延 胡 索

【处方用名】延胡索、醋延胡索。

【来源】本品为罂粟科植物延胡索的干燥块茎。夏季初茎叶枯萎时采挖，除去须根，洗净，置沸水中至无白心时，取出，晒干。

【炮制方法】

1.延胡索　取原药材，除去杂质，洗净，润透，切厚片，干燥，或用时捣碎。

2.醋延胡索

（1）取延胡索片，用定量米醋拌匀，稍闷润，待醋被吸尽后，置炒制容器内，文火炒干，取出，晾凉。

（2）取净延胡索，加入定量米醋和适量清水，文火煮至醋液被吸尽，切开内无白心，取出，晾凉，切厚片或用时捣碎。

延胡索每100kg，用米醋20kg。

【成品规格】

1.延胡索　为不规则厚片或不规则碎颗粒，外表黄色或黄褐色，有不规则细皱纹，片面黄色，角质样，具蜡样光泽，质硬而脆，气微，味苦。

2.醋延胡索　深黄色或黄褐色，略带醋香气。

【炮制作用】

1.延胡索　味辛、苦，性温。能活血，行气，止痛。生品有效成分不易溶出，故多醋炙。

2.醋延胡索　增强行气止痛作用，广泛用于身体各部位的多种疼痛证，如胁肋疼痛、脘腹疼痛、经闭痛经、跌打肿痛等。

【贮藏】贮于干燥容器内，醋延胡索密闭，置阴凉干燥处。

香　附

【处方用名】香附、炙香附、醋香附、酒香附、四制香附、香附炭。

【来源】本品为莎草科植物莎草的干燥根茎。秋季采挖，燎去毛须，置沸水中略微煮或蒸透后晒干，或者燎后直接晒干。

【炮制方法】

1.香附　取原药材，除去毛须及杂质，切厚片或碾压成颗粒状（香附米），干燥。

2.醋香附

（1）取香附片或粒，用定量米醋拌匀，稍闷润，待醋被吸尽后，置炒制容器内，文火炒干，取出，晾凉。

（2）取净香附，加入定量米醋及与米醋等量的清水，煮至醋液基本被吸尽，再蒸5小时，闷润片刻，取出微凉，切厚片，干燥，或取出干燥后碾成绿豆大粒块。

香附片或粒每100kg，用米醋20kg。

3.酒香附　取香附片或粒，用定量黄酒拌匀，稍闷润，待酒被吸尽后，置炒制容器内，文火炒干，取出，晾凉。

香附片或粒每100kg，用黄酒20kg。

【成品规格】

1.香附　为不规则厚片或不规则碎颗粒，外表皮棕褐色或黑褐色，片面黄白色，内皮层环纹明显，质硬，气香，味微苦。

2.醋香附　表面黑褐色，略带醋香气。

3.酒香附　表面红紫色，略带酒气。

【炮制作用】

1.香附　味辛、微苦、微甘，性平。能疏肝解郁，理气宽中，调经止痛。生品多入解表剂中，以理气解郁为主。用于风寒感冒，肝郁气滞，胁肋疼痛等。

2.醋香附　专入肝经，增强疏肝止痛作用，并能消积化滞。用于伤食腹痛，寒凝气滞，胃脘疼痛等。

3.酒香附　通经脉，散结滞，多用于寒疝腹痛。

【贮藏】贮于干燥容器内，醋香附、酒香附密闭，置阴凉干燥处。

知识链接

实验表明，生香附、制香附都有降低大鼠离体子宫张力、缓解子宫痉挛、提高小鼠痛阈的作用，但是以醋制香附的作用最强，而且醋蒸法优于醋炙法。

青　皮

【处方用名】青皮、醋青皮。

【来源】本品为芸香科植物橘及其栽培变种的干燥幼果或未成熟果实的果皮。5 至 6 月份收集自落的幼果，晒干；或 7 至 8 月份采收未成熟的果实，除去瓤肉，晒干。

【炮制方法】

1.青皮　取原药材，除去杂质，洗净，闷润，切厚片或丝，干燥。

2.醋青皮　取青皮片或丝，用定量米醋拌匀，稍闷润，待醋被吸尽后，置炒制容器内，文火炒干，取出，晾凉。

青皮片或丝每 100kg，用米醋 20kg。

【成品规格】

1.青皮　为类圆形厚片或不规则丝状，外皮灰绿色或墨绿色，片面黄白色或淡黄棕色，气清香，味酸、苦、辛。

2.醋青皮　色泽加深，略带醋气。

【炮制作用】

1.青皮　味苦、辛，性温。能疏肝破气，消积化滞。生品性烈，辛散破气力强，以破气消积为主。用于食积不化，脘腹胀痛等。

2.醋青皮　缓和辛烈之性，引药入肝，增强疏肝止痛、消积化滞作用。用于肝气郁滞，寒疝疼痛等。

【贮藏】贮于干燥容器内，密闭，置阴凉干燥处。

甘　遂

【处方用名】甘遂、炙甘遂、醋甘遂。

【来源】本品为大戟科植物甘遂的干燥块根。春季开花之前或秋季末枯萎之后采挖，撞去外皮，晒干。

【炮制方法】

1.甘遂　取原药材，除去杂质，洗净，干燥。

2.醋甘遂　取净甘遂，用定量米醋拌匀，稍闷润，待醋被吸尽后，置炒制容器内，文火炒干，取出，晾凉。

甘遂每 100kg，用米醋 30kg。

【成品规格】

1.甘遂　为椭圆形、长圆柱形或连珠形，表面类白色或黄白色，质脆，易折断，断面白色，显粉性，气微，味微甘而辣。

2.醋甘遂　偶有焦斑，略带醋香气。

【炮制作用】

1.甘遂　味苦，性寒，有毒。能泻水逐饮，消肿散结。生品作用猛烈，易伤正气，临床多入丸、散剂用。用于胸腹积水，水肿胀满，痰饮积聚，二便不利等。

2.醋甘遂　降低毒性，缓和泻下作用。可内服用于胸腹积水，水肿胀满，痰饮积聚，二便不利，风痰癫痫，痈肿疮毒等。

【贮藏】贮于干燥容器内，醋甘遂密闭，置阴凉干燥处。防蛀。

芫　花

【处方用名】芫花、炙芫花、醋芫花。

【来源】本品为瑞香科植物芫花的干燥花蕾。春季花未开放时采收，除去杂质，干燥。

【炮制方法】

1.芫花　取原药材，除去杂质及梗、叶。

2.醋芫花　取净芫花，用定量米醋拌匀，稍闷润，待醋被吸尽后，置炒制容器内，文火炒至微干，取出，晾凉。

芫花每 100kg，用米醋 30kg。

【成品规格】

1.芫花　为小棒槌状，多弯曲，淡紫色或灰绿色，密被短柔毛，质软，气微，味甘，微辛。

2.醋芫花　表面灰褐色，略带醋气，味微酸而微麻辣。

【炮制作用】

1.芫花　味苦、辛，性温，有毒。能泻水逐饮，解毒杀虫。生品峻泻逐水作用猛烈，临床多外用，用于疥癣秃疮、冻疮等。

2. 醋芫花　降低毒性，缓和泻下作用和腹痛症状。可用于胸腹积水，水肿胀满，痰饮积聚，二便不利等。

【贮藏】贮于干燥容器内，醋芫花密闭，置阴凉干燥处。防霉，防蛀。

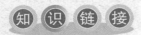

　　实验表明，芫花醇浸剂毒性较大，水浸剂和煎剂毒性较小，醋炙后可降低芫花毒性，在水浸剂和煎剂中，生芫花毒性较醋芫花大1倍；在醇浸剂中，生芫花毒性较醋芫花大7倍；芫花挥发油对眼结膜有一定的刺激性，醋炙后可降低其刺激性。因此，醋炙后可降低芫花的毒性和刺激性。

商　陆

【处方用名】生商陆、醋商陆。

【来源】本品为商陆科植物商陆或垂序商陆的干燥根。秋季至次年春季采挖，除去须根及泥沙，切成片或块，晒干或阴干。

【炮制方法】

1. 生商陆　取原药材，除去杂质，洗净，润透，切厚片或块，干燥。

2. 醋商陆　取商陆片或块，用定量米醋拌匀，稍闷润，待醋被吸尽后，置炒制容器内，文火炒干，取出，晾凉。

商陆片或块每100kg，用米醋30kg。

【成品规格】

1. 生商陆　为不规则厚片或块，外表灰黄色或灰棕色，皱缩，片面浅黄棕色或黄白色，有凹凸不平的同心环，质硬，气微，味稍甜，久嚼麻舌。

2. 醋商陆　表面棕黄色，略带醋气。

【炮制作用】

1. 生商陆　味苦，性寒，有毒。能逐饮消肿，通利二便，解毒散结。生品擅于消肿散结，临床多外用，用于疮痈肿毒等。

2. 醋商陆　降低毒性，缓和泻下作用，以逐水消肿为主。用于水肿胀满，二便不利等。

【贮藏】贮于干燥容器内，醋商陆密闭，置阴凉干燥处。防霉，防蛀。

三　棱

【处方用名】三棱、炙三棱、醋三棱。

【来源】本品为黑三棱科植物黑三棱的干燥块茎。冬季至次年春季采挖，洗净，削去外皮，晒干。

【炮制方法】

1.三棱　取原药材，除去杂质，浸泡，润透，切薄片，干燥。

2.醋三棱　取三棱片，用定量米醋拌匀，稍闷润，待醋被吸尽后，置炒制容器内，文火炒至颜色变深，取出，晾凉。

三棱片每 100kg，用米醋 15kg。

【成品规格】

1.三棱　为类圆形薄片，外表灰黄色或黄白色，片面灰白色或黄白色，粗糙，有多数明显的细筋脉点，质坚实，味淡，嚼之微有麻辣感。

2.醋三棱　表面灰黄色，偶有焦黄斑，略带醋香气。

【炮制作用】

1.三棱　味辛、苦，性平。能破血行气，消积止痛。生品为血中气药，破血行气作用较强，体质虚弱者不宜用。多用于食积痰滞，血瘀经闭，癥瘕积聚等。

2.醋三棱　主入血分，增强破瘀散结止痛的作用。用于血瘀经闭，癥瘕积聚，心腹疼痛，肋下胀痛等。

【贮藏】贮于干燥容器内，醋三棱密闭，置阴凉干燥处。防蛀。

乳　香

【处方用名】乳香、炒乳香、炙乳香、醋乳香。

【来源】本品为橄榄科植物卡氏乳香树及其同属植物树皮渗出的油胶树脂。分为索马里乳香与埃塞俄比亚乳香，每种乳香又分为乳香珠及原乳香。

【炮制方法】

1.乳香　取原药材，除去杂质，将大块砸碎。

2.醋乳香　取净乳香，置炒制容器内，文火炒至冒烟、表面微熔时，喷淋定量米醋，继续炒至表面显油亮光泽，迅速取出，摊开晾凉。

净乳香每 100kg，用米醋 5kg。

3.炒乳香　取净乳香，置炒制容器内，文火炒至冒烟，表面熔化显油亮光泽时，迅速取出，摊开晾凉。

【成品规格】

1. 乳香　为不规则乳头状小颗粒或小团块状，表面淡黄色，半透明，附有黄白色粉末，质坚脆，破碎面有玻璃样或蜡样光泽，气香，味苦。

2. 醋乳香　表面深黄色，显油亮，略带醋气。

3. 炒乳香　表面油黄色，质坚脆，有特异香气。

【炮制作用】

1. 乳香　味辛、苦，性温。能活血行气，通经止痛，消肿生肌。生品气味辛烈，对胃的刺激性较强，易引起呕吐，故多外用于跌打损伤、疮疡肿痛等。

2. 醋乳香　缓和刺激性，利于粉碎，便于服用，增强活血止痛、收敛生肌的作用，并可矫臭矫味。用于血瘀经闭，癥瘕积聚，心腹疼痛，风湿痹痛，跌打损伤等。

3. 炒乳香　缓和刺激性，利于粉碎，便于服用，以活血为主。用于产后瘀滞不清，心腹疼痛等。

【贮藏】贮于干燥容器内，密闭，置阴凉干燥处。

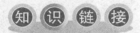

　　乳香主要含树脂、树胶和挥发油。其中挥发油有毒，对胃有刺激性而导致呕吐，通过炮制可以除去部分挥发油来减少不良反应；但挥发油同时也是镇痛的有效成分，当加热温度达到315℃以上时，挥发油含量极少或几乎除尽。因此，乳香在炮制过程中温度不宜过高，以免使树脂成分发生变化。

五灵脂

【处方用名】五灵脂、醋五灵脂、酒五灵脂。

【来源】本品为鼯鼠科动物复齿鼯鼠的干燥粪便。全年均能采收，除去杂质，晒干。

【炮制方法】

1. 五灵脂　取原药材，除去杂质及灰屑沙石，砸成均匀小块。

2. 醋五灵脂　取净五灵脂，置炒制容器内，文火微炒后喷淋定量米醋，边炒边喷，炒至微干显油亮光泽，取出，晾凉。

净五灵脂每100kg，用米醋10kg。

3. 酒五灵脂　取净五灵脂，置炒制容器内，文火炒至有腥气溢出，色黄黑时，立即取出，趁热均匀喷淋定量黄酒，摊开晾凉。

净五灵脂每100kg，用黄酒15kg。

【成品规格】

1. 五灵脂　为长椭圆形颗粒或不规则块状，大小不一，表面黑棕色、红棕色或灰棕色，凸凹不平，有油润光泽，断面黄棕色或棕褐色，纤维性，质疏松或有黏性，气腥臭。

2. 醋五灵脂　外表黑褐色，质干硬，微有焦斑，略带醋气。

3. 酒五灵脂　黄黑色，略带酒气。

【炮制作用】

1. 五灵脂　味咸、甘，性温。能活血化瘀止痛。生品具腥臭味，不利内服，故多外用于骨折损伤，虫蛇咬伤，火风疮癞等。

2. 醋五灵脂　引药入肝，增强散瘀止痛止血作用，并可矫臭矫味。用于吐血，衄血，产后恶露不快，妇女月经过多，崩中漏下等。

3. 酒五灵脂　增强活血止痛作用，并可矫臭矫味。用于经闭腹痛，痛经，产后瘀阻腹痛等。

【贮藏】贮于干燥容器内，密闭，置阴凉干燥处。

项目三　盐炙法

一、含义

盐炙法是将净选或切制后的药物，加入一定量的食盐水溶液拌炒的炮制方法。

二、适用范围

食盐味咸，性寒，具有清热凉血、软坚散结、润燥的作用。故盐炙法多用于补肾固精、疗疝、利尿和泻相火的药物。

三、目的

1. 引药下行，增强药物疗效　临床上常用的一些补肾药物，如杜仲、巴戟天等，盐炙后可增强补肝肾的作用；小茴香、橘核等，盐炙后可增强疗疝止痛的作用；车前子等，盐炙后可增强泄热利尿的作用；益智仁等，盐炙后可增强固精缩尿的作用。

2. 增强滋阴降火作用　如知母、黄柏等，盐炙后可起协同作用，增强滋阴降火、清热凉血的功效。

3. 缓和药物辛燥之性　补骨脂、益智仁等药物辛温而燥，容易伤阴，盐炙后缓和辛燥之性，增强补肾固精的作用。

四、操作方法

1. 先拌盐水后炒药　将净制或切制后的药物与定量的食盐水拌匀，稍闷润，待食盐水被吸尽后，置炒制容器内用文火炒至颜色加深或炒干，取出晾凉。盐炙药物一般应用此法，如黄柏、益智仁等。

2.先炒药后加盐水　将净制或切制后的药物置炒制容器内用文火炒至一定程度，喷洒定量食盐水炒干，取出晾凉。此法适用于含黏液质较多的药物，如知母、车前子等。

盐的用量一般为每100kg药物，用食盐2kg。

五、成品质量要求

药物表面呈黄色，或变色，或微带焦斑，能够嗅到药物的固有气味。药屑、杂质不得超过1.0%，生片、糊片不得超过2.0%，水分不得超过13.0%（即符合《中药饮片质量标准通则》要求）。

六、注意事项

1.加水溶化食盐时，一定要注意控制水量。一般以食盐的4～5倍量为宜。若加水量过多，则盐水不能被药物吸尽，或者过湿不易炒干；加水量过少，又不易于药物拌匀。

2.含黏液质较多的药物，如知母、车前子等，不宜先用食盐水拌润，因此类药物遇水容易发黏，盐水不易渗入，炒时又容易黏锅，所以需先将药物炒去部分水分，使药物质地变疏松，再喷洒食盐水，以利于食盐水渗入。

3.盐炙法火力宜小，采用先炒药后加食盐水的方法时更要控制火力。若火力过大，加入食盐水后，水分迅速蒸发，食盐即黏附到锅上，达不到盐炙的目的。

知　母

【处方用名】知母、毛知母、知母肉、炒知母、盐知母。

【来源】本品为百合科植物知母的干燥根茎。春、秋二季采挖，除去须根及泥沙，晒干，习称"毛知母"，除去外皮，晒干，习称"知母肉"或"光知母"。

【炮制方法】

1.知母　取原药材，除去杂质，洗净，润透，切厚片，干燥，筛去毛屑。

2.盐知母　取知母片，置炒制容器内，文火炒至变色，喷淋盐水，继续炒干，取出，晾凉。

知母片每100kg，用食盐2kg。

【成品规格】

1.知母　为不规则类圆形厚片或条状片，片面黄白色，周边棕色（毛知母）或黄白色（知母肉），气微，味微甜略苦，嚼之带黏性。

2.盐知母　呈黄色，偶有焦斑，味微咸。

【炮制作用】

1.知母　味苦、甘，性寒。能清热泻火，滋阴润燥。生品苦寒滑利，长于清热泻火、生津润燥，以泻肺、胃之火尤宜。多用于外感热病，高热烦渴，肺热咳嗽，消渴，肠燥便秘等。

2.盐知母　引药下行，专于入肾，增强滋阴降火的作用，善清虚热。用于肝肾阴亏，虚火上炎之骨蒸潮热，盗汗遗精，腰脊酸痛等。

【贮藏】贮于干燥容器内，盐知母密闭，置阴凉干燥处。防潮。

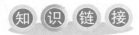

对知母不同药用部位的研究表明，皂苷粗品（乙醇提取物）含量，知母皮＞毛知母＞光知母。知母在实验浓度下对大肠杆菌和金黄色葡萄球菌的抑制作用略强于光知母和毛知母，这可能与其所含皂苷有关，因此，认为知母以不去皮为宜。

黄　柏

【处方用名】黄柏、川黄柏、盐黄柏、酒黄柏、黄柏炭。

【来源】本品为芸香科植物黄皮树或黄檗的干燥树皮。前者习称"川黄柏"，后者习称"关黄柏"。剥去树皮后，除去粗皮，晒干。

【炮制方法】

1.黄柏　取原药材，除去杂质，刮去残留的粗皮，喷淋清水，润透，切丝，干燥。

2.盐黄柏　取黄柏丝，用食盐水拌匀，稍闷润，待食盐水被吸尽后，置炒制容器内，文火炒干，取出，晾凉。

黄柏丝每100kg，用食盐2kg。

3.酒黄柏　取黄柏丝，用黄酒拌匀，稍闷润，待酒被吸尽后，置炒制容器内，文火炒干，取出，晾凉。

黄柏丝每100kg，用黄酒10kg。

4.黄柏炭　取黄柏丝，置炒制容器内，武火炒至表面焦黑色，内部褐色，喷淋少许清水灭尽火星，取出，摊开晾凉。

【成品规格】

1.黄柏　为微卷曲的丝状，外表面黄褐色或黄棕色，内表面暗黄色或黄棕色，切面深黄色，纤维性，体轻，质脆，易折断，气微，味极苦。

2. 盐黄柏　深黄色，偶有焦斑，味苦微咸。

3. 酒黄柏　深黄色，偶有焦斑，略带酒气。

4. 黄柏炭　表面焦黑色，内部焦褐色，味苦涩。

【炮制作用】

1. 黄柏　味苦，性寒。能清热燥湿，泻火除蒸，解毒疗疮。生品苦燥，性寒而沉，泻火解毒和燥湿作用较强。用于黄疸，湿热痢疾，热淋，疮疡肿毒，湿疹等。

2. 盐黄柏　引药入肾，缓和苦燥之性，增强滋阴降火、退虚热的作用。用于阴虚发热，骨蒸盗汗，遗精，足膝萎软，咳嗽咯血等。

3. 酒黄柏　降低苦寒之性，借酒升腾之力，引药上行，清上焦湿热，用于热壅上焦诸证及赤白带下。

4. 黄柏炭　清湿热之中兼具涩性，善清热止血。用于便血，崩漏下血。

【贮藏】贮于干燥容器内，盐黄柏、酒黄柏密闭，置阴凉干燥处。

知 识 链 接

黄柏炮制后，小檗碱含量均有下降，其小檗碱含量高低顺序：黄柏（只除去粗皮）＞黄柏丝（润透切丝）＞盐黄柏＞酒黄柏＞黄柏炭。

杜　仲

【处方用名】杜仲、川杜仲、炒杜仲、盐杜仲。

【来源】本品为杜仲科植物杜仲的干燥树皮。4～6月份剥取，刮去粗皮，堆置"发汗"，至内皮呈紫褐色，晒干。

【炮制方法】

1. 杜仲　取原药材，刮去残留的粗皮，洗净，润透，切丝或块，干燥。

2. 盐杜仲　取杜仲丝或块，用食盐水拌匀，稍闷润，待食盐水被吸尽后，置炒制容器内，中火炒至表面焦黑色，丝易断时，取出，晾凉。

杜仲丝或块每 100kg，用食盐 2kg。

【成品规格】

1. 杜仲　为丝状或小方块，外表面淡棕色或灰褐色，粗糙，内表面暗紫色，光滑，易折断，断面有细密、银白色、富弹性的橡胶丝相连，气微，味稍苦。

2. 盐杜仲　表面焦黑色，断面焦褐色，橡胶丝减少，弹性减弱，略带咸味。

【炮制作用】

1. 杜仲　味甘，性温。能补肝肾，强筋骨，安胎。生品性温偏燥，用于肾虚兼夹风湿的腰痛和腰背伤痛。

2. 盐杜仲　直达下焦，温而不燥，增强补肝肾的作用。常用于肾虚腰痛，筋骨无力，阳痿遗精，胎动不安等。

【贮藏】贮于干燥容器内，盐杜仲密闭，置阴凉干燥处。

泽　泻

【处方用名】泽泻、淡泽泻、炒泽泻、盐泽泻。

【来源】本品为泽泻科植物泽泻的干燥块茎。冬季茎叶开始枯萎时采挖，洗净，干燥，除去须根及粗皮。

【炮制方法】

1. 泽泻　取原药材，除去杂质，稍浸，润透，切厚片，干燥。

2. 盐泽泻　取泽泻片，用食盐水拌匀，稍闷润，待食盐水被吸尽后，置炒制容器内，文火炒至微黄色，取出，晾凉。

泽泻片每 100kg，用食盐 2kg。

【成品规格】

1. 泽泻　为圆形厚片，外表面黄白色或淡黄棕色，有须根痕，片面黄白色，粉性，有多数细孔，气微，味微苦。

2. 盐泽泻　表面黄色或淡黄棕色，偶有焦斑，味微咸。

【炮制作用】

1. 泽泻　味甘，性寒。能利水渗湿，泄热。生品以利水泄热为主。用于水肿，小便不利，淋浊，湿热黄疸，湿热带下。

2. 盐泽泻　引药下行，增强泄热作用，利尿而不伤阴。用于水热互结，小便不利，腰痛重着等。

【贮藏】贮于干燥容器内，盐泽泻密闭，置阴凉干燥处。防霉，防蛀。

车前子

【处方用名】车前子、车前仁、盐车前子、炒车前仁。

【来源】本品为车前科植物车前或平车前的干燥成熟种子。夏、秋二季种子成熟时采收果穗，晒干，搓出种子，除去杂质。

【炮制方法】

1. 车前子　取原药材，除去杂质，筛去灰屑。

2. 盐车前子　取净车前子，置炒制容器内，文火炒至略有爆裂声时，喷淋盐水，炒干，取出，晾凉。

车前子每 100kg，用食盐 2kg。

3. 炒车前子　取净车前子，置炒制容器内，文火炒至略有爆裂声，有香气溢出时，取出，晾凉。

【成品规格】

1. 车前子　为椭圆形、不规则长圆形或三角状长圆形，略扁的细小种子，表面黄棕色或黑褐色，质硬，气微，味淡。

2. 盐车前子　黑褐色，气微香，味微咸。

3. 炒车前子　黑褐色，有香气。

【炮制作用】

1. 车前子　味甘，性微寒。能清热利尿，渗湿通淋，明目，祛痰。生品长于利水通淋，清肺化痰，清肝明目。用于水肿，淋证，暑湿泄泻，痰热咳嗽，肝火目赤。

2. 盐车前子　引药下行，泄热利尿而不伤阴，能益肝明目。多用于眼目昏暗，视力减退。

3. 炒车前子　寒性稍减，作用和生品相似，长于渗湿止泻，多用于湿浊泄泻。

【贮藏】贮于干燥容器内，盐车前子密闭，置阴凉干燥处。防潮，防蛀。

益智仁

【处方用名】益智、益智仁、炒益智仁、盐益智仁。

【来源】本品为姜科植物益智的干燥成熟果实。夏季、秋季之间果实由绿变红时采收，晒干或者低温干燥。

【炮制方法】

1. 益智仁　取原药材，除去杂质及外壳，洗净，干燥，用时捣碎。

2. 盐益智仁　取净益智仁，用食盐水拌匀，稍闷润，待食盐水被吸尽后，置炒制容器内，文火炒干，取出，晾凉。

益智仁每 100kg，用食盐 2kg。

【成品规格】

1. 益智仁　为集结成团的种子，呈扁圆形，表面灰褐色或灰黄色，质硬，胚乳白色，有特异香气，味辛，微苦。

2. 盐益智仁　褐色或棕褐色，略带咸味。

【炮制作用】

1. 益智仁　味辛，性温。能温脾止泻摄唾，暖肾固精缩尿。生品辛温而燥，以温脾止泻摄涎唾为主。常用于腹痛吐泻，口涎自流。

2. 盐益智仁　辛燥性减弱，专行下焦，长于温肾固精缩尿。常用于肾气虚寒的遗精，遗尿，尿频，白浊，寒疝疼痛。

【贮藏】贮于干燥容器内，盐益智仁密闭，置阴凉干燥处。防潮。

补骨脂

【处方用名】补骨脂、破故纸、盐补骨脂、盐骨脂。

【来源】本品为豆科植物补骨脂的干燥成熟果实。秋季果实成熟时采收果序，晒干，搓出果实，除去杂质。

【炮制方法】

1. 补骨脂　取原药材，除去杂质，洗净，干燥。

2. 盐补骨脂　取净补骨脂，用食盐水拌匀，稍闷润，待食盐水被吸尽后，置炒制容器内，文火炒至微鼓起，并有香气逸出时，取出，晾凉。

补骨脂每 100kg，用食盐 2kg。

【成品规格】

1. 补骨脂　为肾形略扁，表面黑褐色或灰褐色，质硬，种仁黄白色，显油性，气香，味辛，微苦。

2. 盐补骨脂　微鼓起，气微香，味微咸。

【炮制作用】

1. 补骨脂　味辛、苦，性温。能温肾助阳，纳气平喘，温脾止泻。生品长于补脾肾，止泻痢，常用于脾肾阳虚，五更泄泻；外用治白癜风，银屑病等。由于生品辛热而燥，长期服用或用量较大有伤阴之弊，故内服多用炮制品。

2. 盐补骨脂　引药入肾，缓和辛窜温燥之性，增强补肾纳气的作用。多用于阳痿，滑精，遗尿，尿频，腰膝冷痛，肾虚作喘等。

【贮藏】贮于干燥容器内，盐补骨脂密闭，置阴凉干燥处。防霉。

小茴香

【处方用名】小茴香、小茴、茴香、盐小茴香。

【来源】本品为伞形科植物茴香的干燥成熟果实。秋季果实初熟时采割植株，晒干，打下果实，除去杂质。

【炮制方法】

1. 小茴香　取原药材，除去杂质，洗净，干燥。

2. 盐小茴香　取净小茴香，用食盐水拌匀，稍闷润，待食盐水被吸尽后，置炒制容器内，文火炒至微黄色，并有香气逸出时，取出，晾凉。

小茴香每 100kg，用食盐 2kg。

【成品规格】

1. 小茴香　为圆柱形，表面黄绿色或淡黄色，背部有 5 条纵棱，有特异香气，味辛，微甜。

2. 盐小茴香　微鼓起，色泽加深，香气浓，略带咸味。

【炮制作用】

1. 小茴香　味辛，性温。能散寒止痛，理气和胃。生品辛散理气作用偏胜。常用于胃寒呕吐，小腹冷痛，脘腹胀痛，寒疝腹痛等。

2. 盐小茴香　缓和辛散之性，专行下焦，长于温肾祛寒、疗疝止痛。用于寒疝腹痛，睾丸坠痛，经寒腹痛等。

【贮藏】贮于干燥容器内，盐小茴香密闭，置阴凉干燥处。

项目四　姜炙法

一、含义

姜炙法是将净选或切制后的药物，加入一定量的姜汁拌炒的炮制方法。

二、适用范围

生姜味辛，性温，具有解表散寒、温中止呕、化痰止咳的作用。故姜炙法多用于祛痰止咳，降逆止呕的药物。

三、目的

1. 抑制寒性，增强和胃止呕的作用　如黄连姜炙后可抑制苦寒之性，并增强止呕的作用；竹茹姜炙后可增强降逆止呕的作用。

2. 缓和副作用，增强疗效　如厚朴姜炙后可缓和对咽喉的刺激性，并增强宽中和胃的作用。

四、操作方法

将净制或切制后的药物与定量的姜汁拌匀，闷润，使姜汁逐渐渗入药物内部后，置炒制容器内用文火炒至一定程度，取出晾凉。或者将药物与姜汁拌匀，待姜汁被吸尽后，进行干燥。

生姜的用量一般为每 100kg 药物，用生姜 10kg。若无生姜，可用干姜煎汁，用量是生姜的三分之一。

五、姜汁的制备方法

1. 捣汁　生姜洗净切碎，置适宜容器内捣烂，加入适量水，压榨取汁，残渣再加水共捣，再次压榨取汁，如此反复 2～3 次，合并姜汁，备用。

2. 煮汁　如取净生姜片或干姜片，置适宜容器内，加适量水煮，过滤，残渣再加水煮，再次过滤，合并两次滤液，适当浓缩，备用。

六、成品质量要求

药物表面带火色，或微带焦斑，能够嗅到药物的固有气味。药屑、杂质不得超过 1.0%，生片、糊片不得超过 2.0%，水分不得超过 13.0%，姜煮制品未煮透者不得超过 2.0%（即符合《中药饮片质量标准通则》要求）。

七、注意事项

1. 制备姜汁时，水的用量不宜过多，一般以最后所得姜汁和生姜的比例为 1：1 为好。

2. 药物与姜汁拌匀后，需要充分闷润，待姜汁完全被吸尽后，再用文火炒干，否则达不到姜炙目的。

厚　朴

【处方用名】厚朴、川厚朴、姜厚朴。

【来源】本品为木兰科植物厚朴或凹叶厚朴的干燥干皮、根皮及枝皮。4 至 6 月份剥取，根皮和枝皮直接阴干，干皮置沸水中微煮后，堆置阴湿处，"发汗"至内表面变成紫褐色或棕褐色时，蒸软，取出，卷成筒状，干燥。

【炮制方法】

1. 厚朴　取原药材，刮去粗皮，洗净，润透，切丝，干燥。

2. 姜厚朴

（1）取厚朴丝，用姜汁拌匀，闷润，待姜汁被吸尽后，置炒制容器内，文火炒干，取出，晾凉。

（2）取净药材，扎成捆，置姜汤中，反复浇淋，文火煮至姜液被吸尽，取出，切丝，干燥。

厚朴每 100kg，用生姜 10kg。

【成品规格】

1.厚朴　为弯曲的丝条状或卷筒状，表面灰褐色，内表面紫棕色或深紫褐色，较平滑，切面颗粒性，有油性，气香，味辛辣，微苦。

2.姜厚朴　色泽加深，略带姜的辛辣气味。

【炮制作用】

1.厚朴　味苦、辛，性温。能燥湿消痰，下气除满。生品辛辣峻烈，刺激咽喉，故一般内服均不生用。

2.姜厚朴　消除对咽喉的刺激性，增强宽中和胃的作用。用于湿阻气滞，脘腹胀满，呕吐泻痢，积滞便秘，痰饮喘咳等。

【贮藏】贮于干燥容器内，密闭，置阴凉干燥处。

竹　茹

【处方用名】竹茹、淡竹茹、姜竹茹。

【来源】本品为禾本科植物青秆竹、大头典竹或淡竹的干燥中间层。全年均能采制，取新鲜茎，除去外皮，将微带绿色的中间层刮成丝条，或者削成薄片，捆成束，阴干。前者称为"散竹茹"，后者称为"齐竹茹"。

【炮制方法】

1.竹茹　取原药材，除去杂质，切段或揉成小团。

2.姜竹茹　取竹茹段或团，用姜汁拌匀，稍润，待姜汁被吸尽后，置炒制容器内，文火炒至黄色，取出，晾凉。

竹茹段或团每 100kg，用生姜 10kg。

【成品规格】

1.竹茹　为弯曲的丝条状的小段或小团，浅绿色或黄绿色，质柔软轻松，有弹性，气微，味淡。

2.姜竹茹　黄色，有少许焦斑，略带姜的气味。

【炮制作用】

1.竹茹　味甘，性微寒。能清热化痰，除烦止呕。生品长于清热化痰，除烦。常用于痰热咳嗽，痰火内扰，心烦不安。

2.姜竹茹　增强降逆止呕的作用，多用于恶心呕吐。

【贮藏】贮于干燥容器内，姜竹茹密闭，置阴凉干燥处。

草　果

【处方用名】草果、草果仁、炒草果、姜草果仁。

【来源】本品为姜科植物草果的干燥成熟果实。秋季果实成熟时采收，除去杂质，晒干或者低温干燥。

【炮制方法】

1. 草果仁　取原药材，除去杂质，置炒制容器内，中火炒至焦黄色并鼓起，去壳取仁，用时捣碎。

2. 姜草果仁　取净草果仁，用姜汁拌匀，稍闷润，待姜汁被吸尽后，置炒制容器内，文火炒干，取出，晾凉，用时捣碎。

草果仁每 100kg，用生姜 10kg。

【成品规格】

1. 草果仁　为圆锥状多面体，表面红棕色，偶尔附有灰白色膜质假种皮，质硬，具有特异香气，味辛微苦。

2. 姜草果仁　棕褐色，偶有焦斑，味辛辣微苦。

【炮制作用】

1. 草果仁　味辛，性温。能燥湿温中，除痰截疟。生品辛温燥烈，以燥湿散寒为主。常用于疟疾寒热，瘟疫初起。

2. 姜草果仁　缓和燥烈之性，增强温中止呕的作用。多用于寒湿内阻，痞满呕吐，脘腹胀痛。

【贮藏】贮于干燥容器内，密闭，置阴凉干燥处。

项目五　蜜炙法

一、含义

蜜炙法是将净选或切制后的药物，加入一定量的炼蜜共同拌炒的炮制方法。

二、适用范围

蜂蜜味甘，性平，具有补中益气、润肠通便、润肺止咳、矫臭矫味等作用。故蜜炙法多用于止咳平喘，补脾益气的药物。

三、目的

1. 增强润肺止咳的作用　如百部、款冬花等，蜜炙后可增强润肺止咳的作用。

2. 增强补脾益气的作用　如黄芪、甘草等，蜜炙后可起协同作用，增强补中益气的作用。

3.缓和药性 如麻黄生品发汗力强,蜜炙后可缓和其发汗力,增强止咳平喘的作用。

4.矫味和消除副作用 如马兜铃,其味苦劣,对胃有刺激性,易致恶心呕吐,蜜炙后可缓和药性,还能矫味,以免引起呕吐。

四、操作方法

1.先拌蜜后炒药 取一定量的炼蜜,加入适量开水稀释,然后同药物拌匀,闷润,使蜜逐渐渗入药物组织内部,置炒制容器内用文火炒至颜色加深,不黏手时,取出摊开晾凉,凉后及时密闭储存。此法适用于大多数药物,尤其是质地较坚实的药物,如黄芪、甘草等。

2.先炒药后加蜜 将净制或切制后的药物置炒制容器内用文火炒至颜色加深时,加入定量的炼蜜迅速翻动,使炼蜜与药物拌匀,继续加热炒至不黏手时,取出摊开晾凉,凉后及时密闭储存。此法适用于质地致密,蜜不易被吸收的药物,如百合、槐角等。

炼蜜的用量视药物的性质而定。一般质地疏松、纤维多的药物,用蜜量宜多;质地坚实、黏性较强、油分较多的药物,用蜜量宜少。通常是药物每100kg,用炼蜜25kg。

五、成品质量要求

药物黄色或深黄色,并显油亮光泽。药屑、杂质不得超过0.5%,生片、糊片不得超过2.0%,水分不得超过15.0%(即符合《中药饮片质量标准通则》要求)。

六、注意事项

1.炼蜜时,火力不宜过大,以免溢出锅外或焦化。

2.炼蜜不宜过老,含水量以控制在10% ~ 13%为宜,否则黏性太强,不易与药物拌匀。

3.炼蜜过于浓稠时,可加适量开水稀释(约蜜量的1/3 ~ 1/2),以蜜液能与药物拌匀而又无剩余蜜液为宜。

4.蜜炙药物须凉后密闭储存,以免吸潮发黏或发酵变质。

甘 草

【处方用名】甘草、粉甘草、炙甘草、蜜甘草。

【来源】本品为豆科植物甘草、胀果甘草或光果甘草的干燥根及根茎。春、秋二季采挖,除去须根,晒干。

【炮制方法】

1.甘草 取原药材,除去杂质,洗净,润透,切厚片,干燥。

2.蜜甘草　取炼蜜，加入适量开水稀释，淋入甘草片中拌匀，闷润，置炒制容器内用文火炒至深黄色，不黏手时，取出，晾凉。

甘草片每 100kg，用炼蜜 25kg。

【成品规格】

1.甘草　为类圆形或椭圆形厚片，片面黄白色，中间有一明显的棕色环纹及放射状纹理，周边棕红色或灰棕色，具纵皱纹，气微，味甜而特殊。

2.蜜甘草　表面深黄色，微有黏性，略带光泽，具焦香气，味甜。

【炮制作用】

1.甘草　味甘，性平。能补脾益气，清热解毒，祛痰止咳，缓急止痛，调和诸药。生品味甘偏凉，长于泻火解毒、化痰止咳。用于咳嗽痰多，咽喉肿痛，痈肿疮毒，食物及药物中毒等。

2.蜜甘草　以补脾和胃，益气复脉为主。用于脾胃虚弱，心气不足，倦怠乏力，筋脉挛急，脉结代等。

【贮藏】贮于干燥容器内，蜜甘草密闭，置阴凉干燥处。防霉，防蛀。

知识链接

甘草止痛作用研究：用生甘草水煎液、炙甘草水煎液、生甘草水煎液加蜂蜜分别给小鼠灌胃，测定其痛阈。结果表明，炙甘草止痛作用最强，三者止痛作用顺序为炙甘草组 > 生甘草加蜂蜜组 > 生甘草组。由此说明甘草蜜炙后能够增强止痛作用，但不是甘草和蜂蜜的累加作用，而是炮制后发生了某些变化，使止痛作用明显加强。

黄　芪

【处方用名】黄芪、炙黄芪、蜜黄芪。

【来源】本品为豆科植物蒙古黄芪或膜荚黄芪的干燥根。春、秋二季采挖，除去须根及根头，晒干。

【炮制方法】

1.黄芪　取原药材，除去杂质，洗净，润透，切厚片，干燥。

2.蜜黄芪　取炼蜜，加入适量开水稀释，淋入黄芪片中拌匀，闷润，置炒制容器内用文火炒至深黄色，不黏手时，取出，晾凉。

黄芪片每 100kg，用炼蜜 25kg。

【成品规格】

1. 黄芪　为类圆形或椭圆形厚片，外表皮淡棕黄色或淡棕褐色，片面皮部黄白色，木部淡黄色，有棕色环纹及放射状纹理，气微，味微甜，嚼之有豆腥气味。

2. 蜜黄芪　表面深黄色，微有黏性，略带光泽，具蜜香气，味甜。

【炮制作用】

1. 黄芪　味甘，性温。能补气固表，利尿托毒，排脓，敛疮生肌。生品长于益卫固表，托毒生肌，利尿退肿。用于表卫不固的自汗或体虚感冒，气虚水肿，痈疽不溃或溃久不敛等。

2. 蜜黄芪　甘温偏润，长于益气补中。用于脾肺气虚，食少便溏，倦怠乏力等。

【贮藏】贮于干燥容器内，蜜黄芪密闭，置阴凉干燥处。防潮，防蛀。

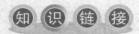

知 识 链 接

黄芪不同炮制品的氨基酸含量变化

黄芪各个炮制品均含有 17 种以上的氨基酸，所含种类相同，但含量差异很大，且均以天门冬氨酸、谷氨酸、脯氨酸为主。总氨基酸含量顺序为：生黄芪＞炒黄芪＞酒黄芪＞盐黄芪＞米黄芪＞蜜黄芪＞麸黄芪。其中 7 种人体必需氨基酸含量顺序为：生黄芪＞盐黄芪＞酒黄芪＞米黄芪＞炒黄芪＞麸黄芪＞蜜黄芪。

麻　黄

【处方用名】麻黄、麻黄绒、炙麻黄、蜜麻黄、炙麻黄绒、蜜麻黄绒。

【来源】本品为麻黄科植物草麻黄、中麻黄或木贼麻黄的干燥草质茎。秋季采割绿色的草质茎，晒干。

【炮制方法】

1. 麻黄　取原药材，除去木质茎、残根及杂质，洗净，稍润，切段，干燥。

2. 蜜麻黄　取炼蜜，加入适量开水稀释，淋入麻黄段中拌匀，闷润，置炒制容器内用文火炒至不黏手时，取出，晾凉。

麻黄段每 100kg，用炼蜜 20kg。

3. 麻黄绒　取麻黄段，碾至绒状，筛去药屑杂质。

4. 蜜麻黄绒　取炼蜜，加入适量开水稀释，淋入麻黄绒中拌匀，闷润，置炒制容器内用文火炒至深黄色，不黏手时，取出，晾凉。

麻黄绒每 100kg，用炼蜜 25kg。

【成品规格】

1. 麻黄　为圆柱形小段，表面淡绿色或黄绿色，粗糙，有细纵脊线，断面中心显红黄色，气微香，味涩微苦。

2. 蜜麻黄　表面深黄色，微有黏性，略带光泽，具蜜香气，味甜。

3. 麻黄绒　为松散之绒团状，黄绿色，体轻。

4. 蜜麻黄绒　为黏结之绒团状，深黄色，略带黏性，味微甜。

【炮制作用】

1. 麻黄　味辛、微苦，性温。能发汗散寒，宣肺平喘，利水消肿。生品发汗力强。用于风寒表实证，风水浮肿，风湿痹痛，阴疽，痰核。

2. 蜜麻黄　性温偏润，缓和辛散发汗作用，以宣肺平喘为主。用于表证较轻，肺气壅闭，咳嗽气喘较重者。

3. 麻黄绒　作用缓和，适用于老人、幼儿及体虚患者的风寒感冒或喘咳。

4. 蜜麻黄绒　作用更加缓和，适用于表证已解而喘咳未愈的老人、幼儿及体虚患者。

【贮藏】贮于干燥容器内，蜜麻黄、蜜麻黄绒密闭，置阴凉干燥处。

百　部

【处方用名】百部、炙百部、蜜百部。

【来源】本品为百合科植物直立百部、蔓生百部或对叶百部的干燥块根。春、秋二季采挖，除去须根，洗净，置沸水中略烫或者蒸至无白心，取出，晒干。

【炮制方法】

1. 百部　取原药材，除去杂质，洗净，润透，切厚片，干燥。

2. 蜜百部　取炼蜜，加入适量开水稀释，淋入百部片中拌匀，闷润，使蜜逐渐渗入药物组织内部，置炒制容器内，文火炒至不黏手时，取出，晾凉。

百部片每 100kg，用炼蜜 12.5kg。

【成品规格】

1. 百部　为不规则类圆形厚片，片面黄棕色或黄白色，角质样，周边黄白色或淡黄棕色，质韧软，气微，味甘微苦。

2. 蜜百部　表面棕黄色或褐棕色，微有黏性，味甜。

【炮制作用】

1. 百部　味甘、苦，性微温。能润肺下气止咳，杀虫灭虱。生品长于止咳化痰，灭虱杀虫。用于外感咳嗽，新久咳嗽，肺痨咳嗽，顿咳；外用于疥癣，头虱，体虱，蛲虫病。

2. 蜜百部　缓和对胃的刺激性，增强润肺止咳功效。用于肺痨咳嗽，百日咳。

【贮藏】贮于干燥容器内，蜜百部密闭，置阴凉干燥处。

枇杷叶

【处方用名】枇杷叶、炙枇杷叶、蜜枇杷叶。

【来源】本品为蔷薇科植物枇杷的干燥叶。全年均能采收，晒至七八成干时，捆扎成小把，再晒干。

【炮制方法】

1. 枇杷叶　取原药材，除去绒毛，用水喷润，切丝，干燥。

2. 蜜枇杷叶　取炼蜜，加入适量开水稀释，淋入枇杷叶丝中拌匀，闷润，使蜜逐渐渗入药物组织内部，置炒制容器内，文火炒至不黏手时，取出，晾凉。

枇杷叶丝每 100kg，用炼蜜 20kg。

【成品规格】

1. 枇杷叶　为丝条状，表面灰绿色、黄棕色或红棕色，革质而脆，气微，味微苦。

2. 蜜枇杷叶　表面棕黄色或红棕色，微有黏性，略带光泽，具蜜香气，味甜。

【炮制作用】

1. 枇杷叶　味苦，性微寒。能清肺止咳，降逆止呕。多用于肺热咳嗽，胃热呕逆，烦热口渴。

2. 蜜枇杷叶　增强润肺止咳作用，用于肺燥咳嗽。

【贮藏】贮于干燥容器内，蜜枇杷叶密闭，置阴凉干燥处。

百　合

【处方用名】百合、炙百合、蜜百合。

【来源】本品为百合科植物卷丹、百合或细叶百合的干燥肉质鳞叶。秋季采挖，洗净，剥取鳞叶，置沸水中略烫，干燥。

【炮制方法】

1. 百合　取原药材，除去杂质。

2. 蜜百合　将净百合置炒制容器内用文火炒至颜色加深时，加入定量的炼蜜迅速翻动，使炼蜜与药物拌匀，继续加热炒至微黄色，不黏手时，取出晾凉。

百合每 100kg，用炼蜜 5kg。

【成品规格】

1.百合　为长椭圆形片状，表面黄白色、淡棕黄色或微带紫色，角质样，半透明，质硬而脆，味微苦。

2.蜜百合　表面黄色，偶有焦斑，微有黏性，略带光泽，味甜。

【炮制作用】

1.百合　味甘，性寒。能养阴润肺，清心安神。多用于热病后余热未清，虚烦惊悸，精神恍惚，失眠多梦。

2.蜜百合　增强润肺止咳作用，用于肺虚久咳或肺痨咯血。

【贮藏】贮于干燥容器内，蜜百合密闭，置阴凉干燥处。

款冬花

【处方用名】款冬花、冬花、炙冬花、炙款冬花、蜜冬花、蜜款冬花。

【来源】本品为菊科植物款冬的干燥花蕾。12月份或者地冻之前当花尚未出土时采挖，除去花梗及泥沙，阴干。

【炮制方法】

1.款冬花　取原药材，除去杂质及残梗，洗净，干燥。

2.蜜款冬花　取炼蜜，加入适量开水稀释，淋入净款冬花中拌匀，闷润，置炒制容器内，文火炒至微黄色，不黏手时，取出，晾凉。

款冬花每100kg，用炼蜜25kg。

【成品规格】

1.款冬花　为长圆棒状，外面被有多数鱼鳞状苞片，苞片外表面紫红色或淡红色，内表面密被白色絮状绒毛，气微，味微苦而辛。

2.蜜款冬花　表面棕黄色，偶有焦斑，微有黏性，略带光泽，味微甜。

【炮制作用】

1.款冬花　味辛、微苦，性温。能润肺下气，止咳化痰。生品以散寒止咳为主，多用于风寒咳喘或痰饮咳嗽。

2.蜜款冬花　增强润肺止咳作用，多用于肺虚久咳或阴虚燥咳。

【贮藏】贮于干燥容器内，蜜款冬花密闭，置阴凉干燥处。

马兜铃

【处方用名】马兜铃、兜铃、炙马兜铃、炙兜铃、蜜马兜铃。

【来源】本品为马兜铃科植物北马兜铃或马兜铃的干燥成熟果实。秋季果实由绿变黄时采收，晒干。

【炮制方法】

1. 马兜铃　取原药材，除去杂质，搓碎。

2. 蜜马兜铃　取炼蜜，加入适量开水稀释，淋入净马兜铃碎片中拌匀，闷润，置炒制容器内，文火炒至不黏手时，取出，晾凉。

马兜铃每 100kg，用炼蜜 25kg。

【成品规格】

1. 马兜铃　为不规则碎片，果皮黄绿色、灰绿色或棕褐色，种子扁平且薄，钝三角形或扇形，种仁乳白色，油性，气特异，味苦。

2. 蜜马兜铃　表面深黄色，略带光泽，味苦而微甜。

【炮制作用】

1. 马兜铃　味苦，性微寒。能清肺降气，止咳平喘，清肠消痔。可用于肺热咳喘或喘逆，痔疮肿痛，肝阳上亢之头昏、头痛。由于生品味劣，易致恶心呕吐，故临床多用蜜炙品。

2. 蜜马兜铃　缓和苦寒之性，增强润肺止咳作用，可矫味，减少呕吐的副作用，临床多用于肺虚有热的咳嗽。

【贮藏】贮于干燥容器内，蜜马兜铃密闭，置阴凉干燥处。

白　前

【处方用名】白前、白前根、炙白前、蜜白前。

【来源】本品为萝藦科植物柳叶白前或芫花叶白前的干燥根茎及根。秋季采挖，洗净，晒干。

【炮制方法】

1. 白前　取原药材，除去杂质，洗净，润透，切段，干燥。

2. 蜜白前　取炼蜜，加入适量开水稀释，淋入白前段中拌匀，闷润，使蜜逐渐渗入药物组织内部，置炒制容器内，文火炒至表面深黄色，不黏手时，取出，晾凉。

白前段每 100kg，用炼蜜 25kg。

【成品规格】

1. 白前　为圆柱形小段，表面黄棕色或淡黄色，断面灰黄色或灰白色，中空，气微，味微甜。

2. 蜜白前　表面深黄色，微有黏性，味甜。

【炮制作用】

1.白前　味辛、苦，性微温。能降气，消痰，止咳。生品长于解表理肺，降气化痰，用于外感咳嗽或痰湿咳喘。

2.蜜白前　缓和对胃的刺激性，偏于润肺降气，增强止咳功效，用于肺虚咳嗽或肺燥咳嗽。

【贮藏】贮于干燥容器内，蜜白前密闭，置阴凉干燥处。

项目六　油炙法

一、含义

油炙法是将净选或切制后的药物，与一定量的油脂共同加热处理的炮制方法。

二、目的

1.增强疗效　如淫羊藿，羊脂油炙后可增强温肾助阳的作用。

2.利于粉碎　如三七、蛤蚧，油炸或涂酥后，可使质地酥脆，易于粉碎。

三、操作方法

1.油炒　将羊脂切碎，于锅内加热，炼油去渣，然后取药物同羊脂油拌匀，文火炒至油被吸尽，药物表面呈油亮时，取出，摊开晾凉。

2.油炸　将植物油倒入锅内加热至沸腾，倾入药物，文火炸至一定程度，取出，沥去油，粉碎。

3.油脂涂酥烘烤　将动物骨类药物锯成短节，于炉火上烤热，用酥油涂布，加热烘烤，待酥油渗入骨内后，再涂再烤，反复操作至骨质酥脆，晾凉，粉碎。

油炙法辅料包括植物油和动物油两类，常用的有麻油（芝麻油）、羊脂油。

四、注意事项

油炸药物温度不宜过高，否则容易将药物炸焦，致使药效降低或失效。

淫羊藿

【处方用名】淫羊藿、羊藿、仙灵脾、炙淫羊藿、炙羊藿。

【来源】本品为小檗科植物淫羊藿、箭叶淫羊藿、柔毛淫羊藿、巫山淫羊藿或朝鲜淫羊藿的干燥地上部分。夏、秋季节茎叶茂盛时采收，晒干或者阴干。

【炮制方法】

1. 淫羊藿　取原药材，除去杂质，摘取叶片，喷淋清水，稍润，切丝，干燥。

2. 炙淫羊藿　取羊脂油置锅内加热熔化，加入淫羊藿丝，文火炒至微黄色，显油亮光泽时，取出，晾凉。

淫羊藿丝每100kg，用羊脂油（炼油）20kg。

【成品规格】

1. 淫羊藿　为丝片状，表面黄绿色，光滑，可看见网纹状叶脉，背面灰绿色，中脉和细脉凸出，气微，味微苦。

2. 炙淫羊藿　表面微黄色，显油亮光泽，微有羊脂油气。

【炮制作用】

1. 淫羊藿　味辛、甘，性温。能补肾阳，强筋骨，祛风湿。生品以祛风湿，强筋骨为主。常用于风湿痹痛，肢体麻木，筋骨萎软。

2. 炙淫羊藿　增强温肾助阳作用，用于肾阳虚衰，阳痿遗精，不孕。

【贮藏】贮于干燥容器内，炙淫羊藿密闭，置阴凉干燥处。

三　七

【处方用名】三七、田七、三七粉、熟三七。

【来源】本品为五加科植物三七的干燥根。夏季末、秋季初开花前或者冬季种子成熟后采挖，除去泥沙，洗净晒干。

【炮制方法】

1. 三七　取原药材，除去杂质，用时捣碎。

2. 三七粉　取原药材，除去杂质，洗净，干燥，研细粉。

3. 熟三七　取净三七，大小分档，用食油炸至表面棕黄色，取出，沥尽油，研细粉。

【成品规格】

1. 三七　为类圆锥形或纺锤形，表面灰黄色或灰褐色，有瘤状突起，断面灰绿色、黄绿色或灰白色，中间有菊花心或裂纹，质坚实，气微，味苦回甜。

2. 三七粉　为灰白色粉末。

3. 熟三七　为浅黄色粉末，略有油气，味微苦。

【炮制作用】

1. 三七　味甘、微苦，性温。能散瘀止血，消肿定痛。生品止血不留瘀，化瘀而不会导致出血。常用于跌打损伤，瘀滞肿痛及各种出血症。

2. 三七粉　与三七相同，多吞服或外用于创伤出血。

3. **熟三七**　止血化瘀作用减弱，以滋补为主。用于气血不足，身体虚弱等。

【贮藏】贮于干燥容器内，密闭，置阴凉干燥处。防蛀。

复习思考

一、A 型选择题（单项选择题）

1. 酒炙药物时，除哪种药物外，一般都为黄酒炙（　　　）

   A. 大黄　　　　　　　　B. 乌梢蛇　　　　　　　C. 蟾酥

   D. 桑枝　　　　　　　　E. 白芍

2. 下列哪一项不属于酒炙的作用（　　　）

   A. 改变药性　　　　　　B. 引药上行　　　　　　C. 矫味矫臭

   D. 增强补脾益气作用　　E. 活血通络

3. 适宜盐制的药物组是（　　　）

   A. 续断、黄柏　　　　　B. 泽泻、黄柏　　　　　C. 续断、柴胡

   D. 黄柏、厚朴　　　　　E. 杜仲、白前

4. 传统炮制理论认为药物经醋制后可引药入（　　　）

   A. 胃经　　　　　　　　B. 肝经　　　　　　　　C. 心经

   D. 肺经　　　　　　　　E. 脾经

5. 既能补血，又不致滑肠的是（　　　）

   A. 全当归　　　　　　　B. 当归尾　　　　　　　C. 酒当归

   D. 土炒当归　　　　　　E. 当归炭

6. 麻黄蜜炙后（　　　）

   A. 增强补中益气作用　　B. 增强益气复脉作用　　C. 增强补肝肾作用

   D. 增强行气止痛的作用　E. 缓和药性、增强止咳平喘作用

7. 酒制药物时，每 100kg 药物用黄酒的量一般为（　　　）

   A. 5～10kg　　　　　　B. 10～20kg　　　　　　C. 20～30kg

   D. 30～40kg　　　　　E. 40～50kg

8. 能抑制其苦寒之性，使其寒而不滞，清气分湿热，散肝胆郁火是下列哪种黄连的炮制品种（　　　）

   A. 黄连　　　　　　　　B. 酒黄连　　　　　　　C. 姜黄连

   D. 炒黄连　　　　　　　E. 吴茱制黄连

9. 若蜜浓稠不能与药物拌匀时，可以（　　　）

A.增加用蜜量　　　　　　B.加适量开水稀释　　　　C.加适量冷水稀释

D.加适量冷开水稀释　　　E.减少药量

10. 淫羊藿用羊脂油炙的目的是（　　　　）

A.增强祛风湿作用　　　　B.增强温肾助阳作用　　　C.增强止咳平喘作用

D.缓和药性　　　　　　　E.减少副作用

11. 下列哪味药物采用先炒药后加盐水的方法炮制（　　　　）

A.补骨脂　　　　　　　　B.益智仁　　　　　　　　C.续断

D.黄柏　　　　　　　　　E.知母

12. 乌梢蛇酒炙的辅料用量为（　　　　）

A.5kg/100kg　　　　　　B.10kg/100kg　　　　　　C.15kg/100kg

D.20kg/100kg　　　　　　E.25kg/100kg

13. 马兜铃临床多用蜜炙品的原因是（　　　　）

A.生品味酸，易损齿伤筋

B.生品味劣，易致恶心呕吐

C.生品苦寒，易致腹痛

D.生品易引起泄泻

E.生品易引起头晕

14. 治疗目赤、咽喉肿痛、口舌生疮的上清丸，宜选用（　　　　）

A.生黄柏　　　　　　　　B.酒黄柏　　　　　　　　C.盐黄柏

D.黄柏炭　　　　　　　　E.以上都不是

15. 采用先炒药后加酒方法炮制的药物是（　　　　）

A.桑枝　　　　　　　　　B.蕲蛇　　　　　　　　　C.乌梢蛇

D.五灵脂　　　　　　　　E.乳香

16. 炙法用的辅料是（　　　　）

A.麦麸　　　　　　　　　B.滑石粉　　　　　　　　C.黄酒

D.稻米　　　　　　　　　E.灶心土

17. 熟大黄的主要作用是（　　　　）

A.泻下峻烈　　　　　　　B.清上焦热　　　　　　　C.消积化瘀，泻下稍缓

D.收敛止血　　　　　　　E.缓和泻下，活血祛瘀

18. 蜜炙时炒制时间可稍长，其目的是（　　　　）

A.尽量除去水分，以防药物发霉

B.使蜜能渗入药物组织内部

C. 使蜜和药物充分拌匀

D. 以免炒制不到火候

E. 以上都不是

19. 炙法与炒法的主要区别是（　　　）

A. 辅料用量不同　　　　B. 辅料不同　　　　C. 工具不同

D. 目的不同　　　　E. 温度不同

20. 下列药物中，哪味药在盐炙时采用先炒药后拌盐水的方法（　　　）

A. 补骨脂　　　　B. 车前子　　　　C. 杜仲

D. 续断　　　　E. 益智仁

二、问答题

1. 炙法与加辅料炒法有哪些异同点？

2. 醋炙法的注意事项有哪些？

3. 熟大黄的炮制方法有哪几种？

4. 柴胡的炮制品有哪些？各自的炮制作用是什么？

5. 分别叙述甘草的炮制方法和炮制作用。

6. 比较麻黄炮制品的作用及应用。

扫一扫，知答案

煅制法

【学习目标】
1. 掌握明煅法、煅淬法、煅炭法的具体操作方法。
2. 熟悉煅制药物的炮制作用和炮制过程中的注意事项。
3. 了解煅制技术的适用范围。

项目一 煅制技术基本知识

煅制法是炮制方法之一，指将净药物直接放于无烟炉火上或装入适宜的耐火容器内，在有氧或缺氧的条件下煅烧至所需程度的方法。有些药物煅红后，还要趁炽热投入规定的液体辅料中淬之，称煅淬法。其特点是药物经过高温煅烧，有利于药物质地、药性、功效发生变化。

煅制法始源甚早，《五十二病方》中即有用燔法处理矿物药、动物药和少量植物药的记载。《黄帝内经》记载的13个药方中，就有"生铁落饮"（煅）、小金丹（朱砂、雄黄、雌黄等合煅）、左角发燔治（闷煅）3个药方使用煅法。《金匮玉函经》提出："有须烧炼炮炙，生熟有定。"烧和炼就是不同程度的"燔"，两者只是温度高低、时间长短的差别。古文献所采用的"燔""烧""炼"，均包含于以后的煅制法之中，即程度不同的各种煅法。

煅制法主要适用于矿物类中药，以及质地坚硬的药物，如贝壳类药物、化石类药物，或某些中成药在制备过程中需要综合制炭（如砒枣散）的各类药物。此外，闷煅法多用于制备某些植物类和动物类药物的炭药。其目的是使药物质地疏松，利于粉碎和使有效成分易于溶出，减少或消除副作用，从而提高疗效或产生新的药效。在煅制过程中应注意药物受热要均匀，掌握煅至"存性"的质量要求，植物类药要特别注意防止灰化。矿物类及其他类药物，均需煅至体松质脆的标准。

依据操作方法和要求的不同，煅制法可分为明煅法、煅淬法和煅炭法。

一、明煅法

明煅法是指药物煅制时，不隔绝空气的方法，又称直火煅法。该法适用于除闷煅以外的一切药物。这种方法的特点是可直接观察药物变化且多用武火。

1. 明煅的主要目的

（1）使药物质地酥脆，如龙骨、龙齿等。

（2）除去结晶水，如白矾、硼砂等。

（3）使药物有效成分易于煎出，如钟乳石、花蕊石、蛤壳等。

2. 操作方法

（1）敞锅煅 即将药物直接放入煅锅内，用武火加热的煅制方法。此法适用于含结晶水的易熔矿物类药。如白矾等。

（2）炉膛煅 将质地坚硬的矿物药，直接放于炉火上煅至红透，取出放凉。煅后易碎或煅时爆裂的药物需装入耐火容器或适宜容器内煅透，放凉。

（3）平炉煅 将药物置炉膛内，武火加热并用鼓风机促使温度迅速升高和升温均匀。在煅制过程中，可根据要求适当翻动，使药材受热均匀，煅至药材发红或红透（通过观察孔可见炉膛发红或红亮）时停止加热，取出放凉或进一步加工。此法煅制效率较高，适用于大量生产。本法适用范围与炉膛煅相同。

（4）反射炉煅 将燃料投入炉内点燃，并用鼓风机吹旺，然后将燃料口密闭。从投料口投入药材，再将投料口密闭，鼓风燃至指定时间，适当翻动，使药材受热均匀，煅红后停止鼓风，继续保温煅烧，稍后取出放凉或进一步加工。此法煅制效率较高，适用于大量生产。其适用范围与炉膛煅相同。

3. 注意事项

（1）将药物大小分档，以免煅制时生熟不均。

（2）煅制过程中宜一次煅透，中途不得停火，以免出现夹生现象。

（3）煅制温度、时间应适度，要根据药材的性质而定。如主含云母类、石棉类、石英类矿物药，煅时温度应高，时间应长。对这类矿物药来说，短时间煅烧即使达到"红透"（酥松或失去结晶水），其理化性质也很难改变。而对主含硫化物类和硫酸盐类药物，煅时温度不一定太高，后者时间需稍长，以使结晶水挥发彻底和达到理化性质应有的变化。

4. 明煅技术流程图

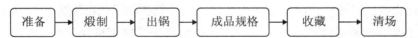

准备 → 煅制 → 出锅 → 成品规格 → 收藏 → 清场

白　矾

【处方用名】白矾、明矾、枯矾。

【来源】本品为硫酸盐类矿物明矾石经加工提炼而成，主含含水硫酸铝钾 [KAl(SO₄)₂·
12H₂O]。

【炮制方法】

1. 白矾　取原药材，除去杂质，捣碎或研细。

2. 枯矾　取净白矾，敲成小块，置煅锅内，用武火加热至熔化，继续煅至膨胀松泡呈白色蜂窝状固体，完全干燥，停火，放凉后取出，研成细粉。煅制白矾时应一次性煅透，中途不得停火，不要搅拌。

【成品性状】白矾为半透明结晶块状物，无色，乳白色或带微黄色。质坚而脆（硬度2～2.5），体重（密度 1.75g/cm³），气微，味微甜而涩。

枯矾为不透明、白色、蜂窝状或海绵状固体块状物或细粉，无结晶样物质。体轻质松，手捻易碎，味酸涩。

【炮制作用】

1. 白矾　味酸、涩，性寒。归肺、大肠、肝经。外用解毒，杀虫，止痒；内服化痰，止血，止泻。具有解毒杀虫、清热消痰、燥湿止痒的功能。用于湿疹，疥癣，癫痫，中风，喉痹。外用可解毒止痒，常制成散剂、洗剂、含漱剂使用，高浓度具有腐蚀性，用于胬肉、痔疮、脱肛。内服有清热消痰作用，如治风痰壅盛所致癫痫的白金丸；治中风的稀涎散。

2. 枯矾　酸寒之性降低，涌吐作用减弱，增强了收涩敛疮、止血化腐作用。用于湿疹湿疮，聤耳流脓，阴痒带下，久泻，便血，崩漏，鼻衄齿衄，鼻息肉。如治疮口不合的生肌散，治脾虚久泻的诃黎勒散。

【炮制研究】明矾石为碱性硫酸铝钾 [KAl₃(SO₄)₂(OH)₆]，白矾为含水硫酸铝钾 [KAl(SO₄)₂·12H₂O]。

1. 对化学成分的影响　用铁锅煅制白矾时，经一系列化学反应能产生红色的三氧化二铁，因白矾是强酸弱碱盐，显微酸性，能与铁反应，所以紧贴锅底的白矾是红褐色，产品铁盐含量会超出限度，因此以耐火材料的容器煅制为好。

2. 对药理作用的影响　白矾内服过量能刺激胃黏膜而引起反射性呕吐。甚至肠不吸收，适量制止肠黏膜分泌而引起止泻作用。外用稀溶液能起消炎收敛防腐作用，浓溶液侵蚀肌肉引起溃烂。煅枯后形成难溶性铝盐，内服后可与黏膜蛋白络合，形成保护膜覆盖于溃疡面上，保护黏膜不再受腐蚀，并有利于黏膜再生，还可抑制黏膜分泌和吸附肠异物，因此，枯矾消除了引吐作用，增强了止血止泻作用。外用能和蛋白质反应生成难溶于水的物质而沉淀，减少疮面的渗出物而起生肌保护作用。另有报道称，在180～260℃煅制的枯矾对家兔眼结膜的刺激作用小。还有对白矾和白矾炮制药物中的铝含量及其在小鼠血、脑中分布的比较研究，实验结果为，白矾、白矾炮制药物中的铝在小鼠血、脑中的分布与给铝量有关，经白矾炮制的药物不促进其中铝的吸收。

另据报道，在180～260℃煅制的枯矾对变形杆菌、金黄色葡萄球菌、痢疾杆菌、绿脓杆菌的抑制作用与生品之间没有差异，300℃煅制品与生品之间有差异，500～900℃煅制品与生品之间有显著差异，比生品抑菌作用显著降低。

按常规煅制的枯矾药液，对绿脓杆菌、金黄色葡萄球菌、溶血性链球菌、肺炎双球菌、大肠杆菌、霉菌等均呈现高度的敏感性。因此，临床上用于治疗外科创伤化脓性溃疡久不愈合的伤口，枯矾为比较理想的一种外用药。

3. 工艺研究　白矾含水量按分子式中所含结晶水计算为45.53%。由白矾制成枯矾，传统炮制法干燥失重约45%，在烤箱180℃（±1℃）的条件下，烤制4小时干燥失重为45.5%。亦有用烘箱240℃，4小时炮制白矾，认为产品优于传统煅法。还有用远红外线炮制白矾，温度220℃（±20℃），时间2小时，其炮制品的质量均能符合《中国药典》和传统规定指标。

【贮存】贮干燥容器内，置干燥处。防潮、防尘。

硼　砂

【处方用名】硼砂、月石、煅硼砂。

【来源】硼砂为单斜晶系矿物硼砂经精制而成的结晶。主含含水四硼酸钠。

【炮制方法】

1. 硼砂　取原药材，除去杂质，捣碎或研成细粉。

2. 煅硼砂　取净硼砂适当粉碎，置煅锅内武火加热，煅至鼓起小泡成雪白酥松块状，取出放凉碾碎。或置锅内，用武火加热，炒至鼓起小泡成雪白酥松块状，取出放凉碾碎。

【成品性状】

1. 硼砂　为不规则块状，无色透明或白色半透明，有玻璃样光泽。质较重易破碎（硬度2～2.5、密度1.69～1.72g/cm³），气无，味甜略带咸。久置失水成白色粉状。

2. 煅硼砂　为白色粉末，不透明，体轻，质疏松，无光泽。

【炮制研究】煅制后具有燥湿收敛作用，对局部渗出物容易吸收，同时易研成细粉，避免晶型微粒，因而可消除对敏感部位的刺激性，多用于喉科散药。如治咽喉口齿新久肿痛及久嗽痰火咽哑作痛的冰麝散。

石 膏

【处方用名】生石膏、煅石膏。

【来源】本品为硫酸盐类矿物硬石膏族石膏，主含含水硫酸钙$CaSO_4 \cdot 2H_2O$。采挖后，除去泥沙及杂石。

【炮制方法】

1. 生石膏　取原药材，洗净，晒干，敲成小块，除去夹石，碾成细粉。

2. 煅石膏　取净石膏块，置无烟炉火或耐火容器内，用武火加热，煅至红透，取出，放凉后研成细粉。

【成品性状】

1. 生石膏　为不规则块状或粉末，白色、灰色或淡黄色，纵断面呈纤维状或板状，并有绢丝样光泽，半透明。体重（密度$2.3g/cm^3$），质坚硬而松，无臭。味淡。

2. 煅石膏　呈不规则块状或条状，洁白或粉白色，纹理破坏，光泽消失，不透明，表面松脆，易剥落，质地轻松。

【质量要求】本品含含水硫酸钙（$CaSO_4 \cdot 2H_2O$）不得少于95.5%。煅石膏含硫酸钙不得少于92.0%〔1g硫酸钙（$CaSO_4$）相当于含水硫酸钙（$CaSO_4 \cdot 2H_2O$）1.26g〕。

【炮制作用】

1. 生石膏　味辛、甘，性大寒。归肺、胃经。石膏具有清热泻火、除烦止渴的功能。用于外感热病，高热烦渴，肺热喘咳，胃火亢盛，头痛，牙痛。如治高热烦渴的白虎汤，治肺热咳喘的麻杏石甘汤。

2. 煅石膏　具收湿、生肌、敛疮、止血的功能。用于溃疡不敛，湿疹瘙痒，水火烫伤，外伤出血。如治疮疡溃后不敛的九一丹。

【炮制研究】石膏主要成分为含水硫酸钙，此外尚有有机物、硫化物等杂质。

1. 对化学成分的影响　生石膏为含水硫酸钙，加热至80～90℃开始失水，至225℃可全部脱水转化成煅石膏，其物理性状已不同于石膏，应属长石（硬石膏），但化学成分特征无变化。对生、煅石膏的电镜观察，失水率测定和25种无机元素及其溶出液中无机元素含量测定表明，生、煅石膏粉中无机元素含量以煅石膏含量为高，而溶出液中无机元素含量则以生石膏样品液为高，煅石膏样品液中为低，并随结晶水含量减少，无机元素煎出量随之减少。

石膏表层的红棕色及灰黄色矿物质和质次硬石膏中含砷量较高，有报道服石膏中毒死亡的病例，主要是因为石膏中混有含砷化合物，故应注意石膏的来源与质量，并应将表层及内部夹石、杂质去净。

2. 对药理作用的影响　石膏对实验性发热影响的研究历来有争议，近年来对石膏及其组成方剂对实验性发热影响的研究结果均显示石膏有一定的解热作用。如报道知母退热0.7℃，石膏退热0.3℃，石膏、知母合用退热1.2℃，白虎汤退热1.3℃，纯硫酸钙无解热作用，故推测石膏的解热作用可能为硫酸钙以外的微量物质。另有研究认为，石膏内服经胃酸作用，一部分变为可溶性钙盐，至肠吸收入血能增加血清钙离子浓度，可抑制神经应激能力，减轻血管渗透性，故能清热泻火、除烦止渴。清热作用则与结晶水的存在、钙离子和其他一些无机元素（Fe、Co、S等）有一定关系。生石膏对内毒素发热有明显的解热效果，并可减轻口渴状态。另外，体外培养表明，石膏提取液能增强家兔巨噬细胞的吞噬能力。

【贮存】贮干燥容器内，置干燥处。

寒水石

【处方用名】寒水石、煅寒水石。

【来源】本品为硫酸盐类矿物红石膏或碳酸盐类矿物方解石的矿石。前者多用于北方，后者多用于南方。全年均可采挖。采得后，去净泥沙杂质。

【炮制方法】

1.寒水石　取原药材，除去杂质，洗净，打碎成小块或研成细粉用。

2.煅寒水石　取净寒水石置耐火容器内，用武火煅至红透，取出放凉，研碎或研成细粉用。

【成品性状】

1.红石膏　为不规则块状，纵断面呈纤维状纹理，表面灰白色或粉红色，半透明，光泽明显；体重，质松，易成小块，无臭无味。

2.煅红石膏　呈大小不规则的块状，纹理破坏，光泽消失，黄白色，不透明，质地酥脆，手捻易碎。

3.方解石　为不规则块状，表面光滑，有玻璃样光泽，无色或白色或黄白色，透明或半透明；体重，质松，易碎成方形或长方形小块。

4.煅方解石　白色或黄白色，不透明；体轻，质松，易成粉。

【炮制作用】

1.生寒水石　擅于清热降火，除烦止渴，多用于温热证，热入气分，积热烦渴。

2.煅寒水石　降低了大寒之性，消除了伐脾阳的副作用，缓和了清热泻火的功效，增加了收敛固涩作用，用于风热火眼、水火烫伤、诸疮肿毒。煅后并能使质地疏松，易于粉碎及煎出有效成分。

【炮制研究】红石膏入汤剂，其水溶出率为4.80%，与石膏相同，其主要溶出成分不论在水溶液及酸、碱溶液，均依黏土矿物含量改变而有量比的变化，铝和硅与钙负相关；

本品镁量高于石膏，其酸溶大于碱溶的趋势更明显。方解石的主要成分为碳酸钙，在加热条件下分解，释放出二氧化碳气体，生成氧化钙，因此，方解石煅后主要成分为氧化钙，在临床上具有钙剂的全部活性。

龙 骨

【处方用名】龙骨、生龙骨、煅龙骨。

【来源】本品为古代哺乳动物如三趾马、犀类、鹿类、牛类、象类等的骨骼化石或象类门齿的化石，前者习称"龙骨"，后者习称"五花龙骨"。挖出后除去泥土及杂质。

【炮制方法】

1. 龙骨　取原药材，除去杂质及灰屑，刷净泥土，打碎。

2. 煅龙骨　取净龙骨小块，置耐火容器内，用武火加热，煅至红透，取出放凉，碾碎。

【成品性状】

1. 龙骨　为不规则的碎块，表面类白色、灰白色或浅黄色，有的具蓝灰色或红棕色纹或棕色、黄白色斑点。质硬脆，气微，吸舌力很强。

2. 煅龙骨　呈灰白色或灰褐色。质轻，酥脆易碎，表面显粉性，吸舌力强。

【炮制作用】

1. 龙骨　味甘、涩，性平。归心、肝经。具有镇静安神、收敛固涩的功能。龙骨镇惊潜阳作用较强。用于怔忡多梦，惊痫，头目眩晕。如治惊痫的镇心定痫汤。

2. 煅龙骨　能增强收敛固涩、生肌的功效。用于盗汗，自汗，遗精，带下，崩漏，白带，久泻久痢，疮口不敛等。如治血崩不止的龙骨散。外敷用于收湿敛疮，治疮疡湿疹和疮溃后久不收口。

【炮制研究】龙骨主要含有碳酸钙、磷酸钙及铁、钾、钠、氯、硫酸根等。

1. 对化学成分的影响　龙骨煅后能使部分钙盐受热转化为钙的氧化物。龙骨火煅醋淬后，其煎液中钙离子含量明显高于火煅不淬的龙骨，证明煅淬能显著提高钙离子的煎出率。煅淬龙骨水煎液中 Mg、Zn、Fe、Mn、Cu 等微量元素含量也明显高于生龙骨。

X 射线分析和热分析表明：煅龙骨与生龙骨在矿物组分上无变化（磷灰石、方解石）；或有少量 CaO 等形成于煅制过程，但量极少（＜5%）。

煅龙骨在偏光显微镜下显示原生物结构已碎裂（切片过程也加剧其碎裂），但其生物组织的环带结构依然保存，只是纹理不清晰。

2. 工艺研究　采用正交法对龙骨中主要成分碳酸钙及所含微量元素进行定性分析。经原子吸收光谱法等测定结果表明，龙骨炮制的最佳条件是温度 750℃，时间 4.5 分钟，龙骨块重 8.5g。

【贮存】贮干燥容器内，置干燥处。防潮。

钟乳石

【处方用名】石钟乳、煅钟乳石。

【来源】钟乳石为钟乳状方解石，主含碳酸钙。全年可采挖。采得后，除去杂质，洗净，干燥。

【炮制方法】

1.钟乳石　取原药材，除去杂质，洗净，干燥，砸成小块。

2.煅钟乳石　取洗净砸碎的钟乳石，置耐火容器内，放入炉火中，煅至红透，取出放凉，碾碎或研末。

【成品性状】

1.钟乳石　为不规则块状，外表白色、灰白色，常被染成浅黄褐色或灰黄等，粗糙，凹凸不平。质坚硬（硬度3），体较重（密度为2.715g/cm³），有光泽，滴加稀盐酸可见大量泡沫，气、味皆无。

2.煅钟乳石　呈灰白色不规则碎块或粉末，质地酥脆，光泽度降低或消失。

【质量要求】钟乳石含碳酸钙不得少于95.0%。

【炮制作用】

1.钟乳石　味甘，性温。归肺经、肾经、胃经。具有温肺，助阳，平喘，下乳，制酸的功能。用于寒痰喘咳，阳虚冷喘，腰膝冷痛，胃痛泛酸，乳汁不通。钟乳石以生品多用。用于肺虚喘咳，乳汁不下等。

2.煅钟乳石　易于粉碎和煎出有效成分。增强温阳补虚作用，也用于消肿毒。

【炮制研究】炮制品中碳酸钙的含量：煅品＞煅淬品＞水分法＞烤品＞生品。但钟乳石主要矿物组分为方解石，但其微量成分与方解石不同。钟乳石有时含微量砷，煅后可以除去一部分或大部分。本品性较热，肾阳虚损者可偶尔服之，多服久服易引起胃石。

【贮存】贮干燥容器内，置干燥处。

赤石脂

【处方用名】赤符赤石脂、煅赤石脂、炒赤石脂、醋赤石脂。

【来源】赤石脂为硅酸盐类矿物多水高岭石。主含含水硅酸铝。全年均可采挖。采得后，选择红色滑腻的块状体，除去杂石、泥土。

177

【炮制方法】

1.赤石脂　取原药材，除去杂质，捣碎或研粉。

2.煅赤石脂　取净赤石脂，置无烟炉火上，用武火加热，煅至红透，取出，放凉，捣成粗末。

3.炒赤石脂　取赤石脂研细，炒至红色变深，取出，放凉。

4.醋赤石脂　取净赤石脂，碾成细粉，用醋及适量清水调匀，搓条，切段，干燥。置无烟炉火上，用武火加热，煅至红透，取出，放凉，研粉。

赤石脂每 100kg 用醋 30kg。

【成品性状】

1.赤石脂　为不规则小碎块，表面凹凸不平，具褐红与白色相间的斑块，摸之细腻如脂而染指，体较轻质脆，易碎。细粉土红色。吸舌力较强，微苦而有土腥味。

2.煅、炒赤石脂　呈紫红色，质坚硬，不易打碎，吸舌性更强。

3.醋赤石脂　形如煅赤石脂，微有醋气。

【炮制作用】赤石脂味甘、涩，性温。归大肠经、胃经。具有涩肠止泻，收敛止血，敛疮生肌功效。用于久泻久痢，崩漏带下，便血；外治疮疡不敛，湿疹脓水浸淫。无论水飞、火煅、醋淬，作用相似，但经火煅醋淬后，能增强固涩收敛作用。

【炮制研究】煅制方法不同，水溶性浸出物量不同。煅块醋淬品最高，其次为煅块非醋淬品，而煅条品最低，经统计学处理，从煎出物量这一因素看，以煅块醋淬为宜。赤石脂煅制后某些元素的含量发生了改变，其中就铝元素而言两种煅制法均能使之明显降低，而对锰元素也有影响。若采用煅条法则锰元素被破坏较大。且煅块品较煅条品止血作用增强。

【贮存】贮干燥容器内，置干燥处。

海浮石

【处方用名】白浮石、海浮石、水泡石、煅海浮石。

【来源】海浮石为胞孔科动物脊突苔虫的干燥骨骼。夏、秋二季收集，洗净，干燥。浮石为火山喷发岩浆凝固成多孔状石块浮石。主含二氧化硅。通常由海中捞出，晒干。

【炮制方法】

1.海浮石　取原药材，除去杂质，洗净，晒干，用时捣碎。

2.煅海浮石　取净海浮石，置耐火容器内，用武火加热，煅至红透，取出，放凉，捣碎。

【成品性状】

1.海浮石　为不规则似海绵状或珊瑚状的块或碎块，表面灰白色或灰黄色不平坦，有众多细孔，质较硬，可打碎，入水不沉，气微腥，味微咸。

2.煅海浮石　色灰白，质酥脆而易碎。

3.浮石　为不规则海绵状的块体，表面粗糙，具无数小孔，全体呈浅灰色或灰黄色。体轻质酥，易打碎，入水不沉，气微，味淡。

4.煅浮石　为灰白色粉末，无光泽。

【炮制作用】

1.海浮石　味咸性寒。归肺经、肾经。具有清热化痰，软坚通淋的功能。生海浮石擅于清肺化痰。用于痰热咳嗽，或肺火咯血。

2.煅海浮石　可使其酥脆，利于粉碎。

【贮存】贮干燥容器内，置干燥处。

石决明

【处方用名】石决明、煅石决明。

【来源】本品为鲍科动物杂色鲍、皱纹盘鲍、羊鲍、澳洲鲍、耳鲍或白鲍的贝壳。夏、秋二季捕捉，去肉，洗净，干燥。

【炮制方法】

1.石决明　取原药材，除去杂质，洗净，干燥，碾碎。

2.煅石决明　取净石决明，置无烟炉火上或置耐火容器内，用武火加热，煅至灰白色或青灰色、易碎时，取出晾凉。碾碎。

【成品性状】

1.石决明　呈不规则的碎块状，灰白色，有珍珠样彩色光泽；质坚硬，气微，味微咸。

2.煅石决明　为不规则的碎块或粗粉，灰白色无光泽，质酥脆，断面呈层状。

【质量要求】《中国药典》2015年版规定：石决明含碳酸钙（$CaCO_3$）不得少于93.0%。煅石决明含碳酸钙（$CaCO_3$）不得少于95.0%。

【炮制作用】

1.石决明　味咸，性寒。归肝经。具有平肝潜阳、清肝明目的作用。生品偏于平肝潜阳。用于头痛眩晕，惊痫抽搐。

2.煅石决明　煅后降低其咸寒之性，缓和平肝潜阳的功效，增强其固涩收敛、明目作用，且煅后质地疏松，便于粉碎和煎出有效成分。常用于目赤翳障，青盲雀目。

【炮制研究】石决明含碳酸钙90%以上，有机质约3.67%，尚含有少量镁、铁、硅酸盐、磷酸盐、氯化物和极微量的碘；煅后碳酸盐分解，产生氧化物，有机质则破坏，但微量元素仍保留，从而增强了制酸收敛作用，在胃中能中和过多的胃酸。

【贮存】贮干燥容器内，置干燥处。

牡 蛎

【处方用名】牡蛎、生牡蛎、煅牡蛎。

【来源】本品为牡蛎科动物长牡蛎、大连湾牡蛎或近江牡蛎的贝壳。全年均可捕捞，去肉，洗净，晒干。

【炮制方法】

1. 牡蛎 取原药材，洗净，干燥，碾碎。

2. 煅牡蛎 取净牡蛎，置无烟炉火上或置适宜耐火容器内用武火加热，煅至酥脆，取出晾凉。碾碎。

【成品性状】

1. 牡蛎 为不规则的碎块，白色，质硬，断面层状；气微，味微咸。

2. 煅牡蛎 为不规则的碎块或粗粉，白色，质硬，断面层状；气微，味微咸。

【质量要求】牡蛎、煅牡蛎含碳酸钙（$CaCO_3$）不得少于94.0%。

【炮制作用】

1. 牡蛎 味咸，性微寒。归肝、胆、肾经。具有重镇安神、潜阳补阴、软坚散结的作用。用于惊悸失眠，眩晕耳鸣，瘰疬痰核，癥瘕痞块。

2. 煅牡蛎 煅后质地酥脆，便于粉碎和煎出有效成分，同时增强了收敛固涩、制酸止痛的作用。常用于自汗盗汗，遗精滑精，崩漏带下，胃痛吞酸。

【炮制研究】牡蛎含80%～95%的碳酸钙、磷酸钙，并含镁、铝、硅、氧化铁及有机质等，炮制后对其理化性质有一定的影响。牡蛎经煅后，质地酥脆，易于粉碎，并使一部分钙盐受热分解，变成钙的氧化物，从而增强了制酸及收敛的作用，也有利于有效成分煎出。

【贮存】贮干燥容器内，置干燥处。

瓦楞子

【处方用名】瓦楞子、煅瓦楞子。

【来源】本品为蚶科动物毛蚶、泥蚶或魁蚶的贝壳。秋、冬至次年春捕捞，洗净，置沸水中略煮，去肉，干燥。

【炮制方法】

1. 瓦楞子 取原药材，洗净干燥，碾碎。

2. 煅瓦楞子 取净瓦楞子，置耐火容器内，武火加热，煅至酥脆，取出晾凉。碾碎或研粉。

【成品规格】

1. 瓦楞子 呈不规则碎片或粒状。壳外面隆起，壳顶突出，向内卷曲，较大碎块仍显瓦楞线。壳内面平滑，白色，具光泽，质坚硬，研粉后呈白色粉末。

2. 煅瓦楞子 为不规则碎片或颗粒，灰白色，光泽消失，质地酥脆，研粉后为灰白色粉末。

【炮制作用】

1. 瓦楞子 味咸，性平。归肺、胃、肝经。具有消痰化瘀，软坚散结，制酸止痛的作用。生品长于消痰化瘀，软坚散结。用于顽痰积结，黏稠难咳，瘿瘤，瘰疬，癥瘕痞块。

2. 煅瓦楞子 煅制后质地酥脆，便于粉碎，长于制酸止痛。多用于胃痛泛酸。

【炮制研究】瓦楞子主含碳酸钙，煅后生成氧化钙。氧化钙较碳酸钙易于吸收，从而增强抑制胃酸的作用。

研究表明，不同产地瓦楞子经煅制后砷的含量均下降，与生品相比，降低幅度约为40.7%～96.3%，且煅制时间越长，砷含量降低越明显。比较瓦楞子生品及煅制品中钙盐的含量，结果显示煅制品中钙盐含量较生品显著升高；水煎液中钙盐差异更为显著，煅制品是生品的4.6倍。证明瓦楞子煅制后，有利于有效成分的煎出而提高疗效。

【贮存】贮干燥容器内，置干燥处。

蛤　壳

【处方用名】蛤壳、海蛤壳、煅蛤壳。

【来源】本品为帘蛤科动物文蛤或青蛤的贝壳。夏、秋二季捕捞，去肉，洗净，晒干。

【炮制方法】

1. 蛤壳 取原药材，洗净，干燥，碾碎或研粉。

2. 煅蛤壳 取净蛤壳，置耐火容器内，煅至酥脆，取出放凉，碾碎或研粉。

【成品性状】

1. 蛤壳 为不规则的碎片或无定形粉末，表面灰白色或黄白色，内面乳白色，略带青紫光泽；质坚硬而重，断面显层状，气无味淡。

2. 煅蛤壳 呈不规则碎片或无定形粉末，光泽消失，灰白色；质疏松，口尝有涩感。

【炮制作用】

1. 蛤壳 味苦、咸，性平。归肺、肾经。具有清热化痰，软坚散结，制酸止痛的功能。蛤壳偏于软坚散结，用于瘰疬、瘿瘤、痰核等。如消瘿瘤的消瘿五海饮。

2. 煅蛤壳　易于粉碎，化痰制酸作用增强。用于痰火咳嗽，胸胁疼痛，痰中带血，胃痛吞酸。如治痰火咳嗽的青蛤丸。外治湿疹，烫伤。如治湿疮的青蛤散。

【贮存】贮干燥容器内，置干燥处，防尘。

青礞石

【处方用名】礞石、青礞石、煅青礞石。

【来源】本品为变质岩类黑云母片岩或绿泥石化云母碳酸盐片岩。采挖后，除去泥沙和杂石。

【炮制方法】

1. 青礞石　取原药材，除去杂质，砸碎。

2. 煅青礞石

（1）明煅　取净青礞石小块，置耐火容器内，用武火加热，煅至红透，取出放凉。或取整块直火煅烧亦可。

（2）硝煅　取净青礞石小块加等量的火硝混匀，置耐火容器内，加盖，武火加热，煅至烟尽，取出放凉，水飞细粉。

【成品性状】

1. 青礞石　为不规则的扁块，大小不一，青灰色或灰绿色，微带珍珠样光泽，断面呈片状，可见闪光发亮的星点。无臭，味淡。

2. 煅青礞石　质地酥脆，光泽消失。

3. 硝煅青礞石　呈金黄色，质地酥软，轻打可碎，部分呈团块状，稍有火硝味。

【炮制作用】

1. 青礞石　味咸，性平。归肺、肝经。具有坠痰下气，平肝镇惊的功能。青礞石一般不生用。

2. 煅青礞石　质地酥松，便于粉碎加工，易于煎出有效成分。硝煅后可增强下气坠痰功效，能逐陈积伏匿之疾。用于顽痰胶结，咳逆喘急，癫痫发狂，烦躁胸闷，惊风抽搐。如治顽痰喘咳的礞石滚痰丸；又如硝煅礞石研末，用薄荷汁和白蜜调服，治热痰壅塞引起的惊风。

【贮存】贮干燥容器内，置干燥处。防尘。

二、煅淬法

将药物按明煅法煅烧至红透后，立即投入规定的液体辅料中骤然冷却的方法称煅淬法。煅后的操作程序称为淬，所用的液体辅料称为淬液。常用的淬液有醋、酒、药汁等，按临床需要而选用。其特点是水火共制，高温骤冷。使质地变得酥脆或发生化学变化。主要适应于质地坚硬，经过高温仍不能疏松的矿物药，以及临床上因特殊需要而必须煅淬的药物。

煅淬法的具体操作是取净药材，砸成小块，置耐火容器内用武火煅至红透，立即倒入液体辅料中淬制，如此反复煅淬至质地酥脆，淬液用尽为度（或至规定的程度），干燥后粉碎。需要注意的是，煅淬要反复进行几次，使液体辅料吸尽、药物全部酥脆为度，液体辅料种类和用量由各药物的性质和煅淬目的要求而定。

1. 煅淬的主要目的

（1）使药物质地酥脆，易于粉碎，利于有效成分煎出 煅淬法除有煅法的作用外，它的独到之处是药材经过高温煅至红透，突然转入淬液中，使矿物药中各种不同成分因胀缩比例不同，从而产生裂隙，使质地变得酥脆。如赭石、磁石。

（2）改变药物的理化性质，减少副作用，增强疗效 一些矿物药煅、淬前后，矿物组分或化学成分发生变化是多方面的。既有单纯的晶体结构变化，也有晶体结构、化学成分都发生改变的，如自然铜黄铁矿中的二硫化铁转化为硫化铁；更常见的则是煅淬中局部成分的氧化，醋淬中的醋酸化等变化，如含铁矿物药煅后醋淬有醋酸铁生成。

（3）清除药物中夹杂的杂质，洁净药物 有些矿物药如炉甘石，煅淬后可去除杂质，从而提高药物质量。

2. 操作方法 取净药材，砸成小块，置耐火容器内用武火煅至红透，立即倒入醋液淬制，如此反复煅淬至质地酥脆，淬液用尽为度（或至规定的程度），干燥后粉碎。

3. 注意事项 煅淬要反复进行几次，使液体辅料吸尽、药物全部酥脆为度，液体辅料种类和用量由各药物的性质和煅淬目的要求而定。

4. 煅淬法技术流程图

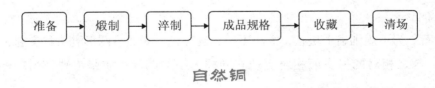

准备 → 煅制 → 淬制 → 成品规格 → 收藏 → 清场

自然铜

【处方用名】自然铜、煅自然铜。

【来源】本品为硫化物类矿物黄铁矿族黄铁矿的矿石，主含二硫化铁（FeS_2）。采挖后，除去杂质。

【炮制方法】

1. 自然铜 取原药材，除去杂质，洗净，干燥，砸碎。

2. 煅自然铜　取净自然铜，置耐火容器内，用武火加热，煅至红透立即取出，投入醋液中淬制，待冷后取出，反复煅烧醋淬至黑褐色，外表脆裂，光泽消失，质地酥脆，取出，摊开放凉，干燥后碾碎。

每 100kg 自然铜，用醋 30kg。

【成品性状】

1. 自然铜　为小方块状，大小不一，表面金黄色或黄褐色，有金属光泽。质重（密度 4.9 ～ 5.2g/cm³）而硬（硬度 6 ～ 6.5）。

2. 煅自然铜　为不规则的碎粒，呈黑褐色或黑色，无金属光泽。质地酥脆，有醋气，碾碎后呈无定形黑色粉末。

【炮制作用】

1. 自然铜　味辛，性平。归肝经。具有散瘀、接骨、止痛的功能。本品多煅制用。

2. 煅自然铜　经煅淬后，可增强散瘀止痛作用。多用于跌打肿痛，筋骨折伤。如自然铜散。煅淬后使质地酥脆，便于粉碎加工，利于煎出有效成分。

赭　石

【处方用名】代赭石、赭石、生赭石、煅赭石。

【来源】本品为氧化物类矿物刚玉族赤铁矿的矿石，主含三氧化二铁（Fe_2O_3）。采挖后，除去杂石。

【炮制方法】

1. 赭石　取原药材，除去杂质，洗净晒干，打碎。

2. 煅赭石　取净赭石砸成小块，置耐火容器内用武火加热，煅至红透，立即倒入醋液淬制，如此反复煅淬至质地酥脆，淬液用尽为度。

每 100kg 赭石，用醋 30kg。

【成品性状】

1. 赭石　为不规则扁平块状，大小不一，红棕色，表面有圆形乳头状突起，习称"丁头代赭"；与之相对的另一面相对应处有同样大小的凹窝；质坚（硬度 5.5 ～ 6），体重（密度 4.0 ～ 5.3g/cm³），气微味淡。

2. 煅赭石　为无定形粉末或成团粉末，暗褐色或紫褐色，光泽消失；质地酥脆，略带醋气。

【炮制作用】

1. 赭石　味苦，性寒。归心、肝经。赭石具有平肝潜阳，重镇降逆，凉血止血的功能。用于眩晕耳鸣，呕吐，噫气，呃逆，喘息，以及血热所致的吐血、衄血。如治呃逆呕吐的旋覆代赭汤。

2. 煅赭石　降低了苦寒之性，增强了平肝止血作用。用于吐血、衄血及崩漏等症。如《斗门方》记载："代赭石一味，火煅醋淬，研末内服，可治吐血，衄血。"

煅后并使质地酥脆，易于粉碎和煎出有效成分。

【炮制研究】赭石主含三氧化二铁。有时含有钛（钛赤铁矿）、镁、铝、硅等离子和水分等。

1. 对化学成分的影响　从对赭石生、煅品水溶性成分光谱分析结果可知，煅赭石比生赭石 Mn、Fe、Ca、Mg、Si 等成分溶出量都有较大的增加，证明煅后药物质地酥脆，有效成分易于溶出，尤其是 Ca 的溶出量增加 30 倍之多，而对人体有害成分 As 的溶出量大大减少。

2. 工艺研究　以含砷量为指标，对不同炮制品的含砷量进行测定，得出含砷量由高到低的顺序为：生品干研 > 煅干研 > 煅醋淬干研 > 生品水飞 > 煅水飞 > 煅醋淬水飞。其中煅、醋淬、水飞是最好的除砷方法。另有报道，赭石经煅淬后（650℃）比生品亚铁含量增高，且与煅淬次数成正比，合理增加煅淬次数可提高亚铁含量，同时能降低砷的含量。还有人以亚铁离子为指标，研究后认为在 650℃ 条件下煅 40 分钟为佳。

【贮存】贮干燥容器内，置干燥处。防尘。

磁　石

【处方用名】磁石、灵磁石、煅磁石。

【来源】本品为氧化物类矿物尖晶石族磁铁矿的矿石，主含四氧化三铁（Fe_3O_4）。采挖后，除去杂石。

【炮制方法】

1. 磁石　取原药材，除去杂质，碾碎。

2. 煅磁石　取净磁石，砸成小块，置耐火容器内，用武火煅至红透，趁热倒入醋液内淬制，冷却后取出，反复煅淬至酥脆，取出干燥，碾碎。

每 100kg 磁石，用醋 30kg。

【成品性状】

1. 磁石　为多棱角不规则块状，表面铁黑色或棕褐色，有金属样光泽；体重（密度 $5.16 \sim 5.18g/cm^3$），质坚硬（硬度 $5.5 \sim 6.5$）；断面不整齐，具磁性，有土腥气，无味。

2. 煅磁石　呈黑色或深灰色无定形粉末，光泽消失；质地酥脆，略有醋气。

【炮制作用】

1. 磁石　味咸，性寒。入肝、心、肾经。具有平肝潜阳，聪耳明目，镇惊安神，纳气平喘的功能。磁石偏于平肝潜阳，镇惊安神。用于惊悸，失眠，头晕目眩。如治阴虚阳亢所致心悸、失眠的磁朱丸。

2. 煅磁石　聪耳明目，补肾纳气力强，并且质地酥脆，易于粉碎及煎出有效成分，缓和了重镇安神功效。用于耳鸣，耳聋，视物昏花，白内障，肾虚气喘，遗精等。如治肾虚作喘的玄石紫粉丹和治遗精的磁石丸。

炉甘石

【处方用名】炉甘石、煅炉甘石、制炉甘石。

【来源】本品为碳酸盐类方解石族 – 文石族菱锌矿或碳酸盐类矿物水锌矿的矿石，主含碳酸锌（$ZnCO_3$）。采挖后，洗净，晒干，除去杂石。

【炮制方法】

1. 炉甘石　取原药材，除去杂质，打碎。

2. 煅炉甘石　取净炉甘石，置耐火容器内，用武火加热，煅至红透，取出，立即倒入水中浸淬，搅拌，倾取上层水中混悬液，残渣继续淬飞 3 ～ 4 次，至不能混悬为度，合并混悬液，静置，待澄清后倾去上层清水，干燥。

3. 制炉甘石

（1）黄连汤制炉甘石　取黄连加水煎汤 2 ～ 3 次，过滤去渣，合并药汁浓缩，加入煅炉甘石细粉中拌匀，吸尽后，干燥。

每 100kg 煅炉甘石细粉，用黄连 12.5kg。

（2）三黄汤制炉甘石　取黄连、黄柏、黄芩加水煮汤 2 ～ 3 次，至苦味淡薄，过滤去渣，加入煅炉甘石细粉中拌匀，吸尽后，干燥。

每 100kg 煅炉甘石，用黄连、黄柏、黄芩各 12.5kg。

本品多作眼科外用药，临床要求用极细药粉，大多煅淬后还需水飞制取，制炉甘石应选用水飞后的细粉。

【成品性状】

1. 炉甘石　为不规则碎块状，表面白色或淡红色，不平坦，具众多小孔，显粉性；体轻，易碎，无臭，味微涩。

2. 煅炉甘石　为白色或灰白色无定形细粉，质轻松。

3. 制炉甘石　为黄色或深黄色细粉，质轻松，味苦。

【炮制作用】

1. 炉甘石　味甘，性平。归肝、心经。具有解毒明目退翳、收湿止痒敛疮的功能。炉甘石一般不生用，也不作内服，多作外敷剂使用。

2. **煅炉甘石** 经煅淬水飞后,质地纯洁细腻,适宜于眼科及外敷用,消除了由于颗粒较粗而造成的对敏感部位的刺激性。

3. **制炉甘石** 采用黄连及三黄汤煅淬或拌制,可增强清热明目、敛疮收湿的功效。用于目赤肿痛,眼缘赤烂,翳膜胬肉,溃疡不敛,脓水淋沥,湿疮,皮肤瘙痒。如治风眼目障的炉甘石散。

【炮制研究】炉甘石主要成分为碳酸锌,尚含少量的氧化铝、氧化铁、氧化镁、氧化锰以及毒副作用成分铅等。

1. **对化学成分的影响** 生炉甘石溶出物中铅含量 > 3%,而煅、水飞后只占 0.4%,故煅、水飞都可减少炉甘石的毒性成分。从这一点考虑,水飞时应只取上部混悬液,沉而不浮者应弃去。

X 射线衍射分析结果表明,生炉甘石由菱锌矿、水锌矿、方解石及白云石等矿物组成;煅后菱锌矿、水锌矿转化为氧化锌,方解石、白云石仍留在其中。炉甘石中主要组成矿物菱锌矿、水锌矿都易溶于酸。

2. **工艺研究** 正交试验结果显示,煅炉甘石最佳工艺条件是:700℃下恒温煅 30 分钟,水淬 1 次。煅后氧化锌的含量增加 20% 左右。另有报道称,炉甘石煅制后氧化锌的含量约提高 36%,三黄汤拌品及三黄汤淬后水飞品约提高 18%。三黄汤拌品的小檗碱含量高于三黄汤淬后水飞品 4 倍,但三黄汤淬后水飞品抑菌作用优于拌制品。

【贮存】贮干燥容器内,置干燥处。防尘。

三、煅炭法

药物在高温缺氧条件下煅烧成炭的方法称煅炭法,又称扣锅煅法、密闭煅法、闷煅法、暗煅法。其特点是密闭,高温缺氧条件下煅烧成炭。适应于质地疏松、炒炭易灰化及某些中成药在制备过程中需要综合制炭的药物。

1. 煅炭的主要目的

(1)改变药物性能,产生新的疗效,增强止血作用。如血余炭、棕榈炭等。

(2)降低毒性。如干漆等。

2. 操作方法

(1)将药物置于锅中,上盖一较小的锅,两锅结合处用盐泥封严,扣锅上压一重物,防止锅内气体膨胀而冲开扣锅。扣锅底部贴一白纸条或放几粒大米,用武火加热,煅至白纸或大米呈深黄色,药物全部炭化为度。

(2)亦有在两锅盐泥封闭处留一小孔,用筷子塞住,时时观察小孔处的烟雾,当烟雾由白变黄并转呈青烟,之后逐渐减少时,降低火力,煅至基本无烟时,离火,待完全冷却后,取出药物。

3. 注意事项

（1）煅烧过程中，由于药物受热炭化，有大量气体及浓烟从锅缝中喷出，应随时用湿泥堵封，以防空气进入，使药物灰化。

（2）药材煅透后应放置冷却再开锅，以免药材遇空气后燃烧灰化。

（3）煅锅内药料不宜放得过多、过紧，以免煅不透，影响煅炭质量。

（4）判断药物是否煅透的方法，除观察米和纸的颜色（深黄色）外，还可用滴水于盖锅底部即沸的方法来判断。

4. 煅炭法技术流程

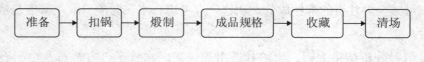

血余炭

【处方用名】血余炭。

【来源】本品为人头发制成的炭化物。

【炮制方法】取头发，除去杂质，反复用稀碱水洗去油垢，清水漂净，晒干，装于锅内，上扣一个口径较小的锅，两锅结合处用盐泥或黄泥封固，上压重物，扣锅底部贴一白纸条，或放几粒大米，用武火加热，煅至白纸或大米呈深黄色为度，离火，待凉后取出，剁成小块。

【成品性状】

血余炭　为不规则的小块状，大小不一，乌黑而光亮，呈蜂窝状，研之清脆有声，质轻松易碎，味苦。

【炮制作用】

血余炭　味苦、涩，性平。归肝、胃、膀胱经。具有止血、化瘀的功能。本品不生用，入药必须煅制成炭，煅后方具有止血作用。用于吐血、咯血、衄血、尿血、崩漏下血、外伤出血。如治出血的化血丹。

【炮制研究】头发主含纤维蛋白，还含脂肪、黑色素和铁、锌、铜、钙、镁等。

1. 对药理作用的影响　头发煅成血余炭后，临床及药理实验证明其确有良好的止血作用。实验表明，血余炭可显著缩短实验动物的出、凝血时间；血余炭的水和乙醇煎出液能显著缩短小鼠和大鼠的出血时间，醇煎出液还能缩短大鼠的凝血时间，而人发的水和乙醇煎出液则无效；从血余炭中提得的粗结晶止血作用更强。进一步研究证实，血余炭的粗结晶具有内源性系统止血功能，其止血原理与血浆中 cAMP 含量降低有关。

除去血余炭中的钙、铁离子后，其凝血时间延长，说明血余炭的止血作用可能与其所含的钙、铁离子有关。

2.工艺研究 药理实验结果表明，在350℃制得的血余炭口服止血作用最强。300℃以下制得的血余炭，煎剂注射给药，则表现为中枢兴奋作用。亦有研究认为，血余炭的最佳炮制工艺为300℃扣锅煅制20分钟，该制品的浸出物、钙元素含量高，并具有明显的止血作用。

【贮存】贮干燥容器内，密闭，置干燥处。

棕 榈

【处方用名】棕板、棕榈炭、陈棕炭、棕板炭。

【来源】本品为棕榈科植物棕榈的干燥叶柄。采棕时割取旧叶柄下延部分及鞘片，除去纤维状的棕毛，晒干。

【炮制方法】

1.棕榈 取原药材，除去杂质，洗净，切段，干燥，筛去灰屑。

2.棕榈炭

（1）煅炭 取净棕榈段或棕板块置锅内，上扣一较小锅，两锅结合处用盐泥封固，上压重物，并贴一块白纸条或放大米数粒，用武火加热，煅至白纸或大米呈深黄色时，停火，待锅凉后，取出。

（2）炒炭 取净棕板，切成小块，用武火炒至黑棕色，喷淋少量清水，取出干燥。

【成品性状】

1.棕板 为不规则的块，表面红棕色，粗糙，有纵直皱纹，两侧附有多数棕色棕毛，切面纤维状。质坚实，气微，味淡。

2.煅棕榈炭 为黑褐色或黑色的块状，有光泽。质酥脆，味苦涩。

3.炒棕榈炭 表面黑棕色，微发亮，内部棕褐色，质较脆。

【炮制作用】棕榈炭味苦、涩，性平。归肺、肝、大肠经。具有收涩止血的功能。生棕榈不入药，经煅后具有止血作用。用于吐血、衄血、尿血、便血、崩漏下血。如治血崩不止的乌金散和治诸窍出血的黑散子。

【炮制研究】棕榈中含有对羟基苯甲酸、原儿茶酸、原儿茶醛、儿茶素、没食子酸等成分。

1.对化学成分的影响 棕榈经制炭后，所含化学成分的组成和含量发生复杂的变化，总鞣质量有所下降。高效液相色谱法初步分析，棕榈中检出19个成分，棕榈炭中则可检出26个成分，而且对羟基苯甲酸的含量成倍增长，其他对照品没食子酸、原儿茶酸、原儿茶醛、d-儿茶素在相应的位置上也可检出。

2. 对药理作用的影响 动物实验表明，棕榈炭能缩短出血时间和凝血时间。由凝血试验结果可知，不论新棕皮炭或新棕板炭均无作用，陈棕炭、陈棕皮则有明显作用，尤其是取自多年的破旧陈棕则作用更为明显。

3. 工艺研究 实验拟定了炒炭、焖煅炭和砂烫炭3种工艺，并制备了不同存性程度的样品，对其所含原儿茶醛、原儿茶酸、对羟基苯甲酸进行了定性比较和高效液相分析、药理作用对比及临床疗效观察，从而优选出砂烫棕榈炭的最佳工艺，即以棕榈与沙（20目均匀沙粒）1∶15的重量比，沙温250℃烫8分钟左右，烫至棕榈表面深褐色，内部棕褐色。其收得率在70%，鞣质含量在0.4%，对羟基苯甲酸含量在0.2%以上，存性适中，质量均匀。

【贮存】贮干燥容器内，密闭，置通风干燥处。

荷 叶

【处方用名】荷叶、荷叶炭。

【来源】本品为睡莲科植物莲的干燥叶。夏、秋二季采收，晒至七八成干时，除去叶柄，折成半圆形或扇形，干燥。

【炮制方法】

1. 荷叶 取原药材，除去杂质及叶柄，清水洗净，稍润，切丝，干燥。

2. 荷叶炭 取净荷叶折叠后平放锅内，留有空隙，上扣一个口径较小的锅，两锅接合处用盐泥封固，上压重物，并贴一白纸条或放大米数粒，用文武火加热，煅至白纸条或大米呈深黄色时，停火，待锅凉后，取出。

【成品性状】

1. 荷叶 为不规则丝片状，青灰色或黄绿色，叶脉明显凸起；质脆易碎，具清香气，味微苦。

2. 荷叶炭 表面呈炭黑色，味苦涩。

【炮制作用】

1. 荷叶 味苦、涩，性平。归心、肝、脾经。荷叶具有清热解暑，升发清阳，凉血止血的功能。用于暑热烦渴，暑湿泄泻，脾虚泄泻，血热吐衄，便血崩漏。如治暑瘟的清络饮和治吐血衄血的四生丸。

2. 荷叶炭 收涩化瘀止血力强，用于多种出血症及产后血晕。如治多种出血症的十灰散。

【炮制研究】荷叶含有多种生物碱及荷叶苷、草酸、琥珀酸和鞣质等。

以促凝血时间为药理指标，实验表明，荷叶生品有较好的止血作用，制炭后止血效果增强。但亦有报道，荷叶制炭后，其出血时间及凝血时间反比生品差。

190

【贮存】贮干燥容器内，密闭，置干燥处。

项目二　煅制实训操作

一、传统操作技术

1.设备与工具　煤气灶、砂锅、坩埚、刷子、盛药器具、天平。

2.操作规程

（1）明煅法

① 准备　检查砂锅（或其他耐火容器）和盛药器具是否洁净，必要时进行清洁。除去药材中的杂质，砸成小块，大小分档，分别置洁净的砂锅内。

② 煅制　武火加热（搅拌或不搅拌）。

③ 出锅　当药物酥脆或红透时取出，放凉，碾碎。含有结晶水的盐类药物，不要求煅红，但需使结晶水蒸发至尽，或全部形成蜂窝状的块状固体时，停火，凉后出锅。置洁净的容器内。

④ 成品规格　质松脆，手捻易碎。药屑、杂质含量不得超过 2.0%，未煅透及灰化者不得超过 2.0%（《中药饮片质量标准通则》）。

⑤ 收藏　将煅制好的药物装入无毒聚乙烯塑料袋中，密封袋口。

⑥ 清场　按要求清洁相关器具、工作台面及灶具，将相关器具和清洁用具归放原位。

（2）煅淬法

① 准备　检查马弗炉、坩埚、煅钳和盛药器具是否洁净，必要时进行清洁。打开马弗炉电源开关，将温控仪温度调整至适宜温度，启动加热开关加热。取净药物，大小分档，称重（药量不超过坩埚高度的 2/3），置坩埚内。称取醋（为药量的 30%）置洁净的容器中。

② 煅淬　当达到规定温度，打开煅炉门，用煅钳夹住盛有药物的坩埚放入煅炉内，关闭煅炉门。当煅至药物红透时，打开煅炉门，用煅钳夹住坩埚，趁热倒入盛有醋液的容器中。冷却后将未煅透的药物再放置到坩埚内进行煅制，如此反复 3～4 次，至煅透为止。

③ 干燥　将煅淬后的药物置洁净的容器内干燥。

④ 碾碎　将煅好的药物碾碎或研成粗粉。

⑤ 成品规格　成品质地酥脆，有醋气。药屑、杂质含量不得超过 2.0%，未煅透及灰化者不得超过 2.0%（《中药饮片质量标准通则》）。

⑥ 收藏　将煅好的药物装入无毒聚乙烯塑料袋中，密封袋口。

⑦ 清场　按要求清洁相关器具、工作台面及灶具，将相关器具和清洁用具归放原位。

（3）煅炭法

① 准备　检查煅锅和盛药器具是否洁净，必要时进行清洁。除去药材中的杂质，置煅锅内，高度不超过锅高度的 2/3，松紧适度。用盐泥将两锅接触处封牢。盖锅底部放几

粒大米或一小张白纸，并压重物。

② 煅制　武火加热，煅至米或纸变为黄色，或洒上冷水立即滚沸时关火。在煅制的过程中，有漏气时，及时用盐泥封堵。

③ 出锅　待煅锅冷却后启锅取药，盛放在洁净的容器内，晾凉。

④ 成品规格　成品表面黑色。药屑、杂质含量不得超过 2.0%，未煅透及灰化者不得超过 2.0%（《中药饮片质量标准通则》）。

⑤ 收藏　将煅好的药物装入无毒聚乙烯塑料袋中，密封袋口。

⑥ 清场　按要求清洁相关器具、工作台面及灶具，将相关器具和清洁用具归放原位。

3. 注意事项

（1）明煅法

① 药物大小分档，以免煅制品生熟不匀。

② 一次煅透，中途不得停火，以免出现夹生现象。

③ 根据药物的性质，控制好煅制温度和时间。一般主含云母类（金精石、云母、礞石）、石棉类、石英类（紫石英等）的矿物药，煅制温度宜高，时间应长，煅烧时即使煅至"红透"，短时间内其理化性质也很难改变。而对主含硫化物类和硫酸盐类矿物药，煅时温度不一定太高，后者煅制时间宜长，以使结晶水完全除去。

④ 煅制时要注意使药物受热均匀，严格掌握煅至"存性"的质量要求。

（2）煅淬法

① 煅淬应反复进行数次，使液体辅料吸尽，药物全部酥脆为度。

② 煅淬时所用淬液的种类及用量应视药物的性质和煅淬目的要求而定。

（3）煅炭法

① 煅锅内药料不宜放得过多，以锅容积 2/3 为宜；松紧适度，以免煅不透，影响煅炭质量。

② 在盖锅上压一重物，防止锅内气体膨胀而冲开盖锅。

③ 在煅烧过程中，由于药物受热炭化，产生大量气体，浓烟从锅缝中喷出，为防止空气进入导致药物灰化，应随时用湿泥堵封。

④ 药物煅透后应放置冷却方能启锅取炭，以免药物遇空气后燃烧灰化。

⑤ 判断药物是否煅透，除观察米和纸的色泽变化外，还可采用"滴水成珠法"来判断，即将水滴于盖锅底部，水立即沸腾并成为水珠落下，煅锅内药物即煅至要求。

二、现代实际操作技术（供学生了解）

1. 煅制设备　煅药锅。

2. 设备操作规程

（1）准备工作

① 本岗位为一般区，操作人员按《人员进出生产区标准操作规程》提前 10 分钟进入

生产岗位。

② 工段长接收车间主任下发的《批生产指令》、空白《批生产记录》，将"生产中"、设备"运行中"状态标识，下发给岗位操作工。

（2）生产前检查

① 检查是否有前次生产的"清场合格证"（副本），是否在有效期内，如果超过有效期需重新对岗位和设备进行清洁，确认无上批次生产遗留物。

② 检查"DYH–700 型高温煅药机"是否有"设备完好"状态标识和"清洁卡"的状态标识，并在有效期内。

③ 上述检查合格后，由操作工取下前次"清场合格证"（副本）、"已清洁"状态标识，换上"生产中"状态标识，设备"运行中"状态标识，工作状态标识标明品名、规格、批号、数量、生产岗位、生产日期、岗位负责人。

④ 不符合要求的，继续清洁至合格。

（3）操作过程

①操作工根据《批生产指令》到中间站领取待煅制的药材，核对品名、规格、批号、数量与《物料流转卡》《批生产指令》一致后，在现场 QA 监控下，复核并签字，填写记录，将药材领回煅制岗位。

② 不同品种或同一品种不同批号、不同规格的物料不应在同一操作间同时操作，若在同一操作间操作应有有效隔离措施，方可进行。

③ 操作工按照《批生产指令》和生产工艺规程要求，称量规定数量的药材，按《DYH–700 型高温煅药机使用标准操作规程》《DYH–700 型高温煅药机清洁标准操作规程》《DYH–700 型高温煅药机维护、保养标准操作规程》设置参数进行操作。

④ 生产结束后，填写"批生产记录""设备使用日志"，现场 QA、工段长复核签字。

⑤ 操作过程中，出现异常时，按《生产过程管理规程》处理。

（4）生产结束

① 生产结束后，立即清场，操作工撤下"生产中"、设备"运行中"状态标识及工作状态标识，换上"待清洁"标识，按《厂房设施清洁标准操作规程》《生产容器具管理规程》《一般生产区清洁工具清洁与存放标准操作规程》进行清场操作。

② 将生产现场的生产废弃物统一收集，按《生产区废弃物处理标准操作规程》清出生产现场。

③ 清洁结束后，操作工撤下"待清洁"状态标识，换上"已清洁"标识，所用设备挂上"清洁卡"，按《生产定置管理规程》置于规定位置，并由工段长及现场 QA、车间主任签字，注明有效期。

④ 操作工确认无本次生产遗留物后，通知现场 QA 检查。

⑤ 现场 QA 检查合格后，签发"清场合格证"（正本）和"清场合格证"（副本），并在"批生产记录"上签字。

⑥ 操作工填写"清场记录"，现场 QA 签字。

⑦ "清场合格证"（正本）纳入"批生产记录"中，"清场合格证"（副本）留给生产现场，作为下一批次生产前检查凭证，并纳入下次"批生产记录"。

⑧ 将填写完整的"批生产记录"、前次"清场合格证"（副本），本次"清场合格证"（正本），前次"已清洁"标识、设备"清洁卡"，本次"生产中"、设备"运行中"标识，整理后上交车间主任。

3. 注意事项

（1）根据不同物料、要求，设定调节最佳煅制温度。

（2）煅药机周围严禁堆放各种物料，避免受热后发生火灾。

（3）严禁在设备运行时用手或身体某部分靠近锅体附近，避免烫伤。

（4）在加热和煅制过程中禁止打开锅盖。

（5）煅制结束后应待温度降低至 70℃以下时方可出锅，防止烫伤。

4. 操作实例

（1）药材　本品为硫酸盐类矿物硬石膏族石膏，主含含水硫酸钙 $CaSO_4 \cdot 2H_2O$。采挖后，除去泥沙及杂石。

（2）生产工艺流程图

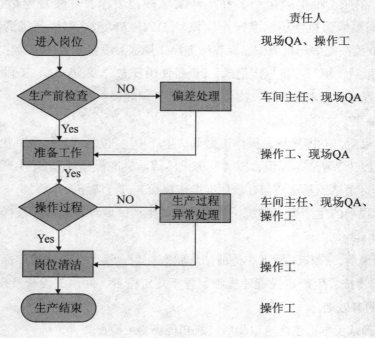

责任人

进入岗位 —— 现场QA、操作工

生产前检查 —— NO —— 偏差处理 —— 车间主任、现场QA

准备工作 —— 操作工、现场QA

操作过程 —— NO —— 生产过程异常处理 —— 车间主任、现场QA、操作工

岗位清洁 —— 操作工

生产结束 —— 操作工

（3）炮制工艺的操作要求和技术参数

① 开机前准备

a. 岗位操作人员开机前首先必须熟悉本机的结构性能、工作原理、调整方法、操作方法及保养知识。

b. 检查设备的状态标志及卫生清洁状况。

c. 全部检查合格后，进行开机操作。

② 开机操作

a. 打开锅盖，投入物料，将物料均匀摊开，盖上锅盖。

b. 设定温控仪，启动煅药机达到煅制要求，出料。

③ 停机操作

a. 先关闭加热电源，再关闭总电源。

b. 待温度降低至70℃以下时，用器具将物料取出。

操作过程中要及时填写生产原始记录，计算收得率，本品含含水硫酸钙（$CaSO_4 \cdot 2H_2O$）不得少于95.5%。煅石膏含硫酸钙不得少于92.0%［1g 硫酸钙（$CaSO_4$）相当于含水硫酸钙（$CaSO_4 \cdot 2H_2O$）1.26g］。每班结束后，要清场，打扫卫生。QA检查合格后，填写清洁记录，挂"已清洁"标志牌。及时整理设备运行记录。

复习思考

一、选择题

【A型题】（单项选择题）

1. 宜用明煅法炮制的药材是（   ）

   A. 牡蛎   B. 自然铜   C. 炉甘石

   D. 磁石   E. 棕榈

2. 宜用煅淬法炮制的药材是（   ）

   A. 石决明   B. 赭石   C. 雄黄

   D. 白矾   E. 石膏

3. 宜用扣锅煅法炮制的药材是（   ）

   A. 龙骨   B. 干漆   C. 石决明

   D. 磁石   E. 炉甘石

4. 宜用煅后水淬法炮制的药材是（   ）

   A. 钟乳石   B. 自然铜   C. 蛤壳

   D. 炉甘石   E. 花蕊石

5. 宜用煅后酒淬法炮制的药材是（　　　）

    A. 珍珠母　　　　　　　B. 阳起石　　　　　　　C. 磁石

    D. 石燕　　　　　　　　E. 禹余粮

6. 下列除哪项外，均用明煅法炮制（　　　）

    A. 紫石英　　　　　　　B. 钟乳石　　　　　　　C. 龙骨

    D. 瓦楞子　　　　　　　E. 云母石

7. 磁石炮制后缓和的作用是（　　　）

    A. 平肝止血　　　　　　B. 散瘀止痛　　　　　　C. 重镇安神

    D. 收敛固涩　　　　　　E. 温肾壮阳

8. 自然铜炮制后增强的作用是（　　　）

    A. 收敛生肌　　　　　　B. 收敛止痒　　　　　　C. 散瘀止痛

    D. 平肝潜阳　　　　　　E. 平肝止血

9. 龙骨炮制后增强的作用是（　　　）

    A. 清热除烦　　　　　　B. 收敛固涩　　　　　　C. 收敛制酸

    D. 清热燥湿　　　　　　E. 以上都不是

10. 石决明炮制的作用是（　　　）

    A. 改变药性　　　　　　B. 降低毒副作用　　　　C. 缓和燥性

    D. 使质地疏松　　　　　E. 以上都不是

11. 制炭后产生止血作用的药材是（　　　）

    A. 藕节　　　　　　　　B. 地榆　　　　　　　　C. 棕榈

    D. 荷叶　　　　　　　　E. 以上都不是

12. 下列除哪项外，均用扣锅煅法炮制（　　　）

    A. 丝瓜络　　　　　　　B. 灯心草　　　　　　　C. 荷叶

    D. 蜂房　　　　　　　　E. 大蓟

13. 血余煅制的主要目的（　　　）

    A. 除去结晶水

    B. 使质地酥脆，增强补肾纳气作用

    C. 产生药效

    D. 改变化学成分，增强散瘀止痛作用

    E. 降低毒性

14. 煅制白矾时，温度应控制在（　　　）

    A. 120℃以内　　　　　B. 120～180℃　　　　　C. 180～260℃

D. 260～300℃ E. 300℃以上

15. 需调配煅制的药物是（　　　）

A. 穿山甲　　　　　　　B. 白术　　　　　　　C. 侧柏叶

D. 瓦楞子　　　　　　　E. 枇杷叶

16. 石膏煅制的作用是（　　　）

A. 改变药性，产生收敛生肌作用

B. 缓和药性，增强止血作用

C. 增强收敛止泻作用

D. 增强清热泻火作用

E. 增强除烦止渴作用

17. 适用于质地坚硬、经高温煅制仍不能酥脆的矿物类药物的炮制方法是（　　　）

A. 酒炙法　　　　　　　B. 煅淬法　　　　　　　C. 醋炙法

D. 提净法　　　　　　　E. 蜜炙法

18. 赭石煅制（　　　）

A. 降低毒性　　　　　　B. 降低咸寒之性　　　　C. 凉血止血

D. 收敛固涩　　　　　　E. 平肝止血

19. 牡蛎煅制（　　　）

A. 降低毒性　　　　　　B. 降低咸寒之性　　　　C. 凉血止血

D. 收敛固涩　　　　　　E. 平肝止血

20. 闷煅法的操作要点是（　　　）

A. 中间不得停火，反复煅烧　　　　　B. 煅至红透，趁热醋淬

C. 高温，密闭缺氧　　　　　　　　　D. 高温煅至黑色

E. 容器加盖煅制

【X型题】（多项选择题）

1. 煅淬药物常用的淬液有（　　　）

A. 酒　　　　　　　　　B. 醋　　　　　　　　　C. 盐水

D. 药汁　　　　　　　　E. 蜜水

2. 枯矾的性状为（　　　）

A. 白色不透明　　　　　B. 海绵状　　　　　　　C. 味苦涩

D. 体轻质松　　　　　　E. 手捻易碎

3. 煅淬的主要目的是（　　　）

A. 使药物质地酥脆　　　B. 减少副作用　　　　　C. 增强疗效

D. 洁净药物   E. 除去结晶水

4. 煅淬赭石的目的是（   ）

    A. 增强重镇安神作用   B. 降低苦寒之性   C. 增强平肝止血作用

    D. 使药物质地酥脆   E. 易于粉碎和煎出有效成分

5. 扣锅煅法的注意事项是（   ）

    A. 煅药时应随时用湿泥堵封

    B. 药材不宜放得过多

    C. 药材不宜放得过紧

    D. 可根据米和纸的颜色判断药物是否煅透

    E. 药材煅透后应放置冷却再开锅

6. 煅制可分为（   ）

    A. 明煅法   B. 煅淬法   C. 扣锅煅

    D. 收煅法   E. 平煅法

7. 枯矾的成品性状有（   ）

    A. 白色   B. 蜂窝状   C. 海绵状固体块状物

    D. 黑色   E. 绿色

8. 煅石膏的炮制作用有（   ）

    A. 收湿   B. 生肌   C. 敛疮

    D. 止血   E. 活血

9. 煅龙骨的炮制作用有（   ）

    A. 收敛固涩   B. 生肌   C. 止咳

    D. 止血   E. 活血

10. 煅牡蛎用于（   ）

    A. 自汗盗汗   B. 遗精滑精   C. 崩漏带下

    D. 胃痛吞酸   E. 活血

二、改错题

1. 有些药物在煅烧时产生爆溅，可在容器上加盖密封以防爆溅（   ）

2. 制炉甘石的淬液是水（   ）

3. 煅制药物粒度的大小与煅制效果无关（   ）

4. 高温煅制白矾不会生成三氧化铝、三氧化硫等成分（   ）

5. 棕榈煅后增强了止血作用（   ）

6. 将药物直接放于耐火容器内煅烧的方法称为煅法（   ）

7. 明煅药物不必分档（　　　）

8. 煅干漆的目的是降低刺激性（　　　）

9. 研究结果表明，煅赭石比生赭石 Fe、Ca、As 等成分溶出量都有较大的增加（　　　）

10. 赭石煅后为暗褐色或紫褐色，具光泽，质地酥脆（　　　）

三、简答题

1. 简述煅制的目的。

2. 简述明煅法的主要目的。

3. 简述炉膛煅的方法。

4. 简述扣锅煅制的方法。

5. 简述白矾煅制过程中的注意事项。

6. 血余炭的炮制作用是什么？简述其止血机理的研究现状。

7. 什么是煅淬法？其法适应哪类药物？

8. 白矾与枯矾的功效应用有何不同？

9. 石膏与煅石膏的功效应用有何不同？

10. 赭石与煅赭石的功效应用有何不同？

扫一扫，知答案

模块十

蒸、煮、燀法

蒸、煮、燀法既需用火加热，又需用水传热，属于"水火共制"法。其中，蒸法和煮法往往还需要加入某些液体辅料或固体辅料，如酒、醋、药汁、豆腐等，以满足不同的用药要求。

项目一　蒸　法

一、含义

将净制药物用黄酒拌匀，润透，置于蒸制容器内，用水蒸气蒸制的方法，称为酒蒸。其中装入密闭容器内，隔水加热者，称为酒炖。将净选或切制后的药物加辅料或不加辅料装入蒸制容器内，加热蒸透或蒸至规定程度的方法，称为蒸法。其中不加辅料者为清蒸法；加辅料者为加辅料蒸法。直接利用流通蒸汽蒸制者，称为直接蒸法；置于密闭容器内隔水蒸制者，称为间接蒸法，亦称炖法。

蒸制的时间一般视药物而不同，可以是几十分钟、几小时或更长。有的药物如黑豆汁蒸何首乌需数十小时，地黄传统上要求反复蒸制（九蒸九晒）。

蒸法包括清蒸、酒蒸、醋蒸、黑豆汁蒸、豆腐蒸等方法。

二、适用范围

清蒸适用于难以软化、贮存的药物；酒蒸适用于具有滋补作用的药物。

三、炮制目的

1. 改变药物性能，扩大用药范围 如地黄生品性寒，清热凉血，主要用于血热，蒸制成熟地黄后药性由寒转温，功效由清变补，主要用于阴虚、血虚。

2. 减少副作用 如大黄生品气味重浊，走而不守，直达下焦，泻下作用峻烈，易伤胃气，酒蒸后泻下作用缓和，能减轻腹痛等副作用；黄精生品有麻味，刺激咽喉，蒸后可除去麻味，减弱对咽喉的刺激性，消除其副作用。

3. 保存药效，利于贮存 如桑螵蛸为螳螂的卵鞘，内有大量具有活性的卵，蒸制后能杀死虫卵，便于贮存；黄芩的主要有效成分是黄芩苷和汉黄芩苷等黄酮类成分，它们易被所含的酶水解，而黄芩经过蒸制或沸水煮既可杀酶保苷，又可使药材软化，便于切片，还可保证饮片质量和原有色泽。

4. 便于软化切片 如木瓜、天麻质地坚硬，用水浸润不易渗入，久泡又易损失有效成分，并可出现腐烂现象，若采用蒸制软化切片，不但软化效果好、效率高，而且饮片外表美观，易于干燥。

四、操作方法及步骤

将待蒸的药物漂洗干净，并大小分档，质地坚硬者可先用水浸润 1 ～ 2 小时，以软化药物，改善蒸制效果。若与液体辅料同蒸者，可先用辅料润透药物，然后置蒸制容器内，隔水加热至所需程度取出，切片，干燥。蒸制时间一般视药物性质而定，短者 1 ～ 2 小时，长者达数十小时，有的要求反复蒸制。

五、成品质量要求

清蒸品应蒸透或变软，以利于切制或贮存。酒蒸、醋蒸、黑豆汁蒸品色泽黑润，内无生心。豆腐蒸品呈黄褐色，表面粗糙，断面显蜡样光泽。成品未蒸透者不得超过 3%，含水分不得超过 13%。

六、注意事项

1. 须用液体辅料拌蒸的药物，应待辅料被吸尽后再蒸制。

2. 蒸制时一般先用武火，待"圆汽"（即蒸汽呈圆柱形上升）后改为文火，保持锅内有足够的蒸汽即可。但在非密闭容器中酒蒸时，要先用文火，防止酒很快挥发，达不到酒蒸的目的。

3. 蒸制时要注意时间，时间太短则达不到蒸制目的；蒸得过久，则影响药效，或难以干燥。需长时间蒸制的药物应不断添加开水，以防水被煮干，出现煳锅和蒸汽中断，影响药物质量。需日夜连续蒸制者应有专人值班，以保安全。

4.加辅料蒸制完毕后，若容器内有剩余的液体辅料，应将药物晾晒4～6成干，再拌入剩余的液汁，使之吸尽后再进行干燥，以免药物中有效成分损失而使药效降低。

何首乌

【处方用名】何首乌、首乌、生首乌、制首乌、制何首乌。

【来源】本品为蓼科植物何首乌的干燥块根。秋、冬二季叶枯萎时采挖，削去两端，洗净，个大的切成块，干燥。

【炮制方法】

1.何首乌　取原药材，除去杂质，洗净，稍浸，润透，切厚片或块，干燥。

2.制何首乌　取何首乌片或块，用黑豆汁拌匀，润透，置非铁质蒸制容器内，炖至汁液吸尽；清蒸或用黑豆汁拌匀后蒸，蒸至内外均呈棕褐色，或晒至半干，切片，干燥。

每100kg何首乌片或块，用黑豆10kg。

黑豆汁制法：取黑豆10kg，加水适量，煮约4小时，熬汁约15kg，豆渣再加水煮约3小时，熬汁约10kg，合并两次所得黑豆汁约25kg。

【成品性状】

1.何首乌　为不规则的厚片或块；外表皮红棕色或红褐色，皱缩不平，有浅沟，并有横长皮孔样突起及细根痕；切面浅黄棕色或浅红棕色，显粉性，横切面有的皮部可见云锦状花纹，中央木部较大，有的呈木心；气微，味微苦而甘涩。

2.制何首乌　为不规则皱缩状的块片，厚约1cm；表面黑褐色或棕褐色，凹凸不平；质坚硬，断面角质样，棕褐色或黑色；气微，味微甘而苦涩。

【炮制作用】

1.何首乌　味苦、甘、涩，性微温。归肝、心、肾经。具有解毒、消痈、截疟、润肠通便的功效。用于疮痈、瘰疬、风疹痛痒、久疟体虚、肠燥便秘等。

2.制何首乌　经黑豆汁拌蒸后，味转甘厚，增强了补肝肾、益精血、乌须发、强筋骨、化浊降脂的功效；同时消除了生何首乌滑肠致泻的副作用，使慢性病人长期服用而不造成腹泻。临床主要用于血虚萎黄、眩晕耳鸣、须发早白、腰膝酸软、肢体麻木、崩漏带下、高脂血症等。

【贮藏】贮于干燥容器内，密闭，置通风干燥处。

黄芩

【处方用名】黄芩、酒黄芩。

【来源】本品为唇形科植物黄芩的干燥根。春、秋二季采挖，除去须根和泥沙，晒后撞去粗皮，晒干。

【炮制方法】

1.黄芩　取原药材除去杂质，置沸水中煮10分钟，取出，闷透，切薄片，干燥；或蒸半小时，取出，切薄片，干燥（注意避免暴晒）。

2.酒黄芩　取黄芩片，加黄酒拌匀，稍闷，待酒被吸尽后，用文火炒至药物表面微干，深黄色，嗅到药物与辅料的固有香气时取出，放凉。

每100kg黄芩片，用黄酒10kg。

【成品性状】

1.黄芩片　为类圆形或不规则形薄片；外表皮黄棕色或棕褐色；切面黄棕色或黄绿色，具有放射状纹理。

2.酒黄芩　略带焦斑，微有酒香气。

【炮制作用】

1.黄芩　味苦，性寒。归肺、胆、脾、大肠、小肠经。具有清热燥湿、泻火解毒、止血、安胎的功效。

黄芩生品苦寒力强，清热泻火力峻，且易伤脾阳，导致腹痛。用于热病，湿温，黄疸，泻痢，乳痈发背。蒸制的目的是使酶灭活，保存药效，又能使药物软化，便于切片。

2.酒黄芩　酒制入血分，并可借黄酒升腾之力，用于上焦肺热及四肢肌表之湿热；同时可缓和黄芩的苦寒之性，以免伤害脾阳，导致腹泻。

【贮藏】贮于干燥容器内，密闭，置通风干燥处。

知 识 链 接

　　黄芩中所含的酶在一定温度和温度下，可酶解黄芩中的黄芩苷和汉黄芩苷，生成葡萄糖醛酸和两种苷元（黄芩素和汉黄芩素）。黄芩素性质不稳定，容易被氧化成醌类至药物变绿，使疗效降低。黄芩苷的水解与酶的活性有关，若用冷水浸泡，酶的活性最大，更易被水解。若采用蒸制或沸水煮的方法进行软化处理，可起到杀酶保苷的作用，还能保证饮片质量和原有色泽。

地　黄

【处方用名】鲜地黄、生地黄、熟地黄。

【来源】本品为玄参科植物地黄的新鲜或干燥块根。秋季采挖，除去芦头、须根及泥沙，鲜用；或将地黄缓缓烘焙至约八成干。前者习称"鲜地黄"，后者习称"生地黄"。

【炮制方法】

1. 鲜地黄　取鲜药材，洗净泥土，除去杂质，用时切厚片或绞汁。

2. 生地黄　取原药材，除去杂质，洗净，闷润，切厚片，干燥。

3. 熟地黄

（1）酒炖法　取净生地黄，加黄酒拌匀，置适宜的蒸制容器中，密闭后隔水加热或用蒸汽加热，蒸或炖至酒被吸尽，取出，晾晒至外皮带液稍干时，切厚片或块，干燥。

每 100kg 生地黄，用黄酒 30 ～ 50kg。

（2）清蒸法　取净生地黄，蒸至黑润，取出，晒至约八成干时，切厚片或块，干燥。

【成品性状】

1. 鲜地黄　呈纺锤形或条状，长 8 ～ 24cm，直径 2 ～ 9cm；外皮薄，表面浅红黄色，具弯曲的纵皱纹、芽痕、横长皮孔样突起及不规则疤痕；肉质，易断，断面皮部淡黄白色，可见橘红色油点，木部黄白色，导管呈放射状排列；气微，味微甜、微苦。

2. 生地黄　为类圆形或不规则的厚片，外表面棕黑色或棕灰色，极皱缩，具不规则的横曲纹；切面棕黑色或乌黑色，有光泽，具黏性；气微，味微甜。

3. 熟地黄　为不规则的块片、碎块，大小、厚薄不一；表面乌黑色，有光泽，黏性大；质柔软而带韧性，不易折断，断面乌黑色，有光泽；气微，味甜。

【炮制作用】

1. 鲜地黄　味甘、苦，性寒。归心、肝、肾经。具有清热生津、凉血、止血的功效。用于热病伤阴、舌绛烦渴、温毒发斑、吐血、衄血、咽喉肿痛等。

2. 生地黄　味甘，性寒。归心、肝、肾经。具有清热凉血、养阴生津的功效。用于热入营血、温毒发斑、吐血衄血、热病伤阴、舌绛烦渴、津伤便秘、阴虚发热、骨蒸劳热、内热消渴等。

3. 熟地黄　药性由寒转温，味由苦转甘，功能由清转补，故熟地黄味甘，性微温。归肝、肾经。具有补血滋阴、益精填髓的功效。用于血虚萎黄、心悸怔忡、月经不调、崩漏下血、肝肾阴虚、腰膝酸软、骨蒸潮热、盗汗遗精、内热消渴、眩晕、耳鸣、须发早白等。

【贮藏】置阴凉干燥处。

五味子

【处方用名】五味子、醋五味子、酒五味子、蜜五味子。

【来源】本品为木兰科植物五味子的干燥成熟果实。习称"北五味子"。秋季果实成熟时采摘，晒干或蒸后晒干，除去果梗和杂质。

【炮制方法】

1.五味子　取原药材，除去杂质。用时捣碎。

2.醋五味子　取净五味子，用米醋拌匀，置蒸制容器内，加热蒸至黑色时取出，干燥。用时捣碎。

每100kg净五味子，用米醋20kg。

【成品性状】

1.五味子　为不规则的球形或扁球形，直径 5 ～ 8mm；表面红色、紫红色或暗红色，皱缩，显油润，有的表面呈黑红色或出现"白霜"；果肉柔软，种子 1 ～ 2 粒，肾形，表面棕黄色，有光泽，种皮薄而脆；果肉气微，味酸，种子破碎后有香气，味辛、微苦。

2.醋五味子　表面乌黑色，油润，稍有光泽，有醋香气。

【炮制作用】

1.五味子　味酸、甘，性温。归肺、心、肾经。具有收敛固涩、益气生津、补肾宁心的功效。生品以敛肺止咳、生津止汗为主，用于久咳虚喘、自汗盗汗、津伤口渴。

2.醋五味子　制后酸涩收敛之性增强，涩精止泻作用更强，用于梦遗滑精，遗尿尿频，久泻不止。

【贮藏】置通风干燥处，防霉，防蛀。

黄　精

【处方用名】黄精、酒黄精、蒸黄精。

【来源】本品为百合科植物滇黄精、黄精或多花黄精的干燥根茎。按形状不同，习称"大黄精""鸡头黄精""姜形黄精"。春、秋二季采挖，除去须根，洗净，置沸水中略烫或蒸至透心，干燥。

【炮制方法】

1.黄精　取原药材，除去杂质，洗净，略润，切厚片，干燥。

2.酒黄精　取净黄精，加黄酒拌匀，置适宜的蒸制容器中加热，密闭后隔水加热（酒炖法）或用蒸汽加热（酒蒸法），炖透或蒸透，稍晾，切厚片，干燥。

每100kg黄精，用黄酒20kg。

【成品性状】

1.黄精　为不规则的厚片，外表皮淡黄色至黄棕色；切面略呈角质样，淡黄色至黄棕色，可见多数淡黄色筋脉小点；质稍硬而韧；气微，味甜，嚼之有黏性。

2.酒黄精　为不规则的厚片，表面棕褐色至黑色，有光泽，中心棕色至浅褐色，可见筋脉小点；质较柔软；味甜，微有酒香气。

【炮制作用】

1.黄精　味甘，性平。归脾、肺、肾经。具有补气养阴、健脾、润肺、益肾的功效。黄精生品有麻味，刺人咽喉，一般不直接入药，临床多蒸用。

2.酒黄精　黄精酒蒸后可除去麻味，以免刺激咽喉；并借酒助其药势，使其滋而不腻，更好地发挥补益作用。用于脾胃气虚，体倦乏力，胃阴不足，口干食少，肺虚燥咳，劳嗽咯血，精血不足，腰膝酸软，须发早白，内热消渴。

【贮藏】置通风干燥处，防霉，防蛀。

天　麻

【处方用名】天麻。

【来源】本品为兰科植物天麻的干燥块茎。立冬后至次年清明前采挖，立即洗净，蒸透，敞开低温干燥。

【炮制方法】

取原药材，洗净，润透或蒸软，切薄片，干燥。

【成品性状】

天麻　为不规则的薄片；外表皮淡黄色至淡黄棕色，有时可见点状排成的横环纹；切面黄白色至淡棕色；角质样，半透明；气微，味甘。

【炮制作用】

1.天麻　味甘，性平。归肝经。具有息风止痉、平抑肝阳、祛风通络的功效。用于小儿惊风，癫痫抽搐，破伤风，头痛眩晕，手足不遂，肢体麻木，风湿痹痛。

2.蒸天麻　蒸制天麻主要是为了便于软化切片，同时可破坏酶，保存有效成分天麻苷。

【贮藏】置通风干燥处，防霉，防蛀。

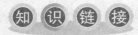

现代研究表明，鲜天麻直接晒干和烘干，天麻素(天麻苷)的含量明显降低，而天麻苷元的含量相应增加。蒸制后干燥，天麻素的含量明显增加，而天麻苷元的含量降低。其原因是：天麻加热蒸制可灭活分解天麻素的酶，保护天麻素不被分解，天麻素及其苷元虽有相同的药理作用，但苷元易氧化损失。因此，天麻蒸后切片，对保证药物质量有较大意义。

桑螵蛸

【处方用名】桑螵蛸、盐桑螵蛸。

【来源】本品为螳螂科昆虫大刀螂、小刀螂或巨斧螳螂的干燥卵鞘。以上三种分别习称"团螵蛸""长螵蛸"及"黑螵蛸"。深秋至次春收集，除去杂质，蒸至虫卵死后，干燥。

【炮制方法】取原药材，除去杂质，用清水洗净泥屑，置蒸制容器内，用武火蒸至"圆汽"约1小时，至颜色加深，手指挤压不冒浆液，即蒸透时取出，干燥。用时剪碎。

【成品性状】

1. 桑螵蛸　略呈圆柱形、半圆形、长条形或平行四边形；由多层膜状薄片叠成，表面浅黄褐色，质硬而韧，味淡或微咸。

2. 蒸桑螵蛸　色较深，手指挤压不冒浆液。

【炮制作用】

1. 桑螵蛸　味甘、咸，性平。归肝、肾经。具有固精缩尿、补肾助阳的功效。桑螵蛸生品能令人泄泻，临床一般不生用。

2. 蒸桑螵蛸　蒸制后杀死虫卵，利于贮存，消除致泻的副作用。用于遗精滑精，遗尿尿频，小便白浊。

【贮藏】置通风干燥处，防霉，防蛀。

项目二　煮　法

一、含义

将净选后的药物加辅料或不加辅料，置适宜的煮制容器内，加适量清水共同加热至一定程度的方法，称为煮法。

煮制包括清水煮和加辅料煮。加辅料煮依据所选用的辅料的不同又分为药汁煮、豆腐煮、醋煮、姜煮等。

二、适用范围

清水煮多适用于某些有毒或难于贮存的药物。

三、炮制目的

1. 消除或降低药物的毒副作用　降低毒性，以煮制最为理想，历来有"水煮三沸，百毒具消"之说。如川乌、草乌生品有毒，经清水煮后毒性明显降低；藤黄生品毒性较大，不能内服，经豆腐煮制后，毒性显著降低，可用于内服。还有硫黄经豆腐煮、吴茱萸经甘草汁煮，都能降低毒性。

2. 缓和药性，增强药效　如远志用甘草汁煮制后其燥性减弱，安神益智作用增强。

3. 清洁药物　如珍珠经豆腐煮后可去其油腻，便于服用。

四、操作方法及步骤

煮制的操作方法可根据辅料的不同，分为清水煮、液体辅料煮、固体辅料煮和豆腐煮等四大类。

1. 清水煮　将净选后的药物浸泡至内无干心时，置适宜煮制容器内，加水淹没药面，先用武火煮沸，再改用文火煮至内无白心，取出，切片，如乌头；或将净药物投入煮沸的容器内，煮至一定程度时取出，闷润至内外湿度一致，切片，干燥，如黄芩。

2. 液体辅料煮　将净药物与液体辅料（酒、醋、药汁等）拌匀，置适宜煮制容器内，加水淹没药面，用武火加热煮沸，再改用文火煮至药透汁尽，取出，切片，干燥，如醋莪术、甘草水煮远志等。

3. 固体辅料煮　将辅料切成薄片，捣绒或捣碎，再与净药物混合均匀，加适量水浸泡至药物内无干心时，转入适宜的煮制容器内，添加水至淹没药面，加热煮至药物"透心"（液汁被药物基本吸尽），取出，除去辅料残渣，干燥。

4. 豆腐煮　将洁净的药物制成小颗粒或小碎块，用纱布包好，每斤药物用豆腐1000～1500kg，先在适宜煮制容器底部垫一篦垫，上铺一层豆腐，将豆腐中间挖一不透底的方槽，将待炮制药物放于豆腐槽中，上盖一层豆腐，四周用竹签将豆腐固定，加水淹没豆腐1～2寸，用武火加热，煮2～3小时，至豆腐呈蜂窝状时取出，放凉，除去豆腐，洗净，干燥。

五、成品质量要求

清水煮品应内无白心（透心），口尝微有麻舌感。甘草汁煮品颜色加深，味甜。豆腐煮品中，珍珠煮至呈类白色，洁净；硫黄呈黄褐色或黄绿色，臭气不明显。药汁煮和豆腐煮品含药屑、杂质不得超过2%。成品含未煮透者不得超过2%，含水分不得超过13%。

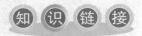

具有辛辣味的毒剧药物，传统要求炮制后"口尝微有麻舌感"。口尝应遵循和符合如下原则：① 取样量100～150mg，舌尝部位应在舌前1/3处；② 在口中嚼半分钟；③ 咀嚼当时不麻，2～5分钟后出现麻辣感；④ 舌麻时间维持20～30分钟后才逐渐消失。

六、注意事项

1. **大小分档**　将药物大小分档，分别煮制，以免出现生熟不均。

2. **控制加水量**　清水煮时加水量宜大，要求药透而汁不干，煮后将药捞出；加辅料煮时，要求药透汁尽，加水量宜少，以淹没药面为好；煮制毒性药物时，加水要超出药面5～10cm 以上（俗称宽水煮），文火煮至透心或符合规定要求时即可。

3. **掌握火力**　一般先用武火煮至沸腾，再改用文火，保持微沸，否则水分迅速蒸发，不易向药物组织内部渗透。煮制中途需加水时，应加沸水。

4. **液汁的取舍**　一般煮至汁液被药物吸尽即可，但对有毒药物煮后多余的液汁要弃去并妥善处理。

5. **出锅后及时干燥**　煮好出锅后，应及时晒干或烘干，如需切片，则可闷润至内外温度一致，先切成饮片，再进行干燥，如黄芩。或适当晾晒，再切片，干燥，如乌头。

川　乌

【处方用名】生川乌、制川乌。

【来源】本品为毛茛科植物乌头的干燥母根。6月下旬至8月上旬采挖，除去子根、须根及泥沙，晒干。

【炮制方法】

1. **生川乌**　取原药材，拣净杂质，洗净灰屑，晒干。用时捣碎。

2. **制川乌**　取净川乌，按大小个分开，用水浸泡至内无干心，取出，加水煮沸4～6小时（或蒸6～8小时），至取大个及实心者切开内无白心，口尝微有麻舌感时取出，晾至六成干，切片，干燥。

【成品性状】

1. **生川乌**　为不规则的圆锥形，稍弯曲，顶端常有残茎，中部多向一侧膨大，长2～7.5cm，直径1.2～2.5cm；表面棕褐色或灰棕色，皱缩，有小瘤状侧根及子根脱离后的痕迹；质坚实，断面类白色或浅灰黄色，形成层环纹呈多角形；气微，味辛辣、麻舌。

2. **制川乌**　为不规则或长三角的片，表面黑褐色或黄褐色，有灰棕色形成层环纹；体轻，质脆，断面有光泽；气微，微有麻舌感。

【炮制作用】

1. **生川乌**　味辛、苦，性热；有大毒。归心、肝、肾、脾经。具有祛风除湿、温经止痛的功效。生川乌有大毒，多外用，用于风冷牙痛、疥癣、痈肿等。

2. **制川乌**　川乌制后毒性降低，可供内服，用于风寒湿痹、关节疼痛、心腹冷痛、寒疝作痛及麻醉止痛等。

【贮藏】贮于干燥容器内，密闭，置通风干燥处。

草 乌

【处方用名】草乌、生草乌、制草乌。

【来源】本品为毛茛科植物北乌头的干燥块根。秋季茎叶枯萎时采挖，除去须根和泥沙，干燥。

【炮制方法】

1. 生草乌　取原药材，除去杂质，洗净，干燥。

2. 制草乌　取净草乌，按大小个分开，用水浸泡至内无干心，取出，加水煮至取大个切开内无白心，口尝微有麻舌感时取出，晾至六成干后切薄片，干燥。

【成品性状】

1. 生草乌　为不规则长圆锥形，稍弯曲，长 2～7cm，直径 0.6～1.8cm；顶端常有残茎和少数不定根残基，有的顶端一侧有一枯萎的芽，一侧有一圆形或扁圆形不定根残基；表面灰褐色或黑棕褐色，皱缩，有纵皱纹、点状须根痕及数个瘤状侧根；质硬，断面灰白色或暗灰色，有裂隙，形成层环纹多角形或类圆形，髓部较大或中空；气微，味辛辣、麻舌。

2. 制草乌　为不规则圆形或近三角形的片，表面黑褐色，有灰白色多角形形成层环和点状维管束，并有裂隙，周边皱缩或弯曲，质脆；气微，味微辛辣，稍有麻舌感。

【炮制作用】

1. 草乌　味辛、苦，性热；有大毒。归心、肝、肾、脾经。具有祛风除湿、温经止痛的功效。

2. 生草乌　有大毒，多作外用，用于喉痹、痈疽、疔疮、瘰疬等。

3. 制草乌　草乌制后毒性降低，可供内服，用于风寒湿痹、关节疼痛、心腹冷痛、寒疝作痛及麻醉止痛等。

【贮藏】贮于干燥容器内，密闭，置通风干燥处。

知识链接

草乌炮制的程度传统经验要求达到"口尝无麻舌感或微有麻舌感"。由于每个人的味觉敏感程度不同，口尝量和口尝方式不同，因而有很大差异。使用时应遵循如下原则：① 舌尝部位应在舌前1/3处；② 取样

100 ～ 150mg；③ 在口中咀嚼半分钟；④ 咀嚼当时不麻，2 ～ 5 分钟后出现
麻辣感；⑤ 舌麻时间维持 20 ～ 30 分钟才逐渐消失。

远　志

【处方用名】远志、制远志、远志肉。

【来源】本品为远志科植物远志或卵叶远志的干燥根。春、秋二季采挖，除去须根和
泥沙，晒干。

【炮制方法】

1. 远志　取原药材，除去杂质，略洗，润透，切段，干燥。

2. 制远志　取甘草，加适量水煎煮两次，合并煎液浓缩至甘草量的 10 倍，再加入净
远志，用文火煮至汤被吸尽，取出，干燥。

每 100kg 远志，用甘草 6kg。

【成品性状】

1. 远志　为圆柱形的段，外表皮灰黄色至灰棕色，有横皱纹；断面棕黄色，中空；气
微，味苦、微辛，嚼之有刺喉感。

2. 制远志　表面黄棕色，味微甜。

【炮制作用】

1. 远志　味苦、辛，性温。归心、肾、肺经。具有安神益智、交通心肾、祛痰、消肿
的功效。生品刺激咽喉，多外用涂敷，用于疮疡肿毒、乳房肿痛。

2. 制远志　甘草水制远志既能缓和燥性，又能消除麻味，防止刺喉。长于安神益智，
用于心肾不交引起的失眠多梦、健忘惊悸、神志恍惚等。

【贮藏】置阴凉干燥处。

吴茱萸

【处方用名】吴茱萸、制吴茱萸。

【来源】本品为芸香科植物吴茱萸、石虎或疏毛吴茱萸的干燥近成熟果实。8 ～ 11 月
果实尚未开裂时，剪下果枝，晒干或低温干燥，除去枝、叶、果梗等杂质。

【炮制方法】

1. 吴茱萸　取原药材，除去杂质，干燥。

2. 制吴茱萸　取甘草捣碎，加适量水，煎汤去渣，加入净吴茱萸，待闷润吸尽药汁
后，置热锅内用文火炒至微干，取出，干燥。

每 100kg 吴茱萸，用甘草 6kg。

【成品性状】

1. 吴茱萸 呈球形或略呈五角星状扁球形，直径 2 ～ 5mm；表面暗黄绿色至褐色，粗糙，有多数点状突起或凹下的油点，顶端有五角星状的裂隙，基部残留被有黄色茸毛的果梗；质硬而脆，气芳香浓郁，味辛辣而苦。

2. 制吴茱萸 表面棕褐色至暗褐色。

【炮制作用】

1. 吴茱萸 味辛、苦，性热；有小毒。归肝、脾、胃、肾经。具有散寒止痛、降逆止呕、助阳止泻的功效。生品有小毒，多外用，长于散寒定痛，用于口疮、牙痛、湿疹等。

2. 制吴茱萸 经炮制后，能降低毒性，缓和燥性。用于厥阴头痛、寒疝腹痛、寒湿脚气、经行腹痛、脘腹胀满、呕吐吞酸、五更泄泻等。

【贮藏】置阴凉干燥处。

项目三 婵 法

一、含义

将净选后的药物置多量沸水中，浸煮短暂时间，取出，除去或分离种皮的方法称为婵法。

二、适用范围

适用于需除去或分离种皮的种子类药物。

三、炮制目的

1. 除去或分离种皮 如苦杏仁、桃仁等的种皮是非药用部位；白扁豆的种皮（扁豆衣）偏于祛暑化湿，扁豆仁偏于健脾化湿，传统上分开药用，现不分离使用。

2. 保存药物的有效成分 如苦杏仁、桃仁婵制后能破坏所含的酶而达到杀酶保苷的作用。

四、操作方法及步骤

先将多量清水加热至沸，再把药物（或药物连同带孔盛器如笊篱、漏勺等）一并投入沸水中，翻烫 5 ～ 10 分钟，翻烫至种皮由皱缩到膨胀，种皮易于挤脱时，捞出，放入冷水中稍浸，取出，搓开种皮与种仁，晒干，簸去或筛去种皮。

五、成品质量要求

婵制品呈乳白色或类白色，无种皮。成品含药屑，杂质不得超过 1%，含水分不得超过 13%。

六、注意事项

1. 水量要大，以保证水温 一般为药量的 10 倍，若水量少，投入药物后，水温迅速降低，酶不能很快被灭活，反而使苷被酶解，影响药效；水量过大，药物有效成分流失过多，药效降低。

2. 加热时间不宜过长 水沸后投药，加热时间以 5 ～ 10 分钟为宜，以免水烫时间过长，药物中所含成分过多溶于水而损失。

3. 干燥要及时 燀去皮后，宜当天晒干或低温烘干，否则药物易泛油、色变黄，影响成品质量。

苦杏仁

【处方用名】苦杏仁、杏仁、燀苦杏仁、炒苦杏仁、苦杏仁霜。

【来源】本品为蔷薇科植物山杏、西伯利亚杏、东北杏或杏的干燥成熟种子。夏季采收成熟果实，除去果肉和核壳，取出种子，晒干。

【炮制方法】

1. 苦杏仁 取原药材，筛去皮屑杂质，拣净残留的核壳及褐色油粒。用时捣碎。

2. 燀苦杏仁 取净苦杏仁置 10 倍量沸水中，加热约 5 分钟，至种皮微膨胀时，捞出，用凉水稍浸，取出，搓开种皮与种仁，干燥，簸去或筛去种皮。用时捣碎。

3. 炒苦杏仁 取燀苦杏仁，置已预热的炒制容器内，用文火炒至黄色，取出放凉。用时捣碎。

【成品性状】

1. 苦杏仁 为扁心形，长 1 ～ 1.9cm，宽 0.8 ～ 1.5cm，厚 0.5 ～ 0.8cm；表面黄棕色至深棕色，一端尖，另端钝圆，肥厚，左右不对称，种皮薄，富油性；气微，味苦。

2. 燀苦杏仁 为扁心形，表面乳白色或黄白色，一端尖，另端钝圆，肥厚，左右不对称，富油性；有特异的香气，味苦。

3. 炒苦杏仁 表面黄色至棕黄色，微带焦斑，有香气，味苦。

【炮制作用】

1. 苦杏仁 味苦，性微温；有小毒。归肺、大肠经。具有降气止咳平喘、润肠通便的功效。生用有小毒，剂量过大或使用不当易中毒，性微温而质润，长于润肺止咳、润肠通便。多用于新病咳喘，肠燥便秘。

2. 燀苦杏仁 燀制后可降低毒性，保证用药安全，除去非药用部位，便于有效成分煎出，提高药效，同时也有杀酶保苷的作用。作用与生苦杏仁相同。

3. 炒苦杏仁 炒制后性温，长于温肺散寒，多用于肺寒咳喘、肺虚久喘。

桃　仁

【处方用名】桃仁、燀桃仁、炒桃仁。

【来源】本品为蔷薇科植物桃或山桃的干燥成熟种子。果实成熟后采收，除去果肉和核壳，取出种子，晒干。

【炮制方法】

1. 桃仁 取原药材，除去杂质。用时捣碎。

2. 燀桃仁 取净桃仁置沸水中，加热烫至外皮微膨胀时，捞出，用凉水稍浸，取出，搓开种皮与种仁，干燥，筛去或簸去种皮。用时捣碎。

3. 炒桃仁 取燀桃仁，置已预热的炒制容器内，用文火炒至黄色，取出放凉。用时捣碎。

【成品性状】

1. 桃仁 呈扁长卵形，表面黄棕色至红棕色，密布颗粒状突起，一端尖，中部膨大，另端钝圆稍偏斜，边缘较薄；山桃仁呈类卵圆形，较小而肥厚；气微，味微苦。

2. 燀桃仁 形如桃仁，无种皮，表面浅黄白色，子叶2，富油性，气微香，味微苦。

3. 炒桃仁 表面黄色至棕黄色，可见焦斑，气微香，味微苦。

【炮制作用】

1. 桃仁 味苦、甘，性平。归心、肝、大肠经。具有活血祛瘀、润肠通便、止咳平喘的功效。生用行血祛瘀力强，多用于血瘀经闭，产生瘀滞腹痛，跌打损伤。

2. 燀桃仁 燀制后易于去皮，可除去非药用部位，有效成分易于煎出，提高疗效。作用与生桃仁相同。

3. 炒桃仁 炒制后偏于润燥和血，多用于肠燥便秘、心腹胀满等。

【贮藏】贮于干燥容器内，密闭，置通风干燥处。

白扁豆

【处方用名】白扁豆、扁豆、炒白扁豆、白扁豆衣。

【来源】本品为豆科植物扁豆的干燥成熟种子。秋、冬二季采收成熟果实，晒干，取出种子，再晒干。

【炮制方法】

1. 白扁豆　取原药材，除去杂质。用时捣碎。

2. 白扁豆衣　取净白扁豆置沸水中稍煮，至皮软能搓去种皮时，捞出放入凉水中稍浸，取出，搓开种皮与种仁，干燥，簸取种皮（其仁亦药用）。

3. 炒白扁豆　取净白扁豆，置热锅内，用文火炒至表面微黄，略有焦斑时，取出放凉。用时捣碎。

【成品性状】

1. 白扁豆　为扁椭圆形或扁卵圆形，表面浅黄白色或淡黄色，平滑，略有光泽，质坚硬。种皮薄而脆，种仁黄白色，气微，味淡，嚼之有豆腥气。

2. 白扁豆衣　呈不规则的卷缩状种皮，乳白色，质脆易碎。

3. 炒白扁豆　表面微黄，略具焦斑，有香气。

【炮制作用】

1. 白扁豆　味甘，性微温。归脾、胃经。具有健脾化湿、和中消暑的功效。生用清暑化湿力强，用于暑湿及消渴。

2. 白扁豆衣　白扁豆衣气味和健脾作用都较弱，偏于祛暑化湿，可用于暑热所致的身热、头目眩晕等。

3. 炒白扁豆　性微温，偏于健脾止泻。用于脾虚泄泻，白带过多。

【贮藏】贮于干燥容器内，密闭，置通风干燥处。

复习思考

一、选择题

【A型题】（单项选择题）

1. 药物蒸后便于保存的是（　　　）

　　A. 黄芩　　　　　　　　　B. 何首乌　　　　　　　　C. 木瓜

　　D. 大黄　　　　　　　　　E. 地黄

2. 药物蒸后性味改变，产生新的功能的是（　　　）

　　A. 桑螵蛸　　　　　　　　B. 何首乌　　　　　　　　C. 木瓜

　　D. 天麻　　　　　　　　　E. 玄参

3. 何首乌的炮制方法为（　　　）

　　A. 清蒸　　　　　　　　　B. 黑豆汁蒸　　　　　　　C. 酒蒸

　　D. 醋蒸　　　　　　　　　E. 酒醋和蒸

4. 淡附片的炮制需用（　　　）

　　A. 酒、甘草和水共煮　　　B. 姜汁、甘草和水共煮　　C. 胆汁、甘草和水共煮

　　D. 黑豆、甘草和水共煮　　E. 米泔水、甘草和水共煮

5. 苦杏仁的炮制方法是（　　　）

　　A. 炒法　　　　　　　　　B. 蒸法　　　　　　　　　C. 煮法

　　D. 燀法　　　　　　　　　E. 制霜法

6. 不采用煮法炮制的药物是（　　　）

　　A. 川乌　　　　　　　　　B. 吴茱萸　　　　　　　　C. 珍珠

　　D. 远志　　　　　　　　　E. 苦杏仁

【B型题】（配伍选择题）

　　A. 鲜地黄　　　　　　　　B. 生地黄　　　　　　　　C. 熟地黄

　　D. 生地炭　　　　　　　　E. 熟地炭

1. 补血止血宜用（　　　）

2. 凉血止血宜用（　　　）

3. 滋阴补血，益精填髓宜用（　　　）

4. 养阴清热，凉血生津宜用（　　　）

　　A. 增强疗效　　　　　　　B. 减少副作用　　　　　　C. 降低毒性

　　D. 软化药材，便于切片　　E. 洁净药物

5. 常山酒炙可以（　　　）

6. 肉苁蓉酒蒸可以（　　　）

7. 木瓜蒸制可以（　　　）

8. 硫黄豆腐煮可以（　　　）

9. 珍珠豆腐煮可以（　　　）

【X型题】（多项选择题）

1. 黄芩蒸制或沸水煮的目的是（　　　）

　　A. 使酶灭活　　　　　　　B. 保存药效　　　　　　　C. 软化药物

　　D. 便于切片　　　　　　　E. 降低毒副作用

2. 熟地黄的炮制可采用（　　　）

　　A. 清蒸　　　　　　　　　B. 黑豆汁蒸　　　　　　　C. 酒蒸

　　D. 醋蒸　　　　　　　　　E. 酒醋和蒸

3. 煮制后可降低毒性的药物有（　　　）

　　A. 附子　　　　　　　　　B. 藤黄　　　　　　　　　C. 远志

  D. 硫黄   E. 珍珠

4.藤黄的炮制方法有（　　　）

  A. 山羊血制   B. 荷叶制   C. 水煮制

  D. 豆腐制   E. 高压蒸制

5.蒸法的目的包括（　　　）

  A. 便于保存   B. 便于软化切制   C. 改变性味

  D. 产生新的功能   E. 净化药物

二、简答题

1.什么是蒸法？试述蒸法的操作方法和炮制目的。

2.试述煮法的操作方法和炮制目的。

3.试述黑豆汁制何首乌的炮制工艺及炮制原理。

4.试述清水煮川乌的炮制方法和降毒原理。

5.用"口尝微有麻舌感"检视炮制的程度时，应遵循的原则是什么？

6.试述燀苦杏仁的方法、注意事项和炮制原理。

扫一扫，知答案

模块十一
复制法

【学习目标】
　　1. 掌握复制法的含义、目的及特点
　　2. 熟悉半夏、天南星、白附子等药物的炮制方法、成品规格和炮制作用。

　　将净选后的药物加入一种或数种辅料，按规定操作程序，反复炮制的方法，称复制法。复制技术的特点是用多种辅料或多种工序共同处理药物。复制法历史悠久，古今有所变化，现在多适用于有毒中药的炮制。常用的药物有天南星、白附子、半夏、松香、紫河车等。药物经炮制后，能降低或消除药物的毒性、增强疗效、改变药性、矫味矫臭。

一、复制的主要目的

　　1. 降低或消除药物的毒性　　如半夏用甘草、生石灰、生姜、白矾等制后均可降低毒性。

　　2. 改变药性　　如天南星用胆汁制后，性味由辛温变为苦凉，功能由温化寒痰转为清化热痰。

　　3. 增强疗效　　如白附子用生姜、白矾制后增强祛风逐痰的功效。

　　4. 矫臭矫味　　如紫河车用黄酒、花椒制后除去腥臭气味，便于服用。

二、复制的操作方法

　　复制法没有统一的方法，具体方法和辅料的选择可视药物而定。一般将净选后的药物置一定容器内，加一种或数种辅料，按规定的工艺程序，或浸、泡、漂，或蒸、煮，或数法共用，反复炮制达到规定的质量要求。

三、注意事项

　　复制法的辅料多用白矾。在浸泡或煮制药物时加入白矾，可以防止药物浸泡时腐烂，同时还能降低药物的毒性，增强炮制品祛风痰、燥湿痰的作用。

复制时间可选择在春、秋季，避免因气温而使药物发酵腐烂，出现"化缸"现象。

复制地点应选择在阴凉通风处，避免暴晒，每天定时反复换水，以免腐烂。

如需加热处理，火力要均匀，水量要多，以免焖汤。

半夏

【处方用名】生半夏、清半夏、姜半夏、法半夏、半夏曲、炒半夏曲。

【来源】本品为天南星科植物半夏的干燥块茎。夏、秋二季采挖，洗净，除去外皮及须根，晒干。

【炮制方法】

1. 生半夏　取原药材，除去杂质，洗净，干燥。用时捣碎。

2. 清半夏　取净半夏，大小分开，用 8% 白矾水溶液浸泡至内无干心，口尝微有麻舌感，取出，洗净，切厚片，干燥。筛去碎屑。

每 100kg 净半夏，用白矾 20kg。

3. 姜半夏　取净半夏，大小分开，用水浸泡至内无干心，取出；另取生姜切片煎汤，加白矾与半夏共煮透，取出，晾干，或晾至半干，干燥；或切薄片，干燥。筛去碎屑。

每 100kg 净半夏，用生姜 25kg，白矾 12.5kg。

4. 法半夏　取净半夏，大小分开，用水浸泡至内无干心，取出；另取甘草适量，加水煎煮 2 次，合并煎液，倒入用适量水配制成的石灰液中，搅匀，加入上述已浸透的半夏，浸泡，每日搅拌 1～2 次，并保持浸液 pH 值 12 以上，至剖面黄色均匀、口尝微有麻舌感时，取出，洗净，阴干或烘干。

每 100kg 净半夏，用甘草 15kg，生石灰 10kg。

5. 半夏曲　取法半夏、赤小豆、苦杏仁共碾成粉，与面粉混合均匀后，加入鲜青蒿、鲜辣蓼、鲜苍耳草的煎出液，搅拌均匀，堆置发酵，压成片状，切成小块，晒干。

每 100kg 法半夏，用赤小豆 30kg、苦杏仁 30kg、面粉 400kg、鲜青蒿 30kg、鲜辣蓼 30kg、鲜苍耳草 30kg。

6. 麸炒半夏曲　将麸皮撒入已预热好的炒制器具内，中火加热，即刻烟起，随即投入半夏曲，迅速拌炒至表面呈深黄色时，取出，筛去麸皮，晾凉。

每 100kg 半夏曲，用麸皮 10kg。

【成品规格】

1. 生半夏　呈类球形，有的稍偏斜，直径 1～1.5cm；表面白色或浅黄色，顶端有凹陷的茎痕，周围密布麻点状根痕；下面钝圆，较光滑；质坚实，断面洁白，富粉性；气微，味辛辣、麻舌而刺喉。

2. 清半夏　呈椭圆形、类圆形或不规则的片状；切面淡灰色至灰白色，质脆，易折断，断面略呈角质样；气微，味微涩、微有麻舌感。

3. 姜半夏　为片状、不规则颗粒状或类球形；表面棕色至棕褐色，质硬脆，断面淡黄棕色，常具角质样光泽；气微香，味淡，微有麻舌感，嚼之略黏牙。

4. 法半夏　呈类球形或破碎成不规则颗粒状，表面淡黄白色、黄色或棕黄色；质较松脆或硬脆，断面黄色或淡黄色，颗粒者质稍硬脆；气微，味淡略甘、微有麻舌感。

5. 半夏曲　为浅黄色的小立方块，质疏松，有细蜂窝眼。麸炒半夏曲表面米黄色，具焦香气。

【炮制作用】

1. 生半夏　味辛，性温；有毒。归脾、胃、肺经。具有燥湿化痰、降逆止呕、消痞散结的作用。生半夏有毒，使人呕吐、咽喉肿痛、失音，故一般不内服，多作外用，用于痈肿痰核。

半夏经炮制后，能降低毒性，缓和药性，消除副作用。

2. 清半夏　经白矾制后长于化痰，以燥湿化痰为主。用于湿痰咳嗽，痰热内结，风痰吐逆，痰涎凝聚，咳吐不出。处方中若有半夏即付清半夏。

3. 姜半夏　经生姜、白矾制后增强了降逆止呕作用，以温中化痰、降逆止呕为主。用于痰饮呕吐，胃脘痞满，瘰疬，喉痹。

4. 法半夏　以甘草、石灰制后偏于祛寒痰，同时具有调和脾胃的作用。用于痰多咳喘，痰饮眩悸，风痰眩晕，痰厥头痛。多用于中药成方制剂中。

5. 半夏曲　味甘、微辛，性温。归脾、胃经。半夏经发酵制成曲剂后，增强了健脾温胃、燥湿化痰的作用。临床以化痰止咳、消食积为主。用于咳嗽痰多，胸脘痞满，饮食不消、苔腻呕恶。

6. 麸炒半夏曲　经麸炒后产生焦香气，增强健胃消食的作用。

【贮藏】置通风干燥处，防蛀。生品按《医疗用毒性药品管理办法》进行管理。

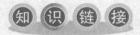

　　半夏的毒性成分至今虽未能阐明，但已知其不溶或难溶于水，短期浸泡不能达到去毒的目的。毒理实验及临床观察认为，生半夏的毒性主要表现为对胃、肠、咽喉、黏膜具有强烈的刺激性，能刺激声带黏膜发炎水肿而失音，刺激消化道黏膜而引起呕吐或腹泻，其直观反应就是中医所说的"戟人咽喉"——对口腔黏膜、舌、喉的麻辣感及刺激性。药理实验证明，清半夏、姜半夏、法半夏不仅有良好的解毒效果，同时也保留了半夏的药理作用和临床疗效。

天南星

【处方用名】天南星、制天南星、胆南星。

【来源】本品为天南星科植物天南星、异叶天南星或东北天南星的干燥块茎。秋、冬二季茎叶枯萎时采挖，除去须根及外皮，干燥。

【炮制方法】

1. 生天南星　取原药材，除去杂质，洗净，干燥。

2. 制天南星　取净天南星，按大小分别用水浸泡，每日换水 2 ~ 3 次，如起白沫时，换水后加白矾（每 100kg 天南星，加白矾 2kg），泡 1 日后，再进行换水，至切开口尝微有麻舌感时取出。将白矾、生姜片置锅内加适量水煮沸后，倒入天南星共煮至无干心时取出。除去姜片，晾至 4 ~ 6 成干，切薄片，干燥。筛去碎屑。

每 100kg 天南星，用生姜、白矾各 12.5kg。

3. 胆南星　取制天南星细粉，加入净胆汁（或胆膏粉及适量清水）拌匀，蒸 60 分钟至透，取出晾凉，制成小块，干燥。或取生天南星细粉，加入净胆汁（或胆膏粉及适量清水）拌匀，放温暖处，发酵 5 ~ 7 天后，再连续蒸或隔水炖 9 昼夜，每隔 2 小时搅拌 1 次，除去腥臭气，至呈黑色浸膏状，口尝无麻味为度，取出，晾干。再蒸软，趁热制成小块，干燥。

每 100kg 制天南星细粉，用牛（或猪、羊）胆汁 400kg（或胆膏粉 40kg）。

【成品规格】

1. 生天南星　呈扁球形，表面类白色或淡棕色，较光滑，顶端有凹陷的茎痕，周围有麻点状根痕；质坚硬，不易破碎，断面不平坦，白色，粉性；气微辛，味麻辣。

2. 制天南星　为类圆形或不规则形的薄片，黄色或淡棕色，质脆易碎，断面角质状；气微，味涩，微麻。

3. 胆南星　呈方块状或圆柱状，表面棕黄色、灰棕色或棕黑色，断面色稍浅，质坚实，有特异腥气，味苦。

【炮制作用】

1. 天南星　味苦、辛，性温；有毒。归肺、肝、脾经。具有燥湿化痰、祛风止痉、散结消肿的作用。生天南星辛温燥烈，多外治痈肿、蛇虫咬伤。

2. 制天南星　经生姜、白矾制后毒性降低，燥湿化痰作用增强。多用于顽痰咳嗽，中风痰壅，口眼㖞斜，半身不遂，癫痫，惊风，破伤风；外用治痈肿，蚊虫咬伤。

3. 胆南星　经胆汁制后毒性更小，其燥烈之性缓和，药性由温转凉，味由辛转苦，功效由温化寒痰转为清化热痰，以清热化痰、息风定惊为主。多用于痰热咳喘，咳痰黄稠，中风痰迷，癫狂惊痫。

【贮藏】置通风干燥处，防霉，防蛀。生品按《医疗用毒性药品管理办法》进行管理。

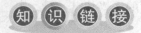

天南星的毒性成分至今尚不清楚，但经白矾、生姜、甘草等炮制后，能解毒增效，其解毒机理可能与辅料吸附毒性成分，改变毒性成分的理化性质、生理活性，增强机体的解毒能力有关。

白附子

【处方用名】生白附子、禹白附、制白附子。

【来源】本品为天南星科植物独角莲的干燥块茎。秋季采挖，除去须根及外皮，晒干。

【炮制方法】

1. 生白附子　取原药材，除去杂质。

2. 制白附子　取净白附子，大小分开，清水浸泡，每日换水 2～3 次，数日后如起黏沫，换水后加白矾（每 100kg 白附子，用白矾 2kg），泡 1 日后再进行换水，至口尝微有麻舌感为度，取出。将生姜片、白矾置锅内加适量水，煮沸后，倒入白附子共煮至内无白心，捞出，除去生姜片，晾至六七成干，切厚片，干燥。筛去碎屑。

每 100kg 白附子，用生姜、白矾各 12.5kg。

【成品规格】

1. 生白附子　呈椭圆形或卵圆形，表面白色至黄白色，略粗糙，有环纹及须根痕，顶端有茎痕或芽痕；质坚硬，断面白色，粉性；气微，味淡、麻辣刺舌。

2. 制白附子　为类圆形或椭圆形厚片，外表皮淡棕色，切面黄色，角质；味淡，微有麻舌感。

【炮制作用】

1. 生白附子　味辛，性温；有毒。归胃、肝经。具有祛风痰、定惊搐、解毒散结止痛的作用。用于口眼㖞斜，破伤风；外治多用于瘰疬痰核，毒蛇咬伤。

2. 制白附子　炮制后可降低毒性，消除麻辣味，增强祛风痰作用。多用于偏头痛，痰湿头痛，咳嗽痰多等。

【贮藏】置通风干燥处，防蛀。生品按《医疗用毒性药品管理办法》进行管理。

复习思考

一、选择题

【A型题】（单项选择题）

1. 半夏炮制所用辅料不包括（　　）

　A. 白矾　　　　　　　　B. 石灰　　　　　　　　C. 甘草

　D. 猪胆汁　　　　　　　E. 生姜

2. 法半夏的炮制作用是降低毒性，偏于（　　）

　A. 祛寒痰　　　　　　　B. 健脾温胃　　　　　　C. 降逆止呕

　D. 消痈肿　　　　　　　E. 消食积

3. 半夏炮制品不包括的是（　　）

　A. 清半夏　　　　　　　B. 姜半夏　　　　　　　C. 法半夏

　D. 半夏曲　　　　　　　E. 蒸半夏

4. 具有降逆止呕作用的半夏炮制品是（　　）

　A. 生半夏　　　　　　　B. 清半夏　　　　　　　C. 姜半夏

　D. 半夏曲　　　　　　　E. 法半夏

5. 炮制胆南星常用的辅料是（　　）

　A. 生姜、胆汁、黑豆汁　　B. 生姜、白矾、胆汁　　C. 白矾、胆汁

　D. 甘草、胆汁　　　　　　E. 白矾、甘草

6. 制天南星的炮制作用是降低毒性并增强（　　）

　A. 祛风止痉作用　　　　B. 清化热痰作用　　　　C. 息风定惊作用

　D. 降逆止呕作用　　　　E. 燥湿化痰作用

【X型题】（多项选择题）

1. 常用复制法炮制的药物是（　　）

　A. 天南星　　　　　　　B. 车前子　　　　　　　C. 半夏

　D. 白附子　　　　　　　E. 大黄

2. 半夏各种炮制品的作用是（　　）

　A. 生半夏外用消痈肿

　B. 清半夏长于化痰

　C. 姜半夏偏于降逆止呕

D. 法半夏燥湿化痰，偏于祛寒痰

E. 生半夏有毒，制后均降低毒性

二、简答题

1. 复制法的含义是什么？并说出复制法的炮制目的。

2. 半夏有哪几种炮制品？试述其炮制方法及炮制作用。

3. 天南星有哪几种炮制品？试述其炮制方法及炮制作用。

扫一扫，知答案

模块十二
发酵、发芽法

【学习目标】
1.掌握发酵法、发芽法的含义、炮制目的、操作方法和注意事项。
2.熟悉发酵法、发芽法代表药物的成品规格、炮制作用和贮藏。

发酵法和发芽法是借助微生物和酶的作用，使药物通过发酵与发芽的过程，改变其原有性能，增强或产生新的功效，扩大用药品种，以适应临床用药。这两类方法要求具有一定的环境条件，如温度、空气、湿度等。

项目一　发酵法

发酵法是将净选后的药物，加入规定的辅料拌匀后，制成一定形状，在一定的温度和湿度条件下，由于霉菌和酶的催化作用，使药物发泡、生衣的方法。

1.发酵的目的

（1）改变药物的原有性能，增加或产生新的疗效，扩大药用范围　如六神曲有消食健胃的功效；淡豆豉有解表除烦、宣发郁热的功效；建神曲有消食化积、发散风寒、健脾和胃的作用等。

（2）增强疗效　如半夏曲增强了健脾温胃、燥湿化痰的功效。

2.发酵的条件　发酵是微生物新陈代谢的过程，所以，只有满足其生长和繁殖的良好条件，才能使发酵顺利进行，确保发酵品的质量。主要条件如下：

（1）菌种　要求菌种的纯度。发酵多数是利用空气中微生物进行的自然发酵，但有时会因为菌种不纯而影响发酵质量。发酵过程中，发现有黄曲霉菌应禁用。

（2）培养基（营养物质）　发酵过程中需要充足的营养物质，主要为水、氮源、碳源、无机盐类和微量元素等，如六神曲中面粉为菌种的生长繁殖提供了充足的碳源。

（3）湿度 药料通常以"握之成团，指间可见水迹，放下轻击则碎"为宜。一般发酵最佳的相对湿度为 70% ～ 80%。若湿度太大，则药料发黏，易生虫霉烂，导致药物发暗；若过分干燥，则药料易散不能成型，不易发酵。

（4）温度 一般发酵的最佳温度为 30 ～ 37℃。若温度过高，则菌种老化，甚至死亡，不能发酵；温度过低，则菌种繁殖慢，不利于发酵。

（5）其他 药料 pH 值以 4 ～ 7.6 为宜，在有充足的氧气或二氧化碳的条件下进行。

3. 发酵的注意事项 发酵品的质量以曲块表面酶衣黄白色，内部有斑点为佳，同时应具有醇香气味。不能出现黑色、霉味及酸败味。含水量不得超过 13%，含药屑、杂质等不得超过 1%。注意事项如下：

（1）原料在发酵前需进行杀菌、杀虫处理，以免被杂菌感染，影响发酵品的质量。

（2）温度和湿度对发酵速度的影响很大，温度过高或过低，发酵速度减慢甚至不能发酵，过程中应随时监控检查温湿度的变化，及时调整。

（3）发酵过程要求一次完成，中间不能中断和停顿。

（4）发酵过程中，前期要注意保温，后期要注意保湿。

4. 发酵的操作方法 根据不同品种，采用不同的方法进行加工处理后，再置于条件适宜的环境下发酵。常用的有两种方法，一是药料与面粉混合发酵，二是直接用药料进行发酵。操作方法如下：

（1）药料与面粉混合发酵 例如制曲法，在药物中加入规定的辅料，制成适宜大小的药块，放置于适宜温度和湿度的环境中，待药块表面生出黄白色霉衣时取出后干燥。如六神曲、半夏曲、建神曲、沉香曲等制成后一般呈方块状。

（2）直接用药料进行发酵 例如制豆豉法，将经净制的大豆浸泡于煎汁的药物中，等药汁被吸尽后，将大豆置于蒸制容器中蒸熟透，取出，稍晾后放入适宜容器中，上面用煎汁后的药渣覆盖，放置于温度和湿度适宜处，使其发酵至表面生满黄色霉衣时取出；去掉药渣后洗净，再放入陶罐内密闭 15 ～ 20 天，使其充分发酵，待香味溢出时取出，略蒸，干燥。如淡豆豉、百药煎等。

六神曲

【处方用名】六神曲、炒六神曲、焦六神曲、六曲。

【来源】本品为面粉（或麦麸）、苦杏仁、赤小豆、鲜青蒿、鲜辣蓼、鲜苍耳草等中药混合后经发酵制成的曲剂。

【炮制方法】

1.六神曲　按重量比例称取面粉、苦杏仁、赤小豆、鲜青蒿、鲜辣蓼、鲜苍耳草等原料药（用药比例为每 100kg 面粉，用苦杏仁、赤小豆各 4kg，鲜青蒿、鲜辣蓼、鲜苍耳草各 7kg）；将苦杏仁、赤小豆碾成粉末，与面粉混匀，慢慢加入鲜青蒿、鲜辣蓼和鲜苍耳草三味药煎煮成的汤，趁热混合并搅拌均匀，揉搓成"以手握成团，弹之即散"的粗颗粒软材，将软材置模具中压制成扁平方块（33cm×20cm×6.6cm），用鲜苘麻叶或粗纸将料块包严，在温度为 32 ～ 42℃，相对湿度为 55% ～ 70% 的条件下发酵 4 ～ 6 天，至表面遍生出黄白色或灰白色霉衣时取出；将上述产物切制成小块在 50 ～ 70℃干燥后即为成品。

2.炒六神曲　将曲块投入到已预热好的炒制器具内，用文火加热并不断翻炒至神曲表面成焦黄色，有焦香气时取出放凉。

3.麸炒神曲　将炒制器具预热后均匀撒入一定量的麸皮，中火加热，待烟起时加入六神曲，迅速翻炒至神曲表面呈棕黄色时取出，筛去麸皮，放凉。或用炒黄法，炒至神曲表面至微黄色。麸炒神曲的用量比例为每 100kg 神曲，用麦麸 10kg。

【成品要求】

1.六神曲　本品为立方形小块状。表面灰黄色，粗糙，质脆易断，微有香气。

2.炒六神曲　本品表面焦黄色，偶有焦斑，质坚脆，有麸香气。

3.焦六神曲　本品表面棕黄色，内部微黄色，有焦香气。

【炮制作用】

1.六神曲　味甘、辛，性温。归脾、胃经。具有消食健胃的作用。生用健脾开胃，常用于感冒食滞。

2.炒神曲　以醒脾和胃为主。用于食积不化，脘腹胀满，不思饮食，肠鸣泄泻等。

3.焦神曲　炒焦后增强消食化积力。主要以治食积泄泻为主。

知 识 链 接

研究表明，以麸皮代替面粉，利用基质灭菌，纯菌种发酵法制备六神曲的工艺比较合理可行。通过基质灭菌，可杀灭曲料中的杂菌，排除制曲中的生物干扰，又可使曲料中的蛋白质变性、淀粉糊化，利于霉菌生长代谢。其蛋白酶和淀粉酶的活力较天然发酵法明显提高，并能减少面粉用量，缩短发酵周期，使之发酵效果好、成本低且质量稳定，临床证明本法与天然发酵法具同等效果。

建神曲

【处方用名】建神曲、炒建神曲、焦建神曲。

【来源】本品为面粉、藿香、麸皮、青蒿等十余种中药混合后，经发酵制成的曲剂。

【炮制方法】

1.建神曲　取藿香 6kg，青蒿 6.5kg，辣蓼草 6.5kg，苍耳草 6.5kg，苦杏仁 4kg，赤小豆 4kg，炒麦芽 9kg，炒谷芽 9kg，炒山楂 9kg，陈皮 6kg，紫苏 6kg，香附 6kg，苍术 6kg，炒枳壳 3kg，槟榔 3kg，薄荷 3kg，厚朴 3kg，木香 3kg，白芷 3kg，官桂 1.5kg，甘草 1.5kg，面粉 10.5kg，生麸皮 21kg。将以上各药共研细粉后与生麸皮混匀；再将面粉制成稀糊，趁热与上述药料混合，制成软材。压成块状，发酵，取出，干燥。

2.炒建神曲　将净建神曲置于已预热的炒制器具内，用文火加热并不断翻炒至表面呈深黄色，有香气逸出时，取出，放凉。筛去碎屑。

3.焦建神曲　将净建神曲置于已预热好的炒制器具内，用武火加热，不断翻动，炒至表面呈焦黄色，有焦香气味逸出时，取出，晾凉。筛去碎屑。

【成品要求】

1.建神曲　本品为不规则的小块，土黄色。具清香气，味淡微苦。

2.炒建神曲　本品表面深黄色，具香气。

3.焦建神曲　本品表面呈焦黄色，具焦香气。

【炮制作用】

1.建神曲　味辛、甘，性温。归脾、胃经。具有消食化积、发散风寒、健脾和胃的作用。

2.炒建神曲、焦建神曲　皆可增强消食化积、健脾和胃的作用。常与健脾消食药同用。

半夏曲

【处方用名】半夏曲、炒半夏曲。

【来源】本品为面粉混合法半夏、赤小豆、苦杏仁、鲜青蒿、鲜辣蓼、鲜苍耳草等中药经发酵制成的曲剂。

【炮制方法】

1.半夏曲　按比例称取法半夏、赤小豆、苦杏仁、面粉、鲜青蒿、鲜辣蓼、鲜苍耳草等原料药（比例为每 100kg 法半夏，用赤小豆 30kg，苦杏仁 30kg，面粉 400kg，鲜青蒿 30kg，鲜辣蓼 30kg，鲜苍耳草 30kg）；取法半夏、赤小豆、苦杏仁研成粉末，与面粉混匀，加入鲜青蒿、鲜辣蓼、鲜苍耳草的煎出液，搅拌均匀，压成块状，发酵，干燥。

2. 麸炒半夏曲　将适量的麦麸均匀撒入炒制器具中，用中火加热，待烟起立即投入净半夏曲，不断翻炒至半夏曲表面呈棕黄色时取出，筛除麸皮，放凉。

【成品要求】

1. 半夏曲　本品为小块状，表面浅黄色，质疏松，微有香气。

2. 麸炒半夏曲　本品为小块状，表面棕黄色，质松脆，具有焦香气。

【炮制作用】

1. 半夏曲　性味苦、辛，平。入肺、脾、大肠经。能化痰止咳、消食宽中。临床以消食、止咳为主。

2. 麸炒半夏曲　增强健脾消食的作用。

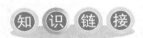

　　半夏制曲后可以减毒增效，且具有曲类共有的消食化积的功效。近代炮制方法还有：①取生半夏、法半夏各半，研成细粉，生姜洗净捣碎绞汁，同面粉和温开水调和成稀糊（用量比例为每 500g 原料药用生姜 250g，面粉 125g），倒入半夏粉内揉搓成团，发酵后，压成小块，干燥。②取漂过的半夏，研粉，每 500g 用面粉 125g、生姜 63g 洗净打汁拌入面粉内，加温开水调成糊浆状，再与半夏粉充分拌和，压扁约 1cm 厚，切成小块，晒至半干，放入锅内烘至黄色为度。

淡豆豉

【处方用名】淡豆豉、豆豉。

【来源】本品为豆科植物大豆成熟种子的发酵加工品。

【炮制方法】称取桑叶、青蒿各 70 ～ 100g，净大豆 1000g；将桑叶、青蒿加水煎煮、滤过后拌入净大豆中；待汤液被吸收后，置蒸制容器内蒸透，取出，稍凉；再置适宜的容器内，用煎过的桑叶、青蒿渣覆盖，在 25 ～ 28℃、相对湿度 80% 的条件下，闷至发酵并长满黄衣时，取出，除去药渣，洗净；后置适宜的容器内，保持温度 50 ～ 60℃，再闷 15 ～ 20 天，至充分发酵，有香气逸出时，取出，略蒸，干燥。

【成品要求】本品呈椭圆形，略扁，长 0.6 ～ 1cm，直径 0.5 ～ 0.7cm。表面为黑色，皱缩不平。质地柔软，断面棕黑色；气香，味微甘。

【炮制作用】味苦、辛，凉。归肺、胃经。具有解表、除烦、宣发郁热的作用。用于感冒，寒热头痛，烦躁胸闷，虚烦不眠。

项目二　发芽法

发芽法是将净选后的新鲜成熟果实或种子，加入适量的水浸泡至一定程度后，在一定的温度或湿度条件下，促使其萌发幼芽的方法。

一、发芽的目的

通过发芽能够改变药物的原有性能，产生新的功效，扩大用药品种。

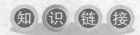

发芽常选用麦、粟、稻、大豆等原料，因为它们中所含的淀粉、蛋白质和脂肪等成分，通过发芽能分解为糊精、葡萄糖、果糖、氨基酸、甘油和脂肪酸等成分，并产生各种消化酶、维生素等，增加新的功效，从而扩大用药品种。

二、发芽的条件

发芽的温度一般以 18～25℃ 为宜，浸渍后含水量控制在 42%～45% 为宜。种子的浸泡时间应依气候、环境而定，一般春、秋季宜浸泡 4～6 小时，冬季 8 小时，夏季 4 小时。

三、操作方法

1. 检查并清洁发芽和盛药器具；选取新鲜、成熟、饱满的果实或种子，除去药物中的杂质及发霉、虫蛀的果实和种子。

2. 用适量饮用水将待发芽的果实或种子浸泡至膨胀鼓起，使其含水量达到 42%～45%。

3. 将浸泡好的果实或种子捞出后置带孔的容器中，用湿物盖严，保持 18～25℃，每天喷淋饮用水 2～3 次，保持湿润，并适时翻动，约 2～3 天即可萌发幼芽，待芽长约 0.5～1cm 时，取出晒干或低温干燥。

四、注意事项

1. 发芽制品芽长一般以 0.5 ～ 1cm 为宜，芽过长则影响药效。

2. 在发芽前应检测其发芽率，要求发芽率达到 85% 以上。

3. 发芽过程中要经常检查发芽情况，控制好温度和湿度，及时除去发霉、腐烂的果实和种子，以保证成品质量。

4. 适当避光并选择有充足氧气、通风良好的场地或容器进行发芽。

5. 发芽时先长须根后生芽，不能把须根误认为是芽。

6. 含水量不得超过 13%，药屑、杂质含量不得超过 1.0%。

麦　芽

【处方用名】麦芽、炒麦芽、焦麦芽。

【来源】本品为禾本科植物大麦的成熟果实，经发芽干燥而得的炮制加工品。

【炮制方法】

1. 麦芽　取新鲜成熟饱满的净大麦，用清水浸泡至六七成透，捞出，置带孔的容器内，用湿物盖严，每日喷淋清水 2 ～ 3 次，保持适宜的温、湿度，经 5 ～ 7 天，待幼芽长至约 0.5cm 时，取出，晒干或低温干燥。

2. 炒麦芽　取净麦芽，置适宜的炒制器具内，用文火炒至表面棕黄色，鼓起并有香气时，取出，放凉，筛去碎屑。

3. 焦麦芽　取净麦芽，置适宜的炒制器具内，用中火炒至表面焦褐色、鼓起，有爆裂声，并有焦香气时，取出，放凉，筛去碎屑。

【成品要求】

1. 麦芽　呈梭形，表面淡黄色；质硬，断面白色，粉性；气微，味微甘。

2 炒麦芽　形如麦芽，表面棕黄色，偶有焦斑；有香气，味微苦。

3. 焦麦芽　形如麦芽，表面焦褐色，有焦斑；有焦香气，味微苦。

《中国药典》2015 年版规定：麦芽出芽率不得少于 85%；水分不得超过 13.0%；总灰分不得超超过 5.0%。炒麦芽水分不得超过 12.0%；总灰分不得超过 4.0%。焦麦芽水分不得超过 10.0%；总灰分不得超过 4.0%。

【炮制作用】

1. 麦芽　味甘，性平。归脾、胃经。具有消食、健脾开胃、退乳消胀作用。

2. 生麦芽　健脾和胃、疏肝行气。用于脾虚食少，乳汁郁积，乳房胀痛。

3. 炒麦芽　性偏温而气香，长于行气消食回乳。用于食积不消，妇女断乳。

4. 焦麦芽　性偏温而味微苦，长于消食化滞。用于食积不消，脘腹胀痛。

知 识 链 接

1. 实验结果显示，大麦的发芽程度与酶的活性有关，长出胚芽者酶的活力约为未长出者 5 倍左右，乳酸含量也以长出胚芽者为高。但芽太长，纤维素增多，失去药用价值，故《中国药典》2015 年版规定胚芽长度为 0.5cm 是必要的。

2. 近年来，对麦芽炒制工艺的研究基本上是以淀粉酶为指标，认为麦芽的助消化作用与其所含的淀粉酶有关。对不同炮制品分解淀粉能力的测定结果表明，生麦芽作用最强，炒焦品作用很弱，故主张生品研末服用效果最佳，也可微炒研末服用。

谷 芽

【处方用名】谷芽、粟芽、炒谷芽、焦谷芽。

【来源】本品为禾本科植物粟的成熟果实，经发芽干燥的炮制加工品。

【炮制方法】

1. 谷芽　取成熟饱满的净粟谷，用清水浸泡到一定程度，捞出，置于能排水的容器中并用湿物覆盖，每日喷水 1 ～ 2 次，保持湿润。等须根长至约 0.6cm 时取出，干燥。

2. 炒谷芽　取净谷芽倒入预热好的炒制器具内，用文火加热，快速翻炒，至谷芽表面呈深黄色并爆裂，有香气溢出时，取出，放凉。

3. 焦谷芽　取净谷芽倒入预热好的炒锅内，用文火加热，快速翻炒，至谷芽表面呈焦黄色，并伴有焦香气溢出时，取出，放凉。

【成品要求】

1. 谷芽　本品呈类圆球形，顶端钝圆，基部略尖；表面淡黄色，具点状皱纹，质地坚实、沉重；气微，味微甘。

2. 炒谷芽　本品表面深黄色，略有焦斑，质硬脆，有香气，味微苦。

3. 焦谷芽　本品表面焦褐色，质硬脆，有焦香气。

《中国药典》2015 年版规定：谷芽的出芽率不得少于 85%，水分不得超过 14%，总灰分不得超过 5%，酸不溶性灰分不得超过 3%；炒谷芽水分不得超过 13%，总灰分不得超过 4%，酸不溶性灰分不得超过 2%。

【炮制作用】

1. 谷芽　味甘，性温。归脾、胃经。具有消食和中、健脾开胃的功效。用于食积不消，腹胀口臭，脾胃虚弱，不饥食少。

2. 炒谷芽　性偏温，长于健脾消食，用于不饥食少。

3. 焦谷芽　性温而味微涩，善化积滞，用于积滞不消。

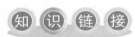

　　稻芽的炮制方法、性能、功效、应用等均与谷芽相似。我国南方地区多习用该品。过去曾将稻、粟、黍等植物的果实发芽作谷芽入药，自《中国药典》1985 年版开始，已将粟芽以谷芽为正名收载。

复习思考

一、选择题

【A 型题】（单项选择题）

1. 六神曲的配方是（　　　）

A. 苦杏仁、赤小豆、香薷、苍耳草、辣蓼、白面

B. 白扁豆、赤小豆、香薷、青蒿、辣蓼、白面

C. 白扁豆、绿豆、香薷、青蒿、水蓼、白面

D. 苦杏仁、赤小豆、青蒿、苍耳、辣蓼、白面

2. 原料在发酵前要进行（　　　）

A. 杀虫　　　　　　B. 杀菌　　　　　　C. 去除不合格品　　　　D. 以上都是

3. 发芽的长度一般是（　　　）

A. 0.5 ～ 1.5cm　　　B. 0.2 ～ 1cm　　　C. 1 ～ 2cm　　　D.1 ～ 1.5cm

4. 发芽法要求药物的发芽率不低于（　　　）

A. 60%　　　　　　B. 75%　　　　　　C. 85%　　　　　　D. 90%

【X 型题】（多项选择题）

1. 发酵产品不得出现（　　　）

A. 霉衣　　　　　　B. 黑点　　　　　　C. 霉味　　　　　　D. 酸败味

2. 发芽的药材质量要求是（　　　）

A. 芽长 0.5 ～ 1cm　　　　　　　　B. 杂质不得超过 1.0%

C. 发芽率不得少于 85%　　　　　　D. 根长 1 ～ 2cm

二、简答题

1. 发酵的概念是什么？

2. 发芽的目的是什么？

扫一扫，知答案

模 块 十 三
其他制法

【学习目标】
1. 掌握煨制、水飞的操作工艺、炮制作用及成品质量控制；去油制霜的操作方法、成品质量及注意事项。
2. 熟悉各种技术的炮制目的、操作方法和注意事项，以及常用辅料的用法和用量；常见药物的炮制方法及质量标准。
3. 了解常见药物的制备方法及在临床上的应用。

项目一 煨 法

一、含义

煨法是指将药物用面皮或湿纸包裹，放置于加热的滑石粉中；或用吸油纸均匀地隔层分放，进行加热处理；或将药物置于加热的麦麸中，用文火炒至规定程度取出，放凉。

二、炮制目的

1. 除去药物中部分挥发油及刺激性成分，从而降低副作用 如肉豆蔻中含有大量油脂，有滑肠作用，对脾胃有一定刺激性，故多制用。

2. 缓和药性，增强疗效 如葛根、木香等经煨制后缓和行气、发散作用，增强涩肠止泻作用。

三、操作方法

1. 面裹煨 加水将适量面粉制成软硬适中的面团，分成小块，并将小块面团压制成适宜的面皮，最后用面皮将药物逐个包裹；或照水泛丸法将药物表面用水湿润后，包裹面粉

3～4层，晾至半干时，置于炒热的滑石粉或沙中，用文火加热，适当翻动，至面皮呈焦黄色时取出，筛去辅料，放凉，剥去面皮。

2.纸裹煨 将药物用3～4层湿草纸逐个包裹，捏实，晾至半干，埋入无烟热火灰中，或放置于炒热的滑石粉或沙中，用文火加热，适当翻动，至纸呈焦黑色，取出，去纸，放凉。

3.隔纸煨（烘煨） 将药物切片，然后一层草纸一层药物间隔铺放数层，压紧或用木板上下夹紧，放入烘干室或较高温度处，至药材所含油分渗透到纸上时取出，放凉。必要时可更换吸油纸。

4.麦麸煨 将药物与麦麸同置锅内，文火加热，缓缓翻动，至麦麸呈焦黄色时取出，筛去麦麸。除另有规定外，每100kg药物，用麸皮50kg。

5.滑石粉煨 将滑石粉置锅内，加热炒至灵活状态，投入药物，文火加热，翻埋至药物呈深棕色并有香气飘逸时取出，筛去滑石粉，放凉。

四、注意事项

1.面裹煨时，药物表面最好挂一层滑石粉衣，再包裹面皮，以便于煨熟药物后剥去面皮。

2.煨法锅温要低，时间长，以利于油的溢出。

3.由于用辅料煨制（滑石粉或麦麸煨）的操作方法与加辅料炒（加滑石粉炒或加麦麸炒）相似，在操作中应注意两者的区别。主要区别是煨法辅料用量大，一般用文火，受热程度低，受热时间长，其目的是为了除去药物中过多的油质，增强固涩止泻作用。而麦麸煨法多是将麦麸和药物同置锅内加热，而麸炒法则是先将麦麸撒入热锅内，冒烟后投入药物拌炒，且加热时间短。

肉豆蔻

【处方用名】肉豆蔻、肉果、玉果、煨肉豆蔻、煨肉果。

【来源】本品为肉豆蔻科植物肉豆蔻的干燥种仁。

【炮制方法】

1.肉豆蔻 取原药材，除去杂质，洗净，干燥。

2.煨肉豆蔻

（1）麦麸煨肉豆蔻 将麦麸与净肉豆蔻同置锅内，文火加热并适当翻动，至麦麸呈焦黄色，肉豆蔻呈棕褐色，表面有裂隙时取出，筛去麸皮，放凉。用时捣碎。

每100kg净肉豆蔻，用麦麸40kg。

（2）面裹煨肉豆蔻　取面粉加适量水揉成面团，压成薄片，将净肉豆蔻逐个包裹，或将肉豆蔻表面用水湿润，如水泛丸法包裹面粉，再湿润包裹 3～4 层，晾至半干，倒入已炒热的滑石粉锅内，文火加热，适当翻动，煨至面皮呈焦黄色时取出，筛去滑石粉或沙，晾凉，剥去面皮。用时捣碎。

每 100kg 肉豆蔻，用面粉 50kg。

（3）滑石粉煨肉豆蔻　将滑石粉置锅内，文火加热炒至灵活状态，投入肉豆蔻，翻埋至肉豆蔻呈深棕色，并有香气飘逸时取出，筛去滑石粉，放凉，用时捣碎。

每 100kg 肉豆蔻，用滑石粉 50kg。

【成品性状】

1.肉豆蔻　呈椭圆形或卵圆形，表面灰棕色或灰黄色，有时外被白粉（石灰粉末）；全体有浅色纵行沟纹和不规则网状沟纹，种脐位于宽端，呈浅色圆形突起，合点呈暗凹陷，种脊呈纵沟状，连接两端；质坚，断面显棕黄色相杂的大理石花纹，富油性；气香浓烈，味辛。

2.煨肉豆蔻　形如肉豆蔻，表面为棕褐色，有裂隙，气香，味辛。

【炮制作用】

1.肉豆蔻　味辛，性温。归脾、胃、大肠经。具有温中行气、涩肠止泻的作用。生品辛温气香，长于暖胃消食、下气止呕。但由于生品含有大量油脂，有滑肠之弊，并具较强刺激性，服用过量可致中毒，故多制用。

2.煨肉豆蔻　煨制后可除去部分油脂，免于滑肠，减轻刺激性，增强了固肠止泻的作用。用于脾胃虚寒，久泻不止，呕吐，宿食不消等。

【贮藏】置阴凉干燥处，防蛀。

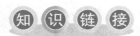 知识链接

肉豆蔻中的肉豆蔻醚有明显的镇痛、抗炎和抗癌作用，同时又有致幻作用，服用过量可致中毒，产生昏迷，瞳孔散大，出现惊厥现象。有报道称，煨制后肉豆蔻醚含量明显下降，毒性降低，具有止泻作用的甲基丁香酚和甲基异丁香酚含量明显增加，使得止泻作用增强。

木 香

【处方用名】木香、广木香、云木香、煨木香。
【来源】本品为菊科植物木香的干燥根。秋、冬二季采挖，除去泥沙及须根，切段，

大的再纵剖成瓣，干燥后撞去粗皮。

【炮制方法】

1. 木香　取原药材，除去杂质，大小分档，洗净，润透，切厚片，干燥。

2. 煨木香　取未干燥的净木香片，在铁丝匾中，用一层草纸，一层木香片，间隔平铺数层，上下用平坦木板夹住，压紧，用绳捆扎结实，置炉火旁或烘干室内，煨至木香所含的挥发油渗到纸上，取出木香，晾凉。

【成品规格】

1. 木香　呈类圆形或不规则的厚片，外表皮黄棕色至灰褐色，有纵皱纹；切面棕黄色至棕褐色，中部有明显菊花心状的放射纹理，形成层环棕色，褐色油点（油室）散在；气香特异；味微苦。

2. 煨木香　形如木香片，气微香，味微苦。

【炮制作用】

1. 木香　味辛、苦，性温。归脾、胃、大肠、胆经。具有行气止痛、健脾消食的作用。生品行气作用强。多用于脘腹胀痛等。

2. 煨木香　煨制后除去部分油质，止泻作用增强。用于脾虚泄泻，肠鸣腹痛等。

【贮藏】置干燥处，防潮，防蛀。

葛　根

【处方用名】葛根、煨葛根。

【来源】本品为豆科植物野葛的干燥根。习称野葛。秋、冬二季采挖，趁鲜切成厚片或小块，干燥。

【炮制方法】

1. 葛根　取原药材，除去杂质，洗净，稍泡，润透，切厚片，晒干，筛去碎屑。

2. 煨葛根

（1）湿纸煨　取葛根片或块，用三层湿纸包好，埋入无烟热火灰中，煨至纸成焦黑色、葛根呈微黄色时，取出，去纸，放凉。

（2）麦麸煨　取少量麦麸撒入热锅中，中火加热，待冒烟后，倒入葛根片，上面再撒剩余麦麸，煨至下层麦麸成焦黄色时，随即用铁铲将葛根与麦麸不断翻动，至葛根片成焦黄色时，取出，筛去麦麸，放凉。

每 100kg 净葛根片，用麦麸 30kg。

【成品性状】

1. 葛根　呈纵切的长方形厚片或小方块，外皮淡棕色至棕色，有纵皱纹，粗糙；切面黄白色至淡黄棕色，有的纹理明显；质韧，纤维性强；气微，味微甜。

2. 煨葛根　形如葛根，表面焦黄色，气微香。

【炮制作用】

1. 葛根　味甘、辛，性凉。归脾、胃经。具有解肌退热、生津透疹、升阳止泻的作用。生品长于解肌退热、生津止渴、透疹。用于外感表证及消渴。

2. 煨葛根　煨后发散作用减轻，止泻作用增强。多用于湿热泻痢、脾虚泄泻。

【贮藏】置通风干燥处，防蛀。

项目二　制霜法

制霜法是指将药物经过去油制成松散粉末或经过渗透析出细小结晶，或升华、煎熬制成粉渣的方法。

制霜法多用于种子类、矿物类、盐类及某些动物角质类药物。

根据操作方法不同，分为去油制霜法（巴豆）、渗析制霜法（西瓜霜）、升华制霜法（信石）和煎煮制霜法（鹿角霜）等。

任务一　去油制霜法

一、含义

将药物种仁碾成泥状，经过适当加热去油制成松散粉末的方法，称为去油制霜法。

二、去油制霜的目的

1. 降低毒性，缓和药性　如巴豆、千金子、大风子等有毒，泻下作用猛烈，去油制霜后可降低毒性，缓和泻下作用，保证了临床用药的安全有效。

2. 降低滑肠的副作用　如柏子仁中的柏子仁油，有滑肠通便的作用，不适用于体虚便溏患者，制成霜后，油脂减少，可降低滑肠的副作用。

三、操作方法

取原药材，除去外壳取仁，碾成细末或捣烂如泥，用多层吸油纸或布包裹，蒸热，或置炉边或烈日暴晒后，压榨去油，如此反复换纸吸去油，至药物松散不再黏结成饼为度。

四、注意事项

1. 药物加热时油脂易于渗出，制霜时应加热或放置于热处，趁热压榨去油。

2. 勤换吸油纸，以尽快吸去油脂，缩短炮制时间。

3. 有毒药物去油制霜用过的纸或布要及时烧毁，以免误用。

4. 去油时，应反复操作至药物松散不再黏结成饼为度。

五、成品质量要求

炮制品为松散的粉末状，呈乳白色、白色、淡黄色或灰白色等。制霜后多以脂肪油含量为质量标准，如千金子霜和巴豆霜的含油量应控制在 18% ～ 20% 之间。

巴 豆

【处方用名】生巴豆、巴豆霜。

【来源】本品为大戟科植物巴豆的干燥成熟果实。秋季果实成熟时采收，堆置 2 ～ 3 天，摊开，干燥。

【炮制方法】

1. 生巴豆　取原药材，除去杂质，浸湿后用稠面汤或稠米汤拌匀，置日光下暴晒或烘干后，去外壳取仁。

2. 巴豆霜

（1）加热法　取净巴豆仁，碾成泥状，里层用吸油纸包裹，外层用布包严，蒸热，用压榨器压榨去油，如此反复操作数次，至药物松散成粉，不再黏结成饼为度。量少时，可将巴豆仁碾成泥状后，用数层吸油纸包裹，放炉台上受热后，反复压榨换纸，以达到上述要求为度。

（2）稀释法　取净巴豆仁碾细，测定巴豆中的脂肪油含量。根据巴豆油含量添加适量淀粉稀释混匀，使脂肪油含量达到 18.0% ～ 20.0%。

【成品性状】

1. 巴豆　呈卵圆形，一般具三棱；表面灰黄色或稍深，粗糙，有纵线 6 条，顶端平截，基部有果梗痕；破开果壳，可见 3 室，每室含种子 1 粒；种子呈略扁的椭圆形，表面棕色或灰棕色，一端有小点状的种脐和种阜的疤痕，另一端有微凹的合点，其间有隆起的种脊；外种皮薄而脆，内种皮呈白色薄膜；种仁黄白色，油质；气微，味辛辣。

2. 巴豆霜　为粒度均匀、疏松的淡黄色粉末，显油性。

【炮制作用】

1. 生巴豆　味辛，性热；有大毒。归胃、大肠经。生品毒性强烈，仅外用蚀疮，用于恶疮疥癣，疣痣。

2. 巴豆霜　泻下作用缓和，毒性降低，具有峻下积滞、逐水消肿、豁痰利咽的作用；

外用有蚀疮的功效。用于寒积便秘，乳食停滞，二便不通，下腹水肿，喉风，喉痹；外治痈肿脓成不溃，疥癣恶疮，疣痣。

【贮藏】置阴凉干燥处。生品按医疗用毒性药品管理。

知识链接

巴豆中巴豆油（约 34%～57%）分解可产生巴豆油酸及少量树脂，能刺激肠蠕动，引起剧烈腹泻。巴豆中的另一种毒性成分巴豆毒素，对人体红细胞有溶解作用，能使局部细胞变性、坏死。通过加热去油制霜后，可降低毒性和缓和其泻下作用。

柏子仁

【处方用名】柏子仁、炒柏子仁、柏子仁霜。

【来源】本品为柏科植物侧柏的干燥成熟种仁。秋、冬二季采收成熟种子，晒干，除去种皮，收集种仁。

【炮制方法】

1. 柏子仁　取原药材，除净杂质及残留的种皮。

2. 柏子仁霜　取净柏子仁，碾成泥状，用布（少量时可用数层吸油纸）包严，蒸热或烘热后压榨去油，如此反复操作，至药物不再黏结成饼时，再碾细。

3. 炒柏子仁　取净柏子仁，置温度适宜的热锅内，文火炒至油黄色，有香气逸出时，取出，晾凉。

【成品规格】

1. 柏子仁　呈长卵形或长椭圆形，表面黄白色或淡黄棕色，外包膜质内种皮，顶端略尖，有深褐色的小点，基部钝圆；质软，富油性；气微香，味淡。

2. 炒柏子仁　表面油黄色，偶见焦斑，具有焦香气。

3. 柏子仁霜　为均匀、疏松的淡黄色粉末，微显油性，气微香。

【炮制作用】

1. 柏子仁　味甘，性平。归心、肾、大肠经。具有养心安神、止汗、润肠通便的功效。生品长于润肠通便、养心安神，常用于肠燥便秘，但生品气味不佳，易致恶心呕吐。

2. 柏子仁霜　制霜后可消除呕吐和滑肠致泻的副作用。用于心神不宁，失眠健忘，大便溏泄者。

3. 炒柏子仁　炒后有焦香气，可降低副作用，并缓和药性，降低致泻作用，消除呕吐的副作用。用于心烦失眠，心悸怔忡，阴虚盗汗。

【贮藏】置阴凉干燥处，防热，防蛀。

瓜蒌子

【处方用名】瓜蒌子、瓜蒌仁、炒瓜蒌子、蜜瓜蒌子、瓜蒌子霜。

【来源】本品为葫芦科植物栝楼或双边栝楼的干燥成熟种子。秋季采摘成熟果实，剖开，取出种子，洗净，晒干。

【炮制方法】

1. 瓜蒌子　取原药材，除去杂质及干瘪的种子，洗净，干燥。用时捣碎。

2. 炒瓜蒌子　取净瓜蒌子，置已预热的炒制容器内，文火加热，炒至鼓起，并逸出固有气味时，取出，放凉。用时捣碎。

3. 蜜瓜蒌子　取炼蜜，用适量开水稀释后，加入捣碎的瓜蒌子拌匀，闷透，置热锅内，文火加热，炒至颜色加深、不黏手为度，取出，放凉。

每 100kg 瓜蒌子，用炼蜜 5kg。

4. 瓜蒌子霜　取净瓜蒌子，去壳取仁，碾成泥状，用吸油布或多层吸油纸包裹，烘热或蒸热，压榨去油，如此反复多次，至药物松散，不再粘结成饼为度。

【成品性状】

1. 瓜蒌子　呈扁平椭圆形，表面浅棕色至棕褐色，平滑，边缘有一圈沟纹（双边栝楼沟纹明显而环边较宽）；顶端较尖（双边栝楼顶端平截），有种脐，基部钝圆或较窄；种皮坚硬，内种皮膜质，灰绿色，子叶黄白色；富油性；味淡。

2. 炒瓜蒌子　表面微鼓起，浅褐色至棕褐色，平滑，偶有焦斑，略具焦香气。

3. 蜜瓜蒌子　呈碎块状，棕黄色，微显光泽，具香气。瓜蒌子霜为黄白色松散粉末，微显油性。

【炮制作用】

1. 瓜蒌子　味甘，性寒。归肺、胃、大肠经。具有润肺化痰、滑肠通便的作用。生品寒滑之性明显，长于润肺化痰、滑肠通便。用于肺热咳嗽，肠燥便秘。

2. 炒瓜蒌子　炒后寒性减弱，减轻致呕的副作用，且质脆易碎，易于煎出有效成分。长于理肺化痰。用于痰饮结阻于肺，气失宣降，咳嗽，胸闷。

3. 蜜瓜蒌子　蜜炙后寒性缓和，润肺止咳的作用增强。用于肺燥咳嗽。

4. 瓜蒌子霜　制霜后滑肠作用显著减弱，且可除去部分令人恶心呕吐、腹泻的油脂。长于润肺祛痰。用于肺热咳嗽，咳痰不爽，大便不实。

【贮藏】置阴凉干燥处，防霉，防蛀。

任务二　渗析制霜法

一、含义

渗析制霜法是指将药物与物料经过加工析出细小结晶的方法。

二、炮制目的

其目的是制造新药，扩大用药品种，增强疗效，如西瓜霜。

西瓜霜

【处方用名】西瓜霜。

【来源】本品为葫芦科植物西瓜的成熟新鲜果实与皮硝经加工制成的白色结晶粉末。

【炮制方法】

1.西瓜析霜　取新鲜西瓜，沿蒂头切一厚片作顶盖，挖去部分瓜瓤，将芒硝填入瓜内，盖上顶盖，用竹签插牢，用碗或碟托住，盖好，悬挂在阴凉通风处，待西瓜表面析出白霜时，随时刮下，直到无白霜析出，晾干。

2.瓦罐析霜　将新鲜西瓜切碎，放入不带釉的瓦罐内，一层西瓜一层芒硝，将口封严，悬挂于阴凉通风处，数日后，瓦罐外面析出白色结晶物，随析随收集，至无结晶析出为止。

每100kg西瓜，用芒硝15kg。

【成品性状】本品为类白色至黄白色的结晶性粉末。气微、味咸，有清凉感。

【炮制作用】

西瓜霜　味咸，性寒。归肺、胃、大肠经。具有清热泻火、消肿止痛的作用。西瓜霜能清热解暑，芒硝能清热泻火，二者合用起协同作用，增强药物清热泻火的功效。多用于咽喉肿痛，喉痹，口舌生疮等。

【贮藏】密封，置干燥处。

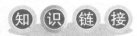

西瓜霜制备时需注意：

1.宜在秋季干燥凉爽季节制备，夏季湿度较大时难得到结晶。

2.选用西瓜不宜过熟过大，否则容易腐烂。

3.选用的瓦罐不能带釉，否则不能渗透及结晶。

4.瓦罐中装西瓜不得过满，一般装至罐容量的五分之四，以免芒硝与西瓜作用后，汁液溢出罐外。

5. 要将瓦罐和西瓜悬挂于阴凉通风处，利于析霜。

6. 析出的结晶，用毛刷轻轻刷下，应随析随刷，以免影响结晶的继续析出。

7. 用西瓜析霜，瓜皮易被芒硝腐蚀，出霜时间短暂，影响出霜量。

任务三　煎煮制霜法

一、含义

煎煮制霜法是指将药物经过多次长时间煎熬处理后所剩下的粉渣而另作药用的炮制方法。

二、适用范围

该法多适用于动物类药物的炮制，如鹿角霜。

三、炮制目的

其目的是缓和药性，综合利用，扩大药源。

鹿角霜

【处方用名】鹿角胶、鹿角霜。

【来源】本品为鹿科动物马鹿或梅花鹿已骨化的角或锯茸后翌年春季脱落的角基。多于春季收集，除去泥沙，风干。鹿角胶为鹿角经水煎煮、浓缩制成的固体胶；鹿角霜为鹿角去胶质的角块，春、秋二季生产，将骨化角熬去胶质，取出角块，干燥。

【炮制方法】

1. 鹿角胶　将鹿角锯成长 6 ～ 10cm 的段，漂泡，洗净，加水煎煮，滤过，反复提取 3 次，直至角的质地酥脆易碎时为止，合并滤液（或加入白矾细粉少量）；静置，滤取胶液，用文火浓缩（可加适量黄酒、冰糖和豆油）至稠膏状，冷凝，切块，晾干，即得。

2. 鹿角霜　取熬去胶的鹿角骨块，除去杂质，研碎或捣碎。

【成品性状】

1. 鹿角胶　呈扁方形块或丁状，黄棕色或红棕色，半透明，有的上部有黄白色泡沫层；质脆，易碎，断面光亮；气微，味微甜。

2. 鹿角霜　为长圆柱形或不规则的块状，大小不一；表面灰白色，显粉性，常具纵棱，偶见灰色或灰棕色斑点；体轻，质酥，断面外层较致密，白色或灰白色，内层有蜂窝状小孔，灰褐色或灰黄色，有吸湿性；气微，味淡，嚼之有黏牙感。

【炮制作用】

1.**鹿角胶**　味甘、咸，性温。归肝、肾经。具有温补肝肾，益精养血的作用。多用于肝肾不足所致的腰膝酸冷，阳痿遗精，崩漏下血，便血尿血，阴疽肿痛。

2.**鹿角霜**　没有鹿角胶的滋腻之性，药性缓和，又综合利用鹿角，节约药源。味咸、涩，性温。具有温肾助阳、收敛止血的作用。用于脾肾阳虚，白带过多，遗尿尿频，崩漏下血，疮疡不敛。

【贮藏】置干燥处。

任务四　升华制霜法

一、含义

升华制霜法是指将药物经过高温加工处理，升华成结晶或细粉的方法。

二、适用范围

该法多适用于矿物类药物的炮制，如信石。

三、炮制目的

其目的是除去杂质，纯净药物。如砒霜。

信　石

【处方用名】信石、砒霜。

【来源】本品为天然矿物砷华、硫化物类矿物毒砂或雄黄等含砷矿石经加工制成，主含 As_2O_3。全年均可采挖，采得后，除净杂质。商品有红信石和白信石两种。

【炮制方法】

1.**信石**　取原药材，除去杂质，碾细。

2.**砒霜**　取净信石细粉置煅锅中，上盖一口径较小的锅，两锅结合处用盐泥封固，上压一重物，盖锅底上贴一白纸条或放几粒大米，先武火加热，煅至白纸或大米成老黄色，关闭火源，放凉后收集盖锅上的结晶。

【成品性状】

1.**信石**　呈不规则碎块状。断面具灰、黄、白、红、肉红等颜色，白色和肉红色部分为透明，灰色不透明，具玻璃样或绢丝样光泽；质脆，轻打可碎，断面凹凸不平或呈层状纤维样的结构。

2.**白信石**　无色或白色；红信石粉红色，具黄色与红色彩晕。

3.砒霜 为白色结晶或粉末，无臭。

【炮制作用】

1.信石 味酸、辛，性大热；有大毒。归脾、肺、胃、大肠经。具有祛痰、截疟、杀虫、蚀腐的作用。内服用于寒痰，哮喘，疟疾；外治痔漏，瘰疬，癣疮等。

2.砒霜 经制霜后，除去了大量杂质，提高了 AS_2O_3 的含量，毒性更大。内服可祛痰截疟平喘，外用可蚀疮祛腐杀虫。用于寒痰哮喘，久痢，久疟，癣疮，瘰疬，溃疡等。

【贮藏】置干燥处。信石和砒霜均按医疗用毒性药品管理。

项目三　烘焙法

一、含义

烘焙法是指将净选或切制后的药物用文火直接或间接加热，使之充分干燥的方法。

二、适用范围

该法适用于某些昆虫类药或其他药物，如蜈蚣、虻虫等药物。

三、炮制目的

其目的是使药物充分干燥，便于粉碎和贮存。

四、操作方法

1.烘是将药物置于近火处或利用烘箱、干燥室等，使药物所含水分徐徐蒸发，从而使药物充分干燥的方法。

2.焙是将净选后的药物置于金属容器内，用文火进行较短时间加热，并不断翻动，焙至药物颜色加深，质地酥脆为度。

五、注意事项

1.烘焙法不同于炒法，一般用文火，并勤加翻动，以免药物焦化。

2.焙制药物时宜选用平底锅或其他金属器具，锅预热的温度不可过高，以免加入药物即出现焦化现象。

蜈　蚣

【处方用名】蜈蚣、焙蜈蚣。

【来源】本品为蜈蚣科动物少棘巨蜈蚣的干燥体。春、夏二季捕捉，用竹片插入头尾，绷直，干燥。

【炮制方法】

1. 蜈蚣　取原药材，除去竹片，剪段。

2. 焙蜈蚣　取净蜈蚣，文火焙至黑褐色，质地酥脆时，取出放凉，剪断或研成细粉。

【成品性状】

1. 蜈蚣　呈扁平长条形，由头部和躯干部组成，全体共22个环节；头部暗红色或红褐色，略有光泽，背板为棕绿色或墨绿色，具光泽，腹部淡黄色或棕黄色，皱缩；自第二节起，每节两侧有步足一对；步足黄色或红褐色，偶有黄白色，呈弯钩形，最末一对步足尾状，故又称尾足，易脱落；质脆，断面有裂隙，气微腥，有特殊刺鼻的臭气，味辛、微咸。

2. 焙蜈蚣　呈棕褐色或黑褐色，有焦腥气。

【炮制作用】

1. 蜈蚣　味辛，性温；有毒。归肝经。具有息风止痉、攻毒散结、通络止痛的作用。生品气味腥臭，长于搜风定搐。多外用于疮疡肿毒，毒蛇咬伤，瘰疬溃烂等；生用入煎剂，用于小儿惊风、抽搐痉挛、中风口㖞、半身不遂等。

2. 焙蜈蚣　焙后降低毒性，矫臭矫味，并使其干燥酥脆，便于粉碎。多入丸散内服或外敷，功用同生品。

【贮藏】置干燥处，防霉，防蛀。

知 识 链 接

　　蜈蚣含有两种类似蜂毒的毒性成分，即组织胺样物质及溶血蛋白质，具有溶血作用，能引起过敏性休克。少量兴奋心肌，大量麻痹心脏，并能抑制呼吸中枢。经焙后能破坏其毒性物质，降低毒性，便于粉碎，还能矫味。历代用蜈蚣有去头、足的习惯，认为蜈蚣的头、足毒性大，经对蜈蚣头、足和体所含成分分析后发现，各部位所含成分基本一致。自《中国药典》2010年版起已不做去头足要求，以蜈蚣全体入药，使其充分发挥疗效。

项目四　提净法

一、含义

提净法是指将某些矿物药，特别是一些可溶性无机盐类药物，经过溶解，过滤，除尽杂质后，再进行重结晶处理的方法。

二、炮制目的

1.使药物纯净，提高疗效　如芒硝质地不纯，不宜内服，经萝卜提净后，可以提高其纯净度；还能借萝卜的消导降气之功效，增强其润燥软坚、消导下气通便作用。

2.缓和药性　如芒硝，经萝卜提净后，可借萝卜的甘温之性，缓和芒硝的咸寒之性。

3.降低毒性　如硇砂生品有腐蚀性，只供外用，经醋制后能使药物纯净，并能降低毒性；同时借助醋的散瘀之性，增强软坚化瘀、消癥瘕积块之功。

三、操作方法

根据药物的不同性质，常用的提净法有两种。

1.冷结晶（降温结晶、低温结晶）　将药物与辅料加水共煮后，滤去杂质，将滤液置阴凉处，使其冷却重新结晶。该法适用于大多数可溶于水的矿物药的炮制，如芒硝。

2.热结晶（蒸发结晶）　将药物先适当粉碎，加适量水加热溶化后，滤去杂质，将滤液置于搪瓷盆中，加入定量米醋，再将容器（不宜选用金属器皿，以防腐蚀）隔水加热，使液面析出结晶物，随析随捞取，至析尽为止；或将药物与醋共煮后，滤去杂质，将滤液加热蒸发至一定体积后再使之自然干燥，如硇砂。

四、注意事项

1.冷结晶时，宜在秋末冬初进行，以利于结晶的析出。

2.热结晶时，不应使用金属器皿，以防被腐蚀。采用隔水加热时，结晶应随析出随捞取，否则会影响结晶的析出。

芒　硝

【处方用名】芒硝。

【来源】本品为硫酸盐类矿物芒硝族芒硝，经加工精制而成的结晶体，主含含水硫酸钠（$Na_2SO_4 \cdot 10H_2O$）。

【炮制方法】取适量鲜萝卜，洗净，切成片，置锅中，加适量水煮透，再投入适量朴硝共煮，直至全部溶化，过滤或澄清后取上清液，晾凉。待结晶大部分析出，取出晶体，置避风处适当干燥即得，其结晶母液再加热浓缩后可继续析出结晶，如此反复至不再析出结晶为止。

每100kg朴硝，用萝卜20kg。

【成品性状】

芒硝　为棱柱状、长方形或不规则块状及粒状。无色透明或类白色半透明。质脆，易碎，断面呈玻璃样光泽。气微，味咸。

【炮制作用】

1. 芒硝 味咸、苦，性寒。归胃、大肠经。具有泻下通便、润燥软坚、清火消肿的作用。

2. 朴硝 杂质较多，不宜内服，长于消积散痞，多外用于乳痈。用萝卜煮制后所得的芒硝，提高了纯净度，可供内服；同时借萝卜的甘温之性，可缓和其咸寒之性，并取萝卜消积滞、化痰热、宽中、下气的作用，以增强其润燥软坚、消导、下气通便之功。用于实热积滞，大便燥结，腹满胀痛，肠痈肿痛。

【贮藏】密闭，在30℃以下保存，防风化。

附：玄明粉

【处方用名】玄明粉、风化硝。

【来源】本品为芒硝经风化干燥所得。主含硫酸钠（Na_2SO_4）。

【炮制方法】将重结晶的芒硝打碎，用适宜材料包裹，悬挂于阴凉通风处，使其水分自然消失，成为白色粉末。

【成品性状】本品为白色粉末，味咸，有引湿性。

【炮制作用】玄明粉味咸、苦，性寒。归胃、大肠经。具有泻下通便、润燥软坚、清火消肿的作用。内服用于实热便秘，大便燥结，积滞腹痛；外治咽喉肿痛，口舌生疮，目赤，痈肿等。

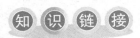

　　芒硝风化的温度一般不超过30℃，否则容易液化。自然风化需时较长，常因风化不完全而残留部分水分。欲快速风化，可将芒硝置搪瓷器皿中，放水浴锅上加热，使结晶体溶化，水分逐渐蒸发，即可得到白色粉末状玄明粉。该法优点是较自然风化时间短。

项目五 水飞法

一、含义

水飞法是指将某些不溶于水的矿物药、贝壳类药物，利用粗细粉末在水中悬浮性不同，经反复研磨，而分离制备成极细腻粉末的方法。

二、炮制目的

1. 去除杂质，洁净药物　水飞能除去药物中的可溶性杂质和不能悬浮的杂质，使药物更加纯净，如雄黄。

2. 使药物质地细腻　药物经水飞能制得极细粉末，便于内服和外用，提高其生物利用度。

3. 防止粉尘飞扬　药物用湿法研磨，可防止研磨时的粉尘飞扬，以减少药物的损失，避免环境污染，减轻某些刺激性较强甚至有毒的药物对人体的侵害。

4. 除去毒性成分　药物中的某些不溶于水的有毒成分，如游离汞，因不能悬浮而随研磨后的残渣被弃去；某些水溶性有毒成分如砷盐、汞盐等，可随水被弃去。

三、操作方法

取待炮制品，置乳钵中或其他适宜容器内，加适量水，研成糊状，再加水，搅拌，稍停片刻，粗粉即下沉，倾出混悬液。残渣再照上法反复操作数次，合并混悬液，静置，待沉淀后，倾去上面的清水，将干燥沉淀物研磨成极细粉末。

四、注意事项

1. 在研磨过程中，水量宜少，以药物研磨时能成糊状为度。

2. 搅拌混悬时加水量宜大，以便形成混悬液和除去溶解度小的有毒物质或杂质。

3. 朱砂、雄黄等药物干燥时温度不宜过高，以晾干为宜。

4. 朱砂和雄黄粉碎时要忌铁器，并注意控制温度。

朱　砂

【处方用名】朱砂、辰砂、丹砂、朱砂粉。

【来源】本品为硫化物类矿物辰砂族辰砂，主含硫化汞（HgS）。采挖后，选取纯净者，用磁铁吸净含铁的杂质，再用水淘去杂石和泥沙。

【炮制方法】取朱砂，用磁铁吸净铁屑，置乳钵内，加适量水研磨成糊状，然后加多量水搅拌，待粗粉下沉，倾取上层混悬液。下沉的粗粉再按上法反复操作多次，直至手捻细腻，无亮星为止，弃去杂质，合并混悬液，静置后倾去上清液，取沉淀物，晾干或40℃以下干燥，再研细即可。或取朱砂用磁铁吸除铁屑，置球磨机内加适量清水共研成极细粉末，晾干或40℃以下干燥，过200目筛。即得朱砂粉。

【成品性状】

1. 朱砂　为粒状或块状集合体，呈颗粒状或块片状。鲜红色或暗红色，条痕红色至褐红色，具光泽；体重，质脆，片状者易破碎，粉末状者有闪烁的光泽；气微，味淡。

2. 朱砂粉　为朱红色极细粉末，体轻，以手指撮之无粒状物，以磁铁吸之无铁末。

【炮制作用】

朱砂　味甘，性微寒；有毒。归心经。具有清心镇惊、安神解毒的作用。经水飞后使药物纯净、细腻，便于制剂及服用，降低毒性。用于心悸易惊，失眠多梦，小儿惊风，口疮，疮疡肿毒等。

【贮藏】置干燥处。

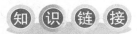

朱砂中主要成分为硫化汞（HgS），尚含有游离汞和可溶性汞盐等杂质，可溶性汞盐的毒性极大，为朱砂中的主要毒性成分。实验证明，水飞后可使朱砂中的游离汞和可溶性汞盐含量降低，同时也降低了铅、铁等金属含量，从而降低毒性，使药物纯净细腻，便于内服。有实验证明，水飞次数越多则可溶性汞盐含量越低，而对 HgS 含量基本无影响。

雄　黄

【处方用名】雄黄、明雄黄、雄黄粉。

【来源】本品为硫化物类矿物雄黄族雄黄，主含二硫化二砷（As_2S_2）。采挖后，除去杂质。或由低品位矿石浮选生产的精矿粉。

【炮制方法】

1. 雄黄　取原药材，除去杂质。

2. 雄黄粉　取净雄黄，置乳钵内，加适量清水共研细，再加大量清水搅拌，倾取上层混悬液，下沉部分按上法重复操作多次，除去杂质，合并混悬液，静置后倾去上清液，取沉淀，晾干，研细。

【成品性状】

1. 雄黄　为块状或粒状的集合体，呈不规则块状，深红色或橙红色，条痕淡橘红色；晶面有金刚石样光泽，质脆，易碎，断面具树脂样光泽；微有特异的臭气，味淡。

2. 精矿粉　为粉末状或粉末集合体，质松脆，手捏即成粉，橙黄色，无光泽。

3. 雄黄粉　为极细腻的粉末，橙红色或橙黄色；质重，气特异而刺鼻，味淡。

【炮制作用】

1. 雄黄　味辛，性温；有毒。归肝、大肠经。具有解毒杀虫、燥湿祛痰、截疟的作用。

2.**雄黄粉**　水飞后降低毒性，且药粉纯净细腻，便于制剂和服用。用于痈肿疔疮，疥癣，蛇虫咬伤，虫积腹痛，疟疾，惊痫。

【贮藏】置干燥处，密闭。按医疗用毒性药品管理。

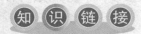

　　雄黄主含二硫化二砷（As_2S_2），毒性较小，但其中夹杂的三氧化二砷，即砒霜（As_2O_3）为剧毒成分，而水飞法能降低 As_2O_3 的含量，且用水量越大，成品中的 As_2O_3 含量越低，毒性越小。

项目六　干馏法

一、含义

干馏法是指将药物置于适宜的容器内，以火烤灼，使其产生汁液的方法。

二、炮制目的

其目的主要是通过干馏炮制，制备有别于原药材的干馏物，产生新的疗效，扩大临床用药范围，以适合临床需要。

三、操作方法

干馏法一般有 3 种操作方法，以第 1 种多见。

1. 以砂浴加热，在干馏器上部安装冷凝装置以收集冷凝的液状物，如黑豆馏油等。

2. 在容器周围加热，在下方放置一容器收集液状物，如竹沥油等。

3. 用武火炒制，获得油状物，如蛋黄油等。

四、注意事项

干馏法温度一般较高，多在 120～450℃ 进行，由于原料不同，各干馏物裂解温度不一样，如蛋黄油在 280℃ 左右，竹沥油在 350～400℃，豆类的干馏物一般在 400～450℃ 制成。

竹　沥

【处方用名】竹沥、竹沥油、竹油。

【来源】本品为禾本科植物淡竹的嫩茎用火烤灼而流出的汁液。

【炮制方法】

1. 取鲜嫩淡竹茎，洗净，从两节中间锯断，节留中间，直劈成两瓣，架在文火上加热，两端流出的液体接于容器中，即得。

2. 将鲜嫩淡竹茎截成 50cm 长的小段，劈开洗净，装入坛内，装满后坛口朝下，架起，坛的底面和四周用劈柴和锯末围严，坛口下放置一容器，点燃锯末和劈柴，竹片受热后即有汁液流出，滴入容器内，至竹中汁液流尽为止。

【成品性状】

竹沥 为青黄色或黄棕色浓稠汁液，具烟熏气，味苦微甜。

【炮制作用】

竹沥 味甘、苦，性寒。归心、肺、胃经。具有清热豁痰、定惊利窍的作用。可用于肺热痰壅，咳逆胸闷，亦可用于中风痰迷、惊痫癫狂。

【贮藏】装瓶，置阴凉处。本品传统方法是随制随用，不宜久存。近年来用安瓿密封装置，可以久藏。

蛋黄油

【处方用名】蛋黄油、卵黄油。

【来源】本品为雉科动物家鸡的蛋，煮熟后剥取蛋黄，经熬炼制成的加工品。

【炮制方法】鸡蛋煮熟后，单取蛋黄置锅内，以文火加热，待除尽水分后，改用武火（280℃）炒熬，至蛋黄油出尽为止，滤尽蛋黄油装瓶。

【成品性状】

蛋黄油 为油状液体，有青黄色荧光。

【炮制作用】

蛋黄油 味甘，性平。归心、肾经。具有清热解毒的作用。用于烧伤，湿疹，疮疡已溃，耳脓、头疮等。

【贮藏】装瓶，置阴凉处。

复习思考

一、选择题

【A 型题】（单项选择题）

1. 巴豆霜的炮制作用不包括（   ）

  A. 缓和泻下作用   B. 增强疗效   C. 降低毒性

D. 破坏巴豆毒蛋白　　　　E. 降低巴豆油的含量

2. 制西瓜霜每 100kg 西瓜，用皮硝（　　）

 A. 10kg　　　　　　　B. 15kg　　　　　　C. 20kg

 D. 25kg　　　　　　　E. 30kg

3. 下列药物制霜后，消除润肠致泻作用的是（　　）

 A. 巴豆　　　　　　　B. 千金子　　　　　C. 柏子仁

 D. 信石　　　　　　　E. 鹿角

4. 采用渗析制霜的是（　　）

 A. 巴豆霜　　　　　　B. 西瓜霜　　　　　C. 鹿角霜

 D. 千金子霜　　　　　E. 砒霜

5. 焙蜈蚣的主要目的是（　　）

 A. 降低毒性，供外用　B. 降低毒性，供内服　C. 便于煎煮

 D. 便于贮藏　　　　　E. 增强疗效

6. 烘的操作方法为（　　）

 A. 药物置近火处，使内部水分蒸发

 B. 药物置锅内，文火加热，使内部水分蒸发

 C. 药物置锅内，文火加热，勤翻动，使内部水分蒸发

 D. 药物置锅内，中火加热，使内部水分蒸发

 E. 药物置锅内，中火加热，勤翻动，使内部水分蒸发

7. 焙制操作时需用（　　）

 A. 文火　　　　　　　B. 先文火后武火　　C. 中火

 D. 武火　　　　　　　E. 先武火后文火

8. 煨制操作时，为了利于油的溢出，需（　　）

 A. 温度低，时间短　　B. 温度低，时间长　　C. 温度高，时间短

 D. 温度高，时间长　　E. 油的溢出与温度无关，与时间有关

9. 煨木香时多采用（　　）

 A. 面粉煨　　　　　　B. 纸煨　　　　　　C. 麦麸煨

 D. 滑石粉煨　　　　　E. 焙灰煨

10. 煨肉豆蔻和煨木香增强固肠止泻作用的共同原理是（　　）

 A. 脂肪油含量降低　　B. 挥发油含量降低　　C. 挥发油理化性质改变

 D. 鞣质增加　　　　　E. 生物碱含量降低

11. 生木香长于（　　）

A. 活血　　　　　　　　B. 行气　　　　　　　C. 止泻

D. 止痢　　　　　　　　E. 清热

12. 制芒硝的辅料是（　　　）

A. 绿豆　　　　　　　　B. 甘草　　　　　　　C. 黑豆

D. 鲜白萝卜　　　　　　E. 红萝卜

13. 芒硝主含的成分是（　　　）

A. Na_2SO_4　　　　　　B. Na_2SO_3　　　　　C. $Na_2SO_4 \cdot 7H_2O$

D. $Na_2SO_4 \cdot 10H_2O$　　E. Ca_2SO_4

14. 水飞技术适用的药物是（　　　）

A. 所有矿物药　　　　　B. 溶于水的矿物药　　C. 不溶于水的矿物药

D. 贝壳类药　　　　　　E. 全草类

15. 下列哪味药可采用水飞技术处理（　　　）

A. 木香　　　　　　　　B. 甘草　　　　　　　C. 黑豆

D. 芒硝　　　　　　　　E. 朱砂

16. 下列哪味药可采用提净技术处理（　　　）

A. 芒硝　　　　　　　　B. 朱砂　　　　　　　C. 巴豆

D. 木香　　　　　　　　E. 竹沥

17. "雄黄见火毒如砒"是因为雄黄见火生成了（　　　）

A. As_2S_2　　　　　　　B. As_2S_3　　　　　　C. As_3S_2

D. As_2O_2　　　　　　　E. As_2O_3

18. 朱砂主含的成分是（　　　）

A. Hg_2S_2　　　　　　　B. Hg_2S　　　　　　C. HgS

D. HgS_2　　　　　　　E. As_2S_2

19. 蛋黄油制备，是取煮熟的（　　　），再经熬炼取得。

A. 鸡蛋剥取蛋黄　　　　B. 鸡蛋剥取蛋清　　　C. 鸭蛋剥取蛋黄

D. 鸭蛋剥取蛋清　　　　E. 鸡蛋剥取蛋黄和蛋清

20. 制备蛋黄油时需用（　　　）

A. 文火　　　　　　　　B. 先文火后武火　　　C. 中火

D. 武火　　　　　　　　E. 先武火后文火

【B 型题】（配伍选择题）

A. 去油制霜　B. 升华制霜　C. 析晶制霜　D. 煎煮制霜　E. 以上都不是

1. 巴豆霜（　　　）

2. 信石（　　　）

3. 西瓜霜（　　　）

4. 柏子仁霜（　　　）

　　A. 雄黄　　　　B. 肉豆蔻　　　C. 狗脊　　　　D. 蜈蚣　　　　E. 枳实

5. 需忌铁器的药物是（　　　）

6. 有滑肠之弊的药物是（　　　）

7. 需忌火的药物是（　　　）

8. 采用文火炮制的药物是（　　　）

【X型题】（多项选择题）

1. 制霜法包括（　　　）

　　A. 去油制霜　　　　　　　B. 升华制霜　　　　　　　C. 渗出制霜

　　D. 煎煮制霜　　　　　　　E. 自然制霜

2. 滑石粉煨与滑石粉炒的不同是（　　　）

　　A. 辅料用量不同　　　　　B. 火力不同　　　　　　　C. 炒制温度不同

　　D. 炮制目的不同　　　　　E. 加辅料方式不同

3. 肉豆蔻煨制后（　　　）

　　A. 除去部分油质　　　　　B. 免于滑肠　　　　　　　C. 减少刺激性

　　D. 增强固肠止泻作用　　　E. 增强升阳止泻作用

4. 芒硝提净后（　　　）

　　A. 质地纯净，可供内服　　B. 缓和咸寒之性　　　　　C. 取萝卜消导降气之功

　　D. 增强润燥软坚作用　　　E. 增强消导、下气通便作用

5. 巴豆制霜的目的是（　　　）

　　A. 降低毒性　　　　　　　B. 消除呕吐作用　　　　　C. 缓和泻下作用

　　D. 增强泻下作用　　　　　E. 改变药性

6. 西瓜霜的炮制原理和用具为（　　　）

　　A. 西瓜　　　　　　　　　B. 瓷罐　　　　　　　　　C. 芒硝

　　D. 瓦罐　　　　　　　　　E. 风化硝

7. 巴豆霜的炮制原理（　　　）

　　A. 增加巴豆油含量　　　　B. 降低巴豆油含量　　　　C. 破坏巴豆毒素

　　D. 溶解巴豆油　　　　　　E. 分解巴豆油

8. 加辅料炒法和煨法的区别是（　　　）

　　A. 辅料用量不同　　　　　B. 加热时间不同　　　　　C. 受热程度不同

D. 加辅料方法不同　　　　　　E. 成品性状不同

9. 煨制常用的辅料有（　　　）

　　A. 麦麸　　　　　　　　　　B. 蛤粉　　　　　　　　　　C. 滑石粉

　　D. 面粉　　　　　　　　　　E. 吸油纸

二、判断题

1. 蛋黄油是用干馏法制备的炮制品（　　　）

2. 肉豆蔻的毒性成分是其挥发油类（　　　）

3. 葛根不能用纸煨法炮制（　　　）

4. 滑石水飞后可降低毒性（　　　）

5. 朱砂和硫黄炮制时不能加热（　　　）

6. 水飞法的目的是使药物成为极细粉末（　　　）

扫一扫，知答案

实践项目

实践项目一　中药的净选加工

一、实训目的

1.掌握清除杂质和除去非药用部位的技术。

2.学会簸箕、药筛等净制工具的使用技术。

3.会使用筛药机和风选设备净制药物。

4.能正确进行揉搓、制绒和拌衣。

二、实验用品及材料

1.用品　簸箕、药筛、瓷盘、盛药器具、电子秤、铁研船、捣筒、小刀、喷水壶、筛药机、风选机等。

2.材料　麻黄、苦杏仁、薏苡仁、当归、山药、山楂、枳壳、车前子、王不留行、紫苏子、金樱子、麻黄、竹茹、灯心草、青黛等。

三、实训内容及步骤

（一）准备

1.准备好将要筛选的药物和器具。

2.清洁双手，用皂液将双手反复清洗，并用饮用水冲洗干净。

3.穿好实验服、戴好隔离帽。

4.检查盛药容器是否洁净，必要时进行清洁。

（二）手工操作

取适量需净制的药材称重并记录，再根据药材类型和所含杂质的种类选定净制工具。

将适量的药材置盆、簸箕、药筛、瓷盘等工具内，通过挑、拣、筛、簸等处理，以除净杂质后再进行称重。按照净度（%）＝净药重量／供试药重量×100%，计算其净度。最后将净制后的药材盛放于洁净的容器内，清理所用工具和操作台面。

1.挑选　将已称好的药材（如麻黄、苦杏仁、薏苡仁等）置挑选台上，拣除药材中所含的杂质和变异品后称重，计算药材净度。

2.筛选　将已称好的药材（如当归、山药、山楂、枳壳等）置合适的筛内，两手对称握紧筛子的边缘，均匀用力（筛子不能随意晃动），使药材在筛内摇动，将杂质及药材碎屑等筛出。将净药材称重后计算药材净度。

3.风选　将已称好的药材（如车前子、王不留行、紫苏子等）置簸箕内，两手握住簸箕边缘后部的2/3处，均匀用力借扬、簸、摆等力量，将杂质、瘪粒、碎屑等除去。将净药材称重后计算药材净度。

4.制绒　将麻黄草质茎置铁研船中进行碾制，碾至麻黄的草质茎破裂成绒状，髓部组织破坏，筛去药屑，取出绒状的草质茎入药。

5.揉搓　取竹茹除去残存的竹皮等杂质，用手揉搓成直径约6cm，重6g的小团。

6.拌衣　将50g灯心草表面喷湿（手摸有湿润感），将7.5g青黛（青黛用量为灯心草的15%）细粉均匀撒于灯心草上，拌匀后晾干。

注：也可按照机器操作规程，选用净制设备如振荡式筛药机、变频卧式风选机净制药材。

四、注意事项

1.挑选技术适用于对药材进行大小分档，除去药材中所含的霉变品、虫蛀品、泛油品等变异品。药材中所含杂质少且明显，用其他器具难以分离时也可选用，还常用于分离不同的药用部位。

2.筛选技术是根据药物和杂质的体积大小不同，选用不同规格的筛或箩，筛或箩去药材中的杂质、碎屑等，以便进一步加工炮制。

3.风选技术是利用药材和杂质的轻重不同，借助风力将杂质除去。一般选用簸箕将杂质和药材分开，多用于果实、种子类药材。

4.挖去毛适用于果实内部含有毛茸的药材。

复习思考

1.麻黄为什么要除去木质茎，麻黄根和麻黄茎为什么分别入药，如何制绒？

2.药物拌衣时如何掌握用水量，如何判断水量是否合适？

实践项目二　饮片切制

一、实训目的

1. 学习使用切药刀切制药材。

2. 学习使用切药机切制药材。

3. 能对所切制的饮片进行干燥。

4. 学习制药设备的使用、场地清洁。

5. 能正确填写相关生产记录。

6. 学会突发事件的处理。

二、实训设备及材料

1. 设备　直线往复式切药机、切药刀、热风循环烘箱、热封机、蒸锅、筛药机、盛药器具、记录表。

2. 材料　黄芩、陈皮、聚乙烯塑料袋。

三、实训内容及操作

（一）切制黄芩

1. 软化　取净黄芩大小分档，分别置蒸制容器内隔水加热，"圆汽"后再蒸半小时，待质地软化，取出，趁热切片。

2. 切制（用 QWZL-300 型直线往复式切药机操作）

（1）检查设备、盛料盘洁净状况，必要时进行清洁。

（2）检查电源，观察设备传动系统、齿轮箱、压刀夹具、进料皮带等关键部件是否正常，机身是否可靠接地。

（3）检查各润滑部位是否需润滑。

（4）接通切药机电源，点动试机，机器运行无障碍后关闭切药机，将盛料盘置于出料口。

（5）启动切药机。

（6）调整切药机的切制挡位，将拨杆上小球所处的位置调整至"截断长度—齿轮挡位配位表"表中的"内"。

（7）将蒸后的黄芩（趁热）铺于切药机输送带上，由输送带自然送至刀口处进行切片。铺放要均匀，不能用手去挤压。

（8）在操作过程中应及时清理输送带下侧附着的黄芩。

（9）操作结束，关闭切药机开关，然后切断总电源。

（10）清理输送带、切药刀片、刀口处及转动部位药材。

（11）用不锈钢铲将切药机刀口处黏附的药屑铲净，并用洁净布蘸清洁剂清洗，随后用湿洁净布擦拭干净，再用干洁净布擦干。

（12）用毛刷刷净切药机加料斗及出料口内、外壁，用湿洁净布擦拭干净，再用干洁净布擦干。

（13）将切药机链条拆下，先用铲子铲干净，再用湿洁净布擦拭干净，必要时蘸清洁剂擦拭，再用干洁净布擦干。

（14）电器部位用干洁净布擦拭干净。

（15）用消毒剂消毒设备。

3. 干燥（用 CT-C 型热风循环烘箱操作）

（1）检查烘箱及盛料盘的洁净状况，必要时进行清洁。

（2）开启电源，启动仪表控制仪，将温度设置在 60℃。

（3）启动风机，待运行正常后启动加热装置。

（4）当温度达到 60℃时，打开烘箱门，将盛有黄芩片的盛料盘置烘箱内，关好烘箱门进行烘制。

（5）烘制过程中，经常检查温度和饮片干燥程度。每间隔一段时间，应打开排湿阀5～10分钟，便于排出湿气。

（6）干燥结束，先关加热装置，待温度下降至40℃左右时，再关风机和电源。

（7）用刷子刷洗盛料盘上黏附的饮片，用湿洁净布擦拭干净，在烘箱内烘干。

（8）将烘箱内壁用湿洁净布擦拭干净。

（9）用湿洁净布（电器部位用干洁净布）擦拭烘箱外壁，再用干洁净布擦干。

4. 筛去药屑　使用筛药机筛去饮片中的药屑。

5. QA 检查　QA 检查饮片片型、规格、药屑情况，检查合格签字，操作人员将由 QA 签字合格的中间产品置周转箱中，按要求递交到下工序。

6. 包装　将已筛去药屑的黄芩片装入无毒的聚乙烯塑料袋中，用热封机封口。

7. 清场

（1）按该设备清洁消毒标准操作规程进行清洁和消毒。

（2）按要求对生产区域、走廊地面及清洁用具进行清洁。

（3）填写相关生产记录。

（二）陈皮饮片切制

1. 软化　将净陈皮铺在竹匾内，均匀喷洒适量饮用水，上面用湿纱布覆盖，闷润 4～8 小时，至湿度均匀、内外一致。

2. 切制　用手工切药刀切成 2～3mm 的细丝。

3. 干燥　将合格的饮片置盛料盘内，放置在通风处阴干或置于 CT-C 型热风循环烘箱中低温烘干。

4. 包装　筛去碎屑，将陈皮置无毒的聚乙烯塑料袋中，用热封机封口。

实践项目三　清炒法

一、实训目的

1. 掌握炒黄、炒焦和炒炭的基本方法和质量标准。

2. 掌握三种炒法的不同火候、炒后药性的变化及炒炭"存性"的含义。

3. 了解清炒法的目的和意义。

二、实验用品及材料

1. 用品　电磁炉（液化气灶）、铁锅、铁铲、炊帚、药筛、搪瓷盘等。

2. 材料

（1）炒黄　酸枣仁、王不留行、牵牛子、苍耳子、决明子等。

（2）炒焦　山楂、槟榔、栀子等。

（3）炒炭　蒲黄、地榆、荆芥等。

三、实训内容及步骤

（一）准备

1. 将要炮制的药物筛去碎屑、去除杂质。

2. 将药物大小分档。

3. 检查炒锅、铲子和盛药容器是否洁净，必要时进行清洁。

（二）手工操作

1. 炒黄

（1）酸枣仁　先用文火预热锅，投入净酸枣仁，不断翻炒至鼓起，微有爆裂声，颜色微变深，并嗅到固有气味时，出锅，放凉。用时捣碎。

成品性状：炒酸枣仁呈紫红色，鼓起，有裂纹，无焦斑，手捻种皮易脱落，具香气。

（2）王不留行　先用武火预热锅，投入净王不留行，不断翻炒至 85% 以上爆成白花，迅速出锅，放凉。

成品性状：炒王不留行大多数爆成白花，体轻质脆。具香气。

（3）牵牛子　先用文火预热锅，投入净牵牛子，不断翻炒至鼓起，有爆裂声，并透出固有香气，取出放凉。用时捣碎。

成品性状：炒牵牛子色泽加深，鼓起。微具香气。

（4）苍耳子　先用中火预热锅，投入净苍耳子，不断翻炒至表面呈深黄色、刺焦时，迅速出锅，放凉，碾去刺，筛净。用时捣碎。

成品性状：炒苍耳子表面呈深黄色、刺焦。微有香气。

（5）决明子　先用文火预热锅，投入净决明子，不断翻炒至决明子爆裂声由急剧变得稀疏，果实膨胀，表面有裂隙，色泽加深，有固有香气逸出时，迅速出锅。

成品性状：炒决明子种皮破裂，颜色加深，偶有焦斑，质稍脆。微有香气。

2. 炒焦

（1）山楂　先用中火预热锅，投入大小一致的净山楂片，不断翻炒至表面焦褐色，内部焦黄色，有焦香气溢出时，取出，放凉。筛去碎屑。

成品性状：焦山楂表面呈焦褐色，具焦斑，内部焦黄色。具焦香气，味酸减弱。

（2）槟榔　先用中火预热锅，投入大小一致的净槟榔片，不断翻炒至焦黄色，具焦斑，取出，放凉。筛去碎屑。

成品性状：焦槟榔呈焦黄色，具焦斑。具焦香气。

（3）栀子　先用中火预热锅，投入碎栀子，翻炒至焦黄色，具焦香气，取出，放凉。

成品性状：焦栀子呈焦黄色或焦褐色。有香气，味苦微涩。

3. 炒炭

（1）蒲黄　先用中火预热锅，投入净蒲黄，用文火翻炒至焦褐色，喷淋少量清水，灭尽火星，略炒干，取出，摊晾，干燥。

成品性状：蒲黄炭深褐色，质地轻松。味涩，存性。

（2）地榆　先用武火预热锅，投入地榆片，不断翻炒至外表焦黑色，内部棕褐色，喷淋清水，灭尽火星。略炒至干，取出，放凉。筛去碎屑。

成品性状：地榆炭呈焦黑色，内部棕褐色，部分炭化，质脆存性。

（4）荆芥　先用中火预热锅，投入荆芥段，不断翻炒至黑褐色，喷淋少许清水，灭尽火星，略炒干，取出，摊晾，干燥。

成品性状：荆芥炭呈黑褐色。香气减弱。

四、注意事项

1. 依据各法炮制程度及各药特点控制适宜的温度、时间，并注意药材外观变化。

2.在操作过程中，要勤翻动，避免生熟不匀的现象。炭药要注意防火，一定要待冷透。后入库。

实践项目四　加辅料炒法

一、实训目的

1.能熟练掌握加辅料炒法中常用药物的炮制方法及注意事项。

2.熟悉固体辅料的处理方法和用量。

3.能结合现行《中国药典》和《中药饮片质量标准通则》对成品质量进行评断。

二、实验用品及材料

1.用品　电磁炉（液化气灶）、铁锅、铁铲、炊帚、药筛、戥称、搪瓷盘、搪瓷盆等。

2.材料

（1）药物　苍术、枳壳、僵蚕、党参、斑蝥、山药、白术、马钱子、骨碎补、穿山甲、鳖甲、阿胶、水蛭。

（2）辅料　麦麸、粳米、伏龙肝（土）、河沙、蛤粉、滑石粉、米醋。

三、实训内容及步骤

（一）准备

1.将要炮制的药物筛去碎屑、去除杂质。

2.将药物分档备用。

3.依炮制药物的重量按比例称取所用辅料。麦麸用量为药物量的10%～15%，大米用量为药物量的20%，土的用量为药物量的25%～30%，滑石粉用量为药物量的40%～50%，蛤粉用量为药物量的30%～50%，沙的用量以能埋没药物为宜。

4.检查炒锅、铲子和盛药容器是否洁净，必要时进行清洁。

（二）手工操作

1.麸炒

（1）苍术　先用中火预热锅，用"麦麸控制火候法"，待锅温适宜时，再将适量麦麸均匀撒于热锅内，待冒烟时，加入苍术片，迅速翻炒至表面深黄色，取出。筛去麦麸，放凉。

苍术每100g，用麦麸10g。

成品性状：麸炒苍术呈深黄色，香气浓。

（2）枳壳　先用中火预热锅，用"麦麸控制火候法"，待锅温适宜时，再将适量麦麸均匀撒于热锅内，待冒烟时，加入枳壳片，迅速翻炒至淡黄色，取出。筛去麦麸，放凉。

枳壳每 100g，用麦麸 10g。

成品性状：麸炒枳壳呈淡黄色，偶见深黄色焦斑，具焦麸香气。

（3）僵蚕　先用中火预热锅，用"麦麸控制火候法"，待锅温适宜时，再将适量麦麸均匀撒于热锅内，待冒烟时，加入僵蚕，迅速翻炒至黄色，取出。筛去麦麸，放凉。

僵蚕每 100g，用麦麸 10g。

成品性状：麸炒僵蚕呈黄色。腥气减弱。

2. 米炒

（1）党参　先用中火预热锅，将大米投入锅内，待冒烟时，将分档后的党参投入锅内，快速翻炒，炒至米呈黄色或焦黄色，党参呈老黄色时迅速出锅。筛去大米，放凉。

党参每 100g，用大米 20g。

成品性状：米炒党参表面呈老黄色，微有褐色斑点。具香气。

（2）斑蝥　将渍湿的米撒入热锅内，使其平贴于锅底，用中火加热，待米冒烟时，投入净斑蝥，轻轻翻动米上的药物，炒至米呈黄棕色，少数焦褐色时，取出，筛去米，放凉。

斑蝥每 100g，用大米 20g。

成品性状：米炒斑蝥微挂火色。臭气微。

3. 土炒

（1）山药　先将伏龙肝粉（或土粉）置热锅内，用中火加热，至土粉轻松灵活状态时，投入山药片，不断翻炒至山药挂土色，并透出山药之固有香气时，取出。筛去土，放凉。

山药每 100g，用伏龙肝（土粉）30 ～ 40g。

成品性状：土炒山药表面轻挂薄土，呈土黄色，无焦黑斑和焦苦味。具土香气。

（2）白术　先将伏龙肝粉（或土粉）置热锅内，用中火加热，至土粉轻松灵活状态时，投入白术片，不断翻炒至白术表面挂土色时，取出。筛去土，放凉。

白术每 100g，用伏龙肝（土粉）30 ～ 40g。

成品性状：土炒白术表面土黄色，附有细土末。具土香气。

4. 砂烫

（1）马钱子　先将河沙置热锅内，用武火加热，至滑利容易翻动时，投入马钱子，翻炒至外表棕褐色、鼓起时，随机取一粒马钱子直立，用重物敲击，一敲即裂为两瓣，可见内部棕色并有鼓起的小泡时，迅速出锅。筛去沙子，放凉。

成品性状：砂烫马钱子表面棕褐色，内部鼓起小泡。具苦香味。

（2）骨碎补　先将河沙置热锅内，用武火加热，至滑利容易翻动时，投入适量骨碎补，快速翻炒至骨碎补鼓起，绒毛易脱落，断面呈淡红棕色至红棕色。迅速出锅。筛去沙子，放凉。

成品性状：砂烫骨碎补鼓起，质轻脆，表面棕褐色，断面呈淡红棕色，味微苦涩，气香。

（3）穿山甲　先将河沙置热锅内，用武火加热，至滑利容易翻动时，投入适量大小一致的穿山甲，不断翻动至鼓起发泡、边缘向内卷曲、表面呈金黄色时，取出，放凉或趁热投入醋液中稍浸，捞出干燥。

穿山甲每100g，用醋液30g。

成品性状：醋山甲膨胀鼓起，边缘向内卷曲，黄色，质松脆，易碎，有醋香气。炮山甲形如醋山甲，金黄色，质酥脆，易碎，气微腥，味咸。

（4）鳖甲　先将河沙置热锅内，用武火加热，至滑利容易翻动时，投入大小分档的净鳖甲，翻炒至质酥，外表呈黄色，取出，趁热投入醋液中稍浸，捞出干燥。

鳖甲每100g，用醋液20g。

成品性状：醋鳖甲黄色，质酥脆。略具醋味。

5.蛤粉烫

阿胶　先将蛤粉置热锅内，用中火加热至灵活状态时，投入阿胶丁，埋没片刻后翻炒至阿胶鼓成圆球状不再鼓大，表面呈灰白色或灰褐色，内部无溏心时，迅速取出。筛去蛤粉，放凉。

阿胶每100g，用蛤粉40g。

成品性状：阿胶珠呈类圆形，表面呈灰白色或灰褐色，内部无溏心，质轻而脆，中空略成海绵状。

6.滑石粉烫

水蛭　先将滑石粉置热锅内，用中火加热至灵活状态时，投入水蛭，翻炒至鼓起表面呈黄棕色时，取出。筛去滑石粉，放凉。

水蛭每100g，用滑石粉50g。

成品性状：滑石粉炒水蛭呈黄棕色，微鼓起，质酥脆，易碎。有腥气。

（三）清场

实训结束后，需进行以下操作：①先将炮制好的药物置洁净的聚乙烯包装袋内，密封后贮藏；②将炮制后的麸、大米和不能反复使用的土等辅料倒入垃圾箱内；③清洁灶具和其他实训容器，并将相关容器归放原位；④将实训室打扫干净；⑤关闭水、电、门、窗。

四、注意事项

1. 需加辅料炒制的药材应为干燥品，且大小分档并经过净选加工处理。

2. 麸炒药物火力可稍大，撒入麦麸应立即冒烟，随即投入药物，借麦麸之烟熏使药物变色，但火力过大，则麦麸迅速焦黑，不产生浓烟而达不到麸炒的目的。操作中做到"四速""三均匀"，即撒麸迅速且均匀、撒药迅速且均匀、翻炒动作迅速且均匀、出锅动作迅速。

3. 米炒火力不宜过大，温度过高会将药材烫焦，影响质量。

4. 土炒必须先将土粉加热呈灵活状态时，加入药物，如果温度过低，则药物挂不上土，颜色也不易改变；温度过高，使药物焦化。

5. 砂烫温度过高，应及时翻炒，出锅要快。

6. 炒过毒剧药物的辅料，不能再用于炒制其他药物，也不可乱倒。

实践项目五　炙法

一、实训目的

1. 掌握各种炙法的操作方法、炮制标准和注意事项。

2. 熟悉各种液体辅料的选择和一般用量。

3. 了解各种炙法的目的意义。

4. 能结合现行《中国药典》和《中药饮片质量标准通则》对成品质量进行评断。

二、实训用品及材料

1. 用品　电磁炉（液化气灶）、铁锅、铁铲、炊帚、药筛、戥称、搪瓷盘、搪瓷盆、量筒、纱布等。

2. 材料

（1）药物　大黄、黄连、川芎、白芍、当归、柴胡、延胡索、香附、乳香、芫花、黄柏、杜仲、车前子、知母、小茴香、厚朴、竹茹、黄芪、麻黄、百合、甘草、款冬花、淫羊藿。

（2）辅料　黄酒、米醋、食盐、生姜、蜂蜜、羊脂油。

三、实训内容

（一）准备

1. 操作前，将所用器具洗涤干净。

2.操作前，药物大小分档，备用。

3.操作前，将所用辅料全部准备好。

（1）食盐水　食盐用适量开水溶化后，过滤取澄清液，即得。

（2）姜汁

①捣汁——生姜洗净切碎，置适宜容器内捣烂，加入适量水，压榨取汁，残渣再加水共捣，再次压榨取汁，如此反复2～3次，合并姜汁，备用。

②煮汁——取净生姜片或干姜片，置适宜容器内，加适量水煮，过滤，残渣再加水煮，再次过滤，合并两次滤液，适当浓缩，备用。

（3）炼蜜　可加适量开水稀释，备用。

（4）羊脂油　羊脂切碎，加热熬炼，去渣取油，即得。

（二）操作

1.酒炙法

（1）大黄　取大黄片或块，黄酒喷淋拌匀，稍闷润，待酒被吸尽后，置炒制容器内，文火炒至色泽加深，取出，晾凉。

辅料用量：大黄片或块每100kg，用黄酒10kg。

成品性状：酒大黄表面深棕色或棕褐色，偶有焦斑，微带酒香气。

（2）黄连　取黄连片，用定量黄酒拌匀，稍闷润，待酒被吸尽后，置炒制容器内，文火炒干，取出，晾凉。

辅料用量：黄连片每100kg，用黄酒12.5kg。

成品性状：酒黄连色泽加深，略带酒香气，味苦。

（3）川芎　取川芎片，用定量黄酒拌匀，稍闷润，待酒被吸尽后，置炒制容器内，文火炒至棕黄色，取出，晾凉。

辅料用量：川芎片每100kg，用黄酒10kg。

成品性状：酒川芎色泽加深，偶有焦斑，略带酒气。

（4）白芍　取白芍片，用定量黄酒拌匀，稍闷润，待酒被吸尽后，置炒制容器内，文火炒干，取出，晾凉。

辅料用量：白芍片每100kg，用黄酒10kg。

成品性状：酒白芍表面微黄色，略带酒香气。

（5）当归　取当归片，用定量黄酒拌匀，稍闷润，待酒被吸尽后，置炒制容器内，文火炒至深黄色，取出，晾凉。

辅料用量：当归片每100kg，用黄酒10kg。

成品性状：酒当归表面深黄色，偶有焦斑，略带酒香气。

2. 醋炙法

（1）柴胡　取柴胡片，用定量米醋拌匀，稍闷润，待醋被吸尽后，置炒制容器内，文火炒干，取出，晾凉。

辅料用量：柴胡片每 100kg，用米醋 20kg。

成品性状：醋柴胡色泽加深，略带醋香气。

（2）延胡索

①取延胡索片，用定量米醋拌匀，稍闷润，待醋被吸尽后，置炒制容器内，文火炒干，取出，晾凉。

②取净延胡索，加入定量米醋和适量清水，文火煮至醋液被吸尽，切开内无白心，取出，晾凉，切厚片或用时捣碎。

辅料用量：延胡索每 100kg，用米醋 20kg。

成品性状：醋延胡索深黄色或黄褐色，略带醋香气。

（3）香附

①取香附片或粒，用定量米醋拌匀，稍闷润，待醋被吸尽后，置炒制容器内，文火炒干，取出，晾凉。

②取净香附，加入定量米醋及与米醋等量的清水，煮至醋液基本被吸尽，再蒸 5 小时，闷润片刻，取出微凉，切厚片，干燥，或取出干燥后碾成绿豆大粒块。

辅料用量：香附片或粒每 100kg，用米醋 20kg。

成品性状：醋香附表面黑褐色，略带醋香气。

（4）乳香　取净乳香，置炒制容器内，文火炒至冒烟，表面微熔时，喷淋定量米醋，继续炒至表面显油亮光泽，迅速取出，摊开晾凉。

辅料用量：净乳香每 100kg，用米醋 5kg。

成品性状：醋乳香表面深黄色，显油亮，略带醋气。

（5）芫花　取净芫花，用定量米醋拌匀，稍闷润，待醋被吸尽后，置炒制容器内，文火炒至微干，取出，晾凉。

辅料用量：芫花每 100kg，用米醋 30kg。

成品性状：醋芫花表面灰褐色，略带醋气，味微酸而微麻辣。

3. 盐炙法

（1）黄柏　取黄柏丝，用食盐水拌匀，稍闷润，待食盐水被吸尽后，置炒制容器内，文火炒干，取出，晾凉。

辅料用量：黄柏丝每 100kg，用食盐 2kg。

成品性状：盐黄柏深黄色，偶有焦斑，味苦微咸。

（2）杜仲 取杜仲丝或块，用食盐水拌匀，稍闷润，待食盐水被吸尽后，置炒制容器内，中火炒至表面焦黑色，丝易断时，取出，晾凉。

辅料用量：杜仲丝或块每100kg，用食盐2kg。

成品性状：盐杜仲表面焦黑色，断面焦褐色，橡胶丝减少，弹性减弱，略带咸味。

（3）车前子 取净车前子，置炒制容器内，文火炒至略有爆裂声时，喷淋盐水，炒干，取出，晾凉。

辅料用量：车前子每100kg，用食盐2kg。

成品性状：盐车前子黑褐色，气微香，味微咸。

（4）知母 取知母片，置炒制容器内，文火炒至变色，喷淋盐水，继续炒干，取出，晾凉。

辅料用量：知母片每100kg，用食盐2kg。

成品性状：盐知母呈黄色，偶有焦斑，味微咸。

（5）小茴香 取净小茴香，用食盐水拌匀，稍闷润，待食盐水被吸尽后，置炒制容器内，文火炒至微黄色，并有香气逸出时，取出，晾凉。

辅料用量：小茴香每100kg，用食盐2kg。

成品性状：盐小茴香微鼓起，色泽加深，香气浓，略带咸味。

4. 姜炙法

（1）厚朴

①取厚朴丝，用姜汁拌匀，闷润，待姜汁被吸尽后，置炒制容器内，文火炒干，取出，晾凉。

②取净药材，扎成捆，置姜汤中，反复浇淋，文火煮至姜液被吸尽，取出，切丝，干燥。

辅料用量：厚朴每100kg，用生姜10kg。

成品性状：姜厚朴色泽加深，略带姜的辛辣气味。

（2）竹茹 取竹茹段或团，用姜汁拌匀，稍润，待姜汁被吸尽后，置炒制容器内，文火炒至黄色，取出，晾凉。

辅料用量：竹茹段或团每100kg，用生姜10kg。

成品性状：姜竹茹黄色，有少许焦斑，略带姜的气味。

5. 蜜炙法

（1）黄芪 取炼蜜，加入适量开水稀释，淋入黄芪片中拌匀，闷润，置炒制容器内用文火炒至深黄色，不黏手时，取出，晾凉。

辅料用量：黄芪片每 100kg，用炼蜜 25kg。

成品性状：蜜黄芪表面深黄色，微有黏性，略带光泽，具蜜香气，味甜。

（2）麻黄　取炼蜜，加入适量开水稀释，淋入麻黄段中拌匀，闷润，置炒制容器内用文火炒至不黏手时，取出，晾凉。

辅料用量：麻黄段每 100kg，用炼蜜 20kg。

成品性状：蜜麻黄表面深黄色，微有黏性，略带光泽，具蜜香气，味甜。

（3）百合　将净百合置炒制容器内用文火炒至颜色加深时，加入定量的炼蜜迅速翻动，使炼蜜与药物拌匀，继续加热炒至微黄色，不黏手时，取出晾凉。

辅料用量：百合每 100kg，用炼蜜 5kg。

成品性状：蜜百合表面黄色，偶有焦斑，微有黏性，略带光泽，味甜。

（4）甘草　取炼蜜，加入适量开水稀释，淋入甘草片中拌匀，闷润，置炒制容器内用文火炒至深黄色，不黏手时，取出，晾凉。

辅料用量：甘草片每 100kg，用炼蜜 25kg。

成品性状：蜜甘草表面深黄色，微有黏性，略带光泽，具焦香气，味甜。

（5）款冬花　取炼蜜，加入适量开水稀释，淋入净款冬花中拌匀，闷润，置炒制容器内，文火炒至微黄色，不黏手时，取出，晾凉。

辅料用量：款冬花每 100kg，用炼蜜 25kg。

成品性状：蜜款冬花表面棕黄色，偶有焦斑，微有黏性，略带光泽，味微甜。

6. 油炙法

淫羊藿　取羊脂油置锅内加热熔化，加入淫羊藿丝，文火炒至微黄色，显油亮光泽时，取出，晾凉。

辅料用量：淫羊藿丝每 100kg，用羊脂油（炼油）20kg。

成品性状：炙淫羊藿表面微黄色，显油亮光泽，微有羊脂油气。

（三）清场

1. 实训结束后，将实训仪器及相关器材放归原位。

2. 将实训室清洁干净，关好水、电、门窗。

四、注意事项

1. 操作时，严格控制火候，一般用文火加热，并且要勤加翻动和搅拌。

2. 后加辅料炮制的药物，辅料要均匀喷洒在药物上。

3. 酒炙药物闷润时，容器要加盖密闭，防止酒迅速挥发。

4.采用先拌辅料后炒药方法炮制的药物，一定要闷润至辅料被完全吸尽或渗透到组织内部后，才能进行炒制。

5.炮制完成后，出锅要迅速，待药物凉透后再贮存。

复习思考

1.实验中各药物的炮制目的是什么？

2.盐炙、姜炙、蜜炙、油炙法所用的辅料如何制备？

实践项目六 煅制法

一、实训目的

1.了解煅法的目的和意义。

2.掌握三种煅制方法的操作要点及火候，注意事项和质量标准。

二、实训内容

1.明煅法 煅明矾、煅石膏。

2.煅淬法 淬自然铜、淬赭石。

3.煅炭法 棕榈炭、血余炭。

三、器具与药材

炉子、铁铲、锅、坩埚、烧杯、量筒、火钳、电炉、大小瓷蒸发皿、搪瓷盘、台秤、马福炉；盐泥、米醋等。

四、实训方法

1.枯矾 取净白矾，敲成小块，置煅锅内，用武火加热至熔化，继续煅至膨胀松泡呈白色蜂窝状固体，完全干燥，停火，放凉后取出，研成细粉。煅制白矾时应一次性煅透，中途不得停火，不要搅拌。否则搅拌后堵塞了水分挥发的通路，易形成凉后的"僵块"。

2.煅石膏 取净石膏块，置无烟炉火或耐火容器内，用武火加热，煅至红透，取出，放凉后研成细粉。

3.煅自然铜 取净自然铜，置耐火容器内，用武火加热，煅至红透立即取出，投入醋液中淬制，待冷后取出，反复煅烧醋淬至黑褐色，外表脆裂，光泽消失，质地酥脆，取出，摊开放凉，干燥后碾碎。每100kg自然铜，用醋30kg。

4. 煅炉甘石　取净炉甘石，置耐火容器内，用武火加热，煅至红透，取出，立即倒入水中浸淬，搅拌，倾取上层水中混悬液，残渣继续淬飞 3 ～ 4 次，至不能混悬为度，合并混悬液，静置，待澄清后倾去上层清水，干燥。

5. 血余炭　取头发，除去杂质，反复用稀碱水洗去油垢，清水漂净，晒干，装于锅内，上扣一个口径较小的锅，两锅结合处用盐泥或黄泥封固，上压重物，扣锅底部贴一白纸条，或放几粒大米，用武火加热，煅至白纸或大米呈深黄色为度，离火，待凉后取出，剁成小块。

6. 棕榈炭

（1）煅炭　取净棕榈段或棕板块置锅内，上扣一较小锅，两锅结合处用盐泥封固，上压重物，并贴一块白纸条或放大米数粒，用武火加热，煅至白纸或大米呈深黄色时，停火，待锅凉后，取出。

（2）炒炭　取净棕板，切成小块，用武火炒至黑棕色，喷淋少量清水，取出干燥。

五、成品性状

1. 白矾　为半透明结晶块状物，无色，乳白色或带微黄色；质坚而脆（硬度 2 ～ 2.5），体重（密度 1.75g/cm³），气微，味微甜而涩。枯矾为不透明、白色、蜂窝状或海绵状固体块状物或细粉，无结晶样物质；体轻质松，手捻易碎，味酸涩。

2. 生石膏　为不规则块状或粉末，白色、灰色或淡黄色，纵断面呈纤维状或板状，并有绢丝样光泽，半透明；体重（密度 2.3g/cm³），质坚硬而松（硬度 2），无臭，味淡。煅石膏呈不规则块状或条状，洁白或粉白色，纹理破坏，光泽消失，不透明，表面松脆，易剥落，质地轻松。

3. 自然铜　为小方块状，大小不一，表面金黄色或黄褐色，有金属光泽。质重（密度 4.9 ～ 5.2g/cm³）而硬（硬度 6 ～ 6.5）。煅自然铜为不规则的碎粒，呈黑褐色或黑色，无金属光泽；质地酥脆，有醋气，碾碎后呈无定形黑色粉末。

4. 炉甘石　为不规则碎块状，表面白色或淡红色，不平坦，具众多小孔，显粉性；体轻，易碎，无臭，味微涩。煅炉甘石为白色或灰白色无定形细粉，质轻松。制炉甘石为黄色或深黄色细粉，质轻松，味苦。

5. 血余炭　为不规则的小块状，大小不一，乌黑而光亮，呈蜂窝状，研之清脆有声，质轻松易碎，味苦。

6. 棕榈　为不规则的块，表面红棕色，粗糙，有纵直皱纹，两侧附有多数棕色棕毛，切面纤维状；质坚实，气微，味淡。煅棕榈炭为黑褐色或黑色的块状，有光泽；质酥脆，味苦涩。炒棕榈炭表面黑棕色，微发亮，内部棕褐色，质较脆。

实践项目七 蒸、煮、燀技术

【实践目的】

1.掌握蒸、煮、燀制的操作要领和操作工艺；能够熟练进行蒸、煮、燀制的炮制药物；药物的炮制标准及标准要求的判断方法。

2.了解实训操作间的日常工作及炮制工具的正确使用。

【实践材料】

1.设备　电炉、蒸煮锅、搪瓷盘、量筒、筛子、纱布等。

2.药物　何首乌、五味子、川乌、远志、苦杏仁。

3.辅料　黑豆或黑豆汁、米醋、甘草（甘草汁）。

【实践过程】

（一）蒸制技术

1.制何首乌

（1）制黑豆汁　取黑豆10kg，加水适量，煮约4小时，熬汁约15kg，豆渣再加水煮约3小时，熬汁约10kg，合并两次所得黑豆汁约25kg。

（2）制何首乌　取何首乌片或块，用黑豆汁拌匀，润透，置非铁质蒸制容器内，炖至汁液吸尽；清蒸或用黑豆汁拌匀后蒸，蒸至内外均呈棕褐色，或晒至半干，切片，干燥。

每100kg何首乌片或块，用黑豆10kg。

2.醋五味子　取净五味子，用米醋拌匀，置蒸制容器内，加热蒸至黑色时取出，干燥。用时捣碎。

每100kg净五味子，用米醋20kg。

（二）煮制技术

1.制川乌　取净川乌，按大小个分开，用水浸泡至内无干心，取出，加水煮沸4～6小时（或蒸6～8小时），取大个及实心者切开内无白心，口尝微有麻舌感时取出，晾至六成干，切厚片，干燥。

2.制远志　取甘草，加适量水煎煮2次，合并煎液浓缩至甘草量的10倍，再加入净远志，用文火煮至汤被吸尽，取出，干燥。

每100kg远志，用甘草6kg。

（三）燀制技术

燀苦杏仁　取净苦杏仁置10倍量沸水中，加热约5分钟，至种皮微膨胀时，捞出，用凉水稍浸，取出，搓开种皮与种仁，干燥，筛去或簸去种皮。用时捣碎。

【操何要点】

1. 蒸制

（1）须用液体辅料拌蒸的药物，应待辅料被吸尽后再蒸制。

（2）蒸制时一般先用武火，待"圆汽"后改为文火，保持锅内有足够的蒸汽即可。但在非密闭容器中酒蒸时，要先用文火，防止酒很快挥发，达不到酒蒸的目的。

（3）蒸制时要注意时间，若时间太短则达不到蒸制目的；若蒸得过久，则影响药效，有的药物可能"上水"，难于干燥。

（4）须长时间蒸制的药物宜不断添加开水，以免蒸汽中断，特别注意不要将水煮干，以免影响药物质量。需日夜连续蒸制者应有专人值班，以保安全。

（5）加辅料蒸制完毕后，若容器内有剩余的液体辅料，应拌入药物后再进行干燥。

2. 煮制

（1）大小分档，分别炮制。

（2）掌握加水量。加水量多少根据要求而定。如煮的时间长用水宜多，短者可少加；若需煮熟、煮透或弃汁、留汁的加水宜多，要求煮干者，则加水要少。如剧毒药清水煮时加水量宜大，要求药透汁不尽，煮后将药捞出，去除母液。加液体辅料煮制时，加水量应控制适宜，要求药透汁尽，加水过多，药透而汁未吸尽，有损药效；加水过少，则药煮不透，影响质量。

（3）掌握火力。先用武火煮至沸腾，再改用文火，保持微沸，否则水分迅速蒸发，易向药物组织内部渗透。煮制中途需加水时，应加沸水。

（4）煮好后出锅，及时晒干或烘干，如需切片，则可闷润至内外湿度一致，先切成饮片，再进行干燥，或适当晾晒后再切片，干燥。

3. 焯制

（1）水量要大，以保证水温。一般为药量的10倍以上。若水量少，投入药物后，水温迅速降低，酶不能很快被灭活，反而使苷被酶解，影响药效。亦影响药物的去毒效果。

（2）待水沸后投药，加热时间以5～10分钟为宜。以免水烫时间过长，成分损失。

（3）焯去皮后，宜当天晒干或低温烘干，否则易泛油，色变黄，影响成品质量。

【结果记录】

1. 蒸、煮、焯技术的异同点，从火力、火候、时间等方面描述。

2. 各个药物在炮制时所选用的火力、火候、时间及成品质量。

实践项目表1　实践评定

项目	标准分值	评定标准	扣分	得分
准备	5	器具洁净齐全，摆放合理；药物及辅料称取规范、称量准确		
净制	5	净制操作规范，饮片净度符合《中国药典》及《中药饮片质量标准通则（试行）》之规定		
辅料	5	辅料制备及用量准确，闷润时间掌握合理		
火力	5	火焰大小控制合理，燃烧强度适中		
火候	10	准确把握药物蒸、煮、燀所需程度		
出锅	5	出锅及时，药屑及辅料处理规范；炮制品存放得当		
清场	5	按规程清洁器具，清理现场；饮片和器具归类放置		
炮制程度	60	炮制后饮片质量应符合《中国药典》及《中药饮片质量标准通则（试衍）》之规定。适中率95%以上，60分；适中率80%～95%，50分；适中率70%～80%，40分；适中率60%～70%，30分；适中率50%以下，不超过20分		
合计	100			

实践项目八　复制法

一、实训目的

1.掌握复制法的操作方法、操作程序和成品质量要求。

2.熟悉实验药物（清半夏）的炮制方法、炮制品规格、成品质量要求和操作中的注意事项。

3.了解炮制品质量评价标准。

二、实验用品及材料

1.用品　蒸煮锅、瓷盘、电炉、电子秤、烧杯、量筒、玻璃棒、筛子、聚乙烯包装袋等。

2.材料　生半夏、白矾。

三、实训内容及步骤

（1）准备　检查所用容器和盛药器具是否洁净，必要时进行清洁。除去半夏中的杂质，称重，置洁净的容器内；按比例称取白矾（用量为半夏的20%），加适量水配制成8%的白矾水溶液，置适宜的容器内。

（2）浸泡　将净半夏置8%的白矾水溶液中浸泡至内无干心，口尝微有麻舌感时，取出。

（3）切制　洗净表面浮沫，切厚片，干燥。筛去碎屑。

（4）成品规格　成品为椭圆形、类圆形或不规则厚片。切面淡灰色至灰白色，质脆，易折断，味微涩，微有麻舌感。

（5）收藏　将清半夏装入无毒聚乙烯塑料袋中，密封袋口。

（6）清场　按要求清洁相关器具、工作台面。

四、注意事项

1. 半夏要大小分档。

2. 用8%白矾水溶液浸泡半夏时一定要保证泡至内无干心，口尝微有麻舌感，再取出。

复习思考

1. 描述实验所得清半夏成品性状，并与炮制标准对比，分析异同点。

2. 试述实践药物的质量如何？是否符合要求？

实践项目九　发酵、发芽法

一、实训目的

1. 掌握发酵、发芽的操作方法、注意事项及单味药物的炮制方法及炮制作用。

2. 熟悉发酵、发芽法所必需的条件以及影响成品质量的因素。

3. 了解发酵、发芽的目的。

二、实训任务

1. 发酵法　六神曲、淡豆豉。

2. 发芽法　麦芽、大豆黄卷。

三、工具设备

电炉、铁锅、铁铲、筛子、竹匾、瓷盆、瓷盘、刀、模具等。

四、操作方法

1. 发酵法

（1）六神曲　取面粉40g，麦麸60g，苦杏仁4g，赤小豆4g，鲜青蒿、鲜苍耳草、鲜辣蓼各7g（干者用1/3）。将苦杏仁和赤小豆碾成粉末（或将苦杏仁碾成泥状，赤小豆煮烂），与面粉、麦麸混匀，再将鲜青蒿等用适量水煎汤（占原料量 25% ～ 30%），将汤液陆续加入面粉中，揉搓成粗颗粒状，以"手握能成团，弹之即散"为度。然后置于木制模型中，压成扁平方块（33cm×20cm×6.6cm），再用粗麻纸（或鲜苘麻叶）包严，按"品"字形堆放，上面用鲜青蒿或厚棉被等物覆盖。保持室温在 32 ～ 42℃，相对湿度在 55% ～ 70%，经 4 ～ 6 天即能发酵，待表面全部生出黄白色霉衣时，取出，除去纸或苘麻叶，切成小方块，在 50 ～ 70℃干燥。

成品性状：六神曲为灰黄色的块，表面粗糙，内部生有斑点，质地较硬，气味芳香。

（2）淡豆豉　取桑叶、青蒿加水煎煮，滤过，将煎汁拌入净大豆中，待汤液被吸尽后，蒸透，取出，稍晾，再置于容器内，用煎过汁的桑叶、青蒿渣覆盖，闷至发酵至上面布满黄霉衣，取出。除去药渣，洗净，置于容器内，再闷 15 ～ 20 天，至充分发酵、有香气逸出时，取出。略蒸，干燥。每 1000g 净大豆用桑叶、青蒿各 70 ～ 100g。

成品性状：淡豆豉呈灰褐色，有黄衣，气香，味微甘。

2. 发芽法

（1）麦芽　取新鲜成熟饱满的净大麦，用清水浸泡至 6 ～ 7 成透，捞出，置于能排水的容器内，上盖湿物，每日淋水 2 ～ 3 次，保持适宜的温、湿度，经 5 ～ 7 天，待幼芽长至约 0.5cm 时，取出，晒干或低温干燥。

成品性状：麦芽呈黄白色，有芽和须根，内含粉质，芽长 0.5 ～ 1cm。其发芽率应在 85% 以上。

（2）大豆黄卷　取成熟饱满的净大豆，用清水浸泡至表面起皱，捞出，置于能排水的容器内，上盖湿布，每日淋水 2 ～ 3 次，保持湿润，待芽长至 0.5 ～ 1cm 时，取出，干燥。

成品性状　大豆黄卷为带芽的黄豆或黑豆。芽黄色，卷曲。其发芽率应在 85% 以上。

五、注意事项

1. 发芽前要测定发芽率 85% 以上。

2. 发酵、发芽过程中均要保证一定温度和湿度，发酵法宜在夏伏天进行。

3. 要勤检查、勤淋水，防止发酵过度或芽长得过长。

4. 发芽时，要避免阳光直射。

5. 麦芽、大豆黄卷等芽长至规定要求时，要及时干燥。

复习思考

1. 阐述发酵、发芽法的操作方法及注意事项。

2.发酵法、发芽法最适宜的条件是什么?

实践项目十　制霜法

一、实训目的

1.掌握制霜法的操作要领、操作工艺和成品质量要求。

2.熟悉实训药物的炮制方法、炮制标准及标准要求的判断方法。

3.了解炮制品质量评价标准。

二、实训材料

1.器材　瓷盘、铁研船、电炉、蒸锅、刷子、天平、压榨器、瓦罐、搪瓷盘、盛药器具、草纸等。

2.药品　柏子仁、西瓜、皮硝。

三、实训内容及步骤

（一）准备

1.将待炮制的药物筛去碎屑、杂质备用。

2.将药物按大小、粗细分档备用。

3.检查设备及盛药容器等是否洁净，必要时进行清洁。

4.检查称重和量取的仪器是否符合称重和量取的要求，必要时进行调换。

（二）操作

1.柏子仁霜　将柏子仁除去杂质及残留的种皮，用铁研船碾成泥状，用2~3层吸油布包严后，置沸水锅中蒸热，取出后用压榨机压榨去油，反复多次，直至药物呈松散粉末不再黏结成饼状为度，取出碾细；或用2~3层吸油纸包裹，用电熨斗反复压榨去油至药物成粉状且不黏结成饼为度，取出碾细。

2.西瓜霜　将新鲜西瓜切碎，放入不带釉的瓦罐内，一层西瓜一层皮硝，将罐口封严，悬挂于阴凉通风处，数日后，瓦罐外面析出白色结晶物，随析随收集，至无结晶析出为止。每100kg西瓜，用皮硝15kg。

（三）清场

实验结束后，将炮制好的药物置洁净的容器内或包装袋内，密封后贮藏。将未使用完的药物及辅料放入规定的容器内。清洁实验室及使用过的设备，关闭水、电、门、窗。

实践项目表2　实践评定

项目	标准分值	评定标准	扣分	得分
准备	5	器具洁净齐全、摆放合理；生药及辅料称取规范、称量准确		
净制	5	净制操作规范，饮片净度符合《中国药典》及《中药饮片质量标准通则（试行）》之规定		
操作	10	操作过程正确，严格按操作流程进行		
温度	5	在操作过程中能准确把握温度，按要求温湿度进行		
产品	10	根据标准要求，合理判断炮制程度，及时收集成品		
清场	5	按规程清洁器具，清理现场；饮片和器具归类放置		
炮制程度	60	炮制后饮片质量应符合《中国药典》及《中药饮片质量标准通则（试行）》之规定。适中率95%以上，60分；适中率80%～95%，50分；适中率70%～80%，40分；适中率60%～70%，30分；适中率50%以下，不超过20分		
合计	100			

实践项目十一　煨法、烘焙法

一、实训目的

1. 掌握煨法、烘焙法的成品规格及操作工艺。
2. 熟悉实训药物的炮制方法、炮制标准及标准要求的判断方法。
3. 了解炮制品质量评价标准。

二、实训材料

1. 器材　煤气灶、锅、盛药器具、天平。
2. 药品　肉豆蔻、葛根、蜈蚣。
3. 辅料　面粉、麦麸、滑石粉。

三、实训内容及步骤

（一）准备

1. 将待炮制的药物筛去碎屑、杂质备用。
2. 将药物按大小、粗细分档备用。
3. 检查设备及盛药容器等是否洁净，必要时进行清洁。

4.检查称重和量取的仪器是否符合称重和量取的要求，必要时进行调换。

（二）操作

1.煨肉豆蔻（面裹煨）　取面粉加适量水揉成面团，压成薄片，将净肉豆蔻逐个包裹，或将肉豆蔻表面用水湿润，如水泛丸法包裹面粉，再湿润包裹3～4层，晾至半干，倒入已炒热的滑石粉锅内，文火加热，适当翻动，煨至面皮呈焦黄色时取出，筛去滑石粉，晾凉，剥去面皮。用时捣碎。

每100kg肉豆蔻，用面粉50kg。滑石粉的用量，以能将药物全部掩埋为度。

2.煨葛根（麦麸煨）　取少量麦麸撒入热锅中，中火加热，待冒烟后，倒入葛根片，上面再撒剩余麦麸，煨至下层麦麸成焦黄色时，随即用铁铲将葛根与麦麸不断翻动，至葛根片成焦黄色时，取出，筛去麦麸，放凉。

每100kg净葛根片，用麦麸30kg。

3.焙蜈蚣　取净蜈蚣，文火焙至黑褐色，质地酥脆时，取出放凉，剪断或研成细粉。

（三）清场

实验结束后，将炮制好的药物置洁净的容器内或包装袋内，密封后贮藏。将未使用完的药物及辅料放入规定的容器内。清洁实验室及使用过的设备，关闭水、电、门、窗。

实践项目表3　实践评定

项目	标准分值	评定标准	扣分	得分
准备	5	器具洁净齐全、摆放合理；生药及辅料称取规范、称量准确		
净制	5	净制操作规范，饮片净度符合《中国药典》及《中药饮片质量标准通则（试行）》之规定		
操作	10	操作过程正确，严格按操作流程进行		
温度	5	在操作过程中能准确把握温度，按要求温湿度进行		
产品	10	根据标准要求，合理判断炮制程度，及时收集成品		
清场	5	按规程清洁器具，清理现场；饮片和器具归类放置		
炮制程度	60	炮制后饮片质量应符合《中国药典》及《中药饮片质量标准通则（试行）》之规定。适中率95%以上，60分；适中率80%～95%，50分；适中率70%～80%，40分；适中率60%～70%，30分；适中率50%以下，不超过20分		
合计	100			

实践项目十二 水飞、提净法

一、实训目的

1. 掌握水飞、提净法的成品规格及操作工艺。

2. 熟悉实训药物的炮制方法、炮制标准及标准要求的判断方法。

3. 了解炮制品质量评价标准。

二、实训材料

1. 器材 煤气灶、锅、盛药器具、天平、烧杯、磁铁、乳钵、量筒。

2. 药品 朱砂、朴硝。

3. 辅料 鲜萝卜。

三、实训内容及步骤

（一）准备

1. 将待炮制的药物筛去碎屑、杂质备用。

2. 将药物按大小、粗细分档备用。

3. 检查设备及盛药容器等是否洁净，必要时进行清洁。

4. 检查称重和量取的仪器是否符合称重和量取的要求，必要时进行调换。

（二）操作

1. 朱砂粉 取朱砂，用磁铁吸净铁屑，置乳钵内，加适量水研磨成糊状，然后加多量水搅拌，待粗粉下沉，倾取上层混悬液。下沉的粗粉再按上法反复操作多次，直至手捻细腻，无亮星为止，弃去杂质，合并混悬液，静置后倾去上清液，取沉淀物，晾干或40℃以下干燥，再研细即可。或取朱砂用磁铁吸除铁屑，置球磨机内加适量清水共研成极细粉末，晾干或40℃以下干燥，过200目筛。

2. 芒硝 取适量鲜萝卜，洗净，切成片，置锅中，加适量水煮透，再投入适量朴硝共煮，直至全部溶化，取出过滤或澄清后取上清液，晾凉。待结晶大部分析出，取出晶体，置避风处适当干燥即得，其结晶母液再加热浓缩后可继续析出结晶，如此反复至不再析出结晶为止。

每100kg朴硝，用萝卜20kg。

（三）清场

实验结束后，将炮制好的药物置洁净的容器内或包装袋内，密封后贮藏。将未使用完的药物及辅料放入规定的容器内。清洁实验室及使用过的设备，关闭水、电、门、窗。

实践项目表 4　实践评定

项目	标准分值	评定标准	扣分	得分
准备	5	器具洁净齐全、摆放合理；生药及辅料称取规范、称量准确		
净制	5	净制操作规范，饮片净度符合《中国药典》及《中药饮片质量标准通则（试行）》之规定		
操作	10	操作过程正确，严格按操作流程进行		
温度	5	在操作过程中能准确把握温度，按要求温湿度进行		
产品	10	根据标准要求，合理判断炮制程度，及时收集成品		
清场	5	按规程清洁器具，清理现场；饮片和器具归类放置		
炮制程度	60	炮制后饮片质量应符合《中国药典》及《中药饮片质量标准通则（试行）》之规定。适中率95%以上，60分；适中率80%～95%，50分；适中率70%～80%，40分；适中率60%～70%，30分；适中率50%以下，不超过20分		
合计	100			

参考书目

[1] 叶定江，张世臣，吴皓. 中药炮制学 [M].2 版. 北京：人民卫生出版社，2011.

[2] 胡昌江. 临床中药炮制学 [M]. 北京：人民卫生出版社，2008.

[3] 张中社. 中药炮制技术 [M]. 北京：人民卫生出版社，2009.

[4] 蔡翠芳. 中药炮制技术 [M]. 北京：中国中医药出版社，2016.

[5] 龚千锋. 中药炮制学 [M]. 北京：中国中医药出版社，2012.

[6] 康廷国. 中药鉴定学 [M]. 北京：中国中医药出版社，2006.

[7] 冯秀锟. 中药炮制技术 [M]. 北京：中国中医药出版社，2009.

[8] 蔡翠芳. 中药炮制技术 [M]. 北京：中国医药科技出版社，2013.

[9] 马光. 中药炮制技术 [M]. 北京：人民卫生出版社，2008.

[10] 丁海军. 中药炮制技术 [M]. 北京：中国中医药出版社，2016.

[11] 刘波，中药炮制技术 [M]. 第三版. 北京：人民卫生出版社，2014.

[12] 李松涛，陈美燕. 中药炮制技术 [M]. 北京：中国医药科技出版社，2015.

[13] 刘波，李铭. 中药炮制技术 [M]. 北京：人民卫生出版社，2016.

[14] 中华人民共和国药政管理局. 全国中药炮制规范 [M]. 北京：人民卫生出版社，1988.

[15] 蔡宝昌. 中药炮制学 [M]. 北京：中国中医药出版社，2008.

[16] 贾天柱. 中药炮制化学 [M]. 上海：上海科学技术出版社，2015.